奇穴
巨刺缪刺
治痛症

主　编◇吴　松　黄　伟

副主编◇姜春颜　唐　静　路　珍　韩金芷
　　　　曾华梅　陶雷磊　卢　威　刘华英

参　编◇（按姓氏笔画排序）
　　　　万　敏　万小曼　叶星兰　肖少雄
　　　　张云涛　张青岐　陈文敏　陈坚义
　　　　林　熙　柳红涛　柳海洋　姜朵生
　　　　徐森甫

华中科技大学出版社
http://press.hust.edu.cn
中国·武汉

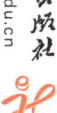

内容简介

本书内容包括巨刺与缪刺概述、同气相求、刺血诊疗、全息诊疗、经穴局部诊察、巨刺或缪刺治疗常见病及医案举例。本书汇集了编写团队的学术观点、临床医案等,具有实用性、系统性,学术特色鲜明,经验总结全面,涉及病证广泛,内容相对丰富,具有较高的临床实用价值及学术交流指导意义。

本书可供针灸研究者、广大针灸医师、中医药院校师生和针灸爱好者参考阅读。

图书在版编目(CIP)数据

奇穴巨刺缪刺治痛症 / 吴松,黄伟主编. -- 武汉 :华中科技大学出版社,2025. 7. -- ISBN 978-7-5772
-2136-6

Ⅰ. R245

中国国家版本馆 CIP 数据核字第 2025C2R544 号

奇穴巨刺缪刺治痛症　　　　　　　　　　　　　　　　　　　　　　　　　吴　松　黄　伟　主编

Qixue Juci Miuci Zhitongzheng

策划编辑:黄晓宇　周　琳

责任编辑:张宏赐　黄晓宇

封面设计:原色设计

责任校对:刘　竣

责任监印:曾　婷

出版发行:华中科技大学出版社(中国·武汉)　　　电话:(027)81321913
　　　　　武汉市东湖新技术开发区华工科技园　　　邮编:430223

录　排:华中科技大学惠友文印中心

印　刷:武汉市洪林印务有限公司

开　本:787mm×1092mm　1/16

印　张:17

字　数:402 千字

版　次:2025 年 7 月第 1 版第 1 次印刷

定　价:88.00 元

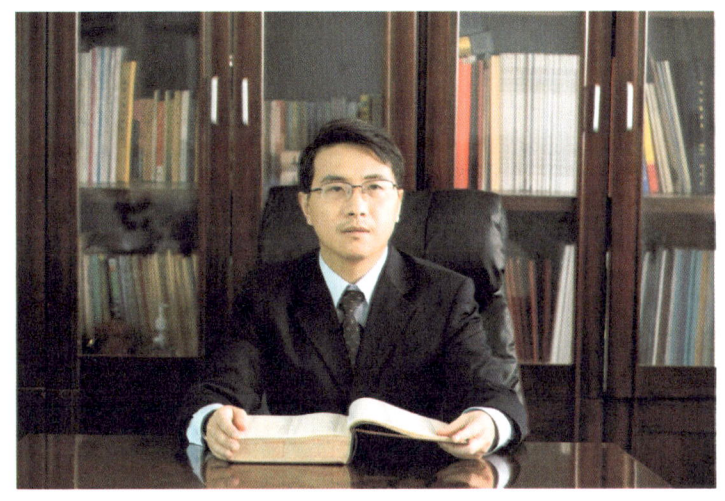

　　吴松,医学博士,教授,主任医师,博士生导师,国家中医药管理局青年岐黄学者,第六批全国老中医药专家学术经验继承工作继承人,湖北省中医药学会中医药适宜技术推广工作委员会主任委员、中国针灸学会针灸器材专业委员会副主任委员、湖北省针灸学会常务理事。

　　教学上,获全国高等中医院校青年教师教学基本功比赛二等奖、湖北省高等学校教学成果奖一等奖、湖北中医药大学第一届课程思政比赛特等奖、湖北中医药大学教学成果一等奖,为湖北省省级一流本科课程"针灸特色疗法"负责人,国家级一流本科课程、国家级精品课程、国家级精品资源共享课程——"针灸学"教学骨干。科研上,主持国家自然科学基金等省部级以上课题3项,获湖北省科学技术进步奖二等奖3项,中华中医药学会科学技术奖二等奖1项、三等奖2项,中国针灸学会科学技术奖二等奖1项、三等奖2项,湖北省中医药科学技术奖一等奖4项、三等奖2项,专利2项,发表学术论文160余篇,作为主编或副主编编写教材及专著6部。

　　创立的"奇穴缪刺治疗痛症"技术被列为2019年中华中医药学会适宜技术国际合作推广项目,2018年到美国加州大学洛杉矶分校进修学习,2020年赴日本参加"樱花科技计划"交流活动,先后到美国、德国、荷兰、希腊、土耳其进行针灸学术交流。

　　临床上,擅长用全息针灸、董氏奇穴、刺络放血、艾灸治疗各种急性痛症、失眠、乳腺增生、落枕、颈椎病、肩周炎、腰痛、中风后遗症、慢性疲劳综合征、痛经、月经不调、经前期头痛、胃痛、腹痛、腹泻、急性麦粒肿、痔疮、胃肠炎、阳痿、前列腺炎、肥胖等疾病。

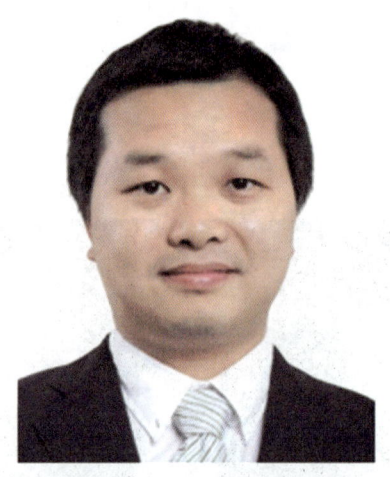

　　黄伟，男，1982年6月生，中共党员，教授，主任医师，医学博士，博士生导师。国家高水平重点学科针灸科后备学科带头人，湖北省时珍人才工程中医药优秀青年人才，武汉市第六批中青年骨干医学人才，《世界中医药杂志》青年编委。主持国家自然科学基金青年科学基金项目1项，省部级科研项目3项；获湖北省科学技术进步奖二等奖2项，湖北省中医药科技奖一等奖1项、三等奖1项。发表论文40余篇，其中SCI论文10余篇，主编医学专著8部。

　　兼任中国针灸学会微创针刀专业委员会副主任委员、湖北省中医师协会针刀医学专业委员会副主任委员、世界中医药学会联合会国际中医药临床标准工作委员会理事、中国针灸学会针灸治未病专业委员会委员、中国针灸学会新九针专业委员会委员、中国医疗保健国际交流促进会循证医学分会委员等。

　　擅长针灸、针刀治疗颈肩腰腿痛、腱鞘炎、网球肘、足跟痛；针药结合治疗中风、面瘫、功能性胃肠病、偏头痛、眩晕、耳鸣、失眠、带状疱疹后神经痛、干眼症等疾病；阴阳调理灸、穴位埋线防治肥胖及调理亚健康状态。

　　唐代著名医家孙思邈在《备急千金要方》中言："世有愚者，读方三年，便谓天下无病可治；及治病三年，乃知天下无方可用。"《灵枢·九针十二原》曰："夫善用针者，取其疾也，犹拔刺也，犹雪污也，犹解结也，犹决闭也。疾虽久，犹可毕也。言不可治者，未得其术也。"学医与行医是两个境界，在临床中"未得其术"一直困扰着我，也激励着我不断探索。

　　《素问·阴阳应象大论》有云："故善用针者，从阴引阳，从阳引阴，以右治左，以左治右，以我知彼，以表知里，以观过与不及之理，见微得过，用之不殆。"说明高明的医生懂得右病治左、左病治右、交叉治疗的方法。《黄帝内经》中互刺法的经典代表就是巨刺法、缪刺法。《素问·缪刺论》记载："邪客于皮毛，入舍于孙络，留而不去，闭塞不通，不得入于经，流溢于大络而生奇病也。夫邪客大络者，左注右，右注左，上下左右，与经相干，而布于四末，其气无常处，不入于经俞，命曰缪刺。"

　　针灸临床疗效的提高离不开"道、法、术、器"，多年来我一直在临床中探索针灸取穴与刺法，尝试化繁为简，提高诊疗效果。"董氏奇穴""黄帝内针""平衡针法""八字疗法"以及全息疗法等不同针法体系给我提供了很好的思路，在实践中我尝试寻找各类针法的共通之处，并从穴位特性、经络联系、脏腑功能等方面综合出发，以"阴阳互治"为主线，提炼出一种适合广大针灸医师治疗痛症的简要取穴与针刺方法。

　　在传统经典理论所记载的巨刺法与缪刺法基础上，我根据多年实践经验总结出"奇穴巨刺缪刺治痛症"的技术。在临床思维上，我融合了《黄帝内经》巨刺缪刺理论及刺法，传统针灸辨病、辨证、辨经络的诊疗思维，同气相求理论原则，全息诊疗理论，经络诊察法等内容；在疾病诊断上，我对辨病论治、辨证论治、辨经论治进行了综合运用，从"诊病发所在"与"诊病源所在"出发，找到疼痛所在部位、所属脏腑病源或经络肢节病源，结合病位特点、疼痛发作特点、所属脏腑经络特点等信息进行合理选穴；在穴位选取上，我对传统取穴部位进行了扩充，所取"奇穴"部位广泛，不仅包括传统穴位、经外奇穴，还包括阿是穴（异常疼痛点）及异常络脉。此外，针刺方法不仅局限在传统巨刺缪刺的深、浅刺法，还包括刺络放血、火针等方法。

　　经过多年临床实践，我发现"奇穴巨刺缪刺法"可广泛应用于内科、骨伤科、五官科、皮肤科、妇科、儿科、外科等，对各种疼痛类疾病尤其是颈椎病、肩周炎、落枕、腰椎间盘突出症、腱鞘炎、关节扭伤的疗效尤为突出，具有用针少、见效快、临床疗效好等优势，收到了不少患者的好评，"奇穴缪刺治疗痛症"技术被列为 2019 年中华中医药学会适宜技术国际合作推广项目。2024 年 12 月 17 日，湖北省"工友杯"第三届"鄂有绝活（e 有绝活）"高技能人才技能大赛决赛在武汉工人文化宫落下帷幕，我主持的"奇穴缪刺结合艾灸治疗痛症"技术在现代服务及新就业形态类赛项中荣获二等奖。这是湖北中医药大学首次参加此项赛事并获此殊荣。

本书由我和我的研究生共同完成,主要从理论基础、临床思维构架、临证医案等方面对"奇穴巨刺缪刺法"进行阐述,希望对读者临床应用有所帮助。虽然我们在编写中反复酝酿、推敲、校对、审核,但百密难免一疏,偏颇之处,敬请专家和读者批评指正。

编写说明

　　止痛作用早已被世界公认为是针灸治疗的一大优势，关于针刺止痛效应机制与方法的研究更是在不断发展。疼痛是针灸临床治疗的重点、难点，如何快速、有效地取穴并进行针刺止痛也是针灸医师长期临床探索的重点、难点。本书在传统经络腧穴理论基础上，对吴松教授多年来针灸治痛症的实践心得进行总结，旨在帮助广大基层针灸医师拓展针灸治痛症的临床思维。

　　本书第一章由吴松、韩金芷、林熙编写，简要介绍巨刺法、缪刺法的内容；第二章由黄伟、韩金芷、姜朵生、万敏编写，主要介绍同气相求哲学及不同流派对同气相求的发挥；第三章由姜春颜、唐静、张云涛编写，简要介绍刺络放血疗法及特色望诊；第四章由路珍、卢威、徐森甫、陈文敏编写，详细介绍全息诊疗思维；第五章由曾华梅、刘华英、肖少雄、张青岐编写，详细介绍经络穴位诊察方法；第六章由姜春颜、万小曼、柳红涛、柳海洋编写，详细介绍奇穴巨刺缪刺对具体疼痛疾病的诊疗及取穴核心思维；第七章由陶雷磊、叶星兰、陈坚义编写，详细列举各家医案及吴松教授临床治疗医案，以帮助读者理解理论。全员参与本书统稿及资料查询等工作。

编　者

目录

第一章 巨刺与缪刺概述

第一节　巨刺与缪刺的概念

一、"巨刺"的含义

巨刺法是我国古代医家在长期临床实践探索中总结出的一种操作简便且疗效奇佳的针刺法,起源于《黄帝内经》。《灵枢·官针》记载:"凡刺有九,以应九变……巨刺者,左取右,右取左。"《素问·调经论》记载:"痛在于左而右脉病者,巨刺之。"《素问·缪刺论》记载:"邪客于经,左盛则右病,右盛则左病,亦有移易者,左痛未已而右脉先病,如此者,必巨刺之,必中其经,非络脉也。"由此可知,"巨刺"是一种左病右取、右病左取,即交叉取穴来治疗病症的针刺方法,其特点是以深刺大经为主,常用长大针具或毫针,手法较重,用于治疗肢体一侧患病而对侧肢体脉象出现异常的病症。

关于"巨刺"的意义,部分医家认为"巨"是"巨大"的意思,意在用巨大、长大的针具来刺,如清代张志聪在《黄帝内经素问集注》中对《素问·调经论》作按语言:"盖经脉在里而入深,故当用长大之针以取之。"另有医家认为"巨"非指巨针,而是指经脉形态"巨大"这一特点。古人常把经脉比喻为五湖四海、山川河流,可被看作是循行本经的大河,河道宽深,河水丰盈,络脉则是分支河流,所以在形态上经脉相对于络脉而言是巨大的。隋朝杨上善在《黄帝内经太素》中言:"先言巨刺也,邪气中乎经也,左箱邪气有盛,则刺右之盛经。以刺左右大经,故曰巨刺。巨,大也。"明代张景岳在《类经》中指出:"巨刺者,刺大经者也,故曰巨刺。"少部分医家认为巨刺之"巨"是"互"的误写,这是因为受历史条件限制,医籍流传大多需要医者手抄,因此在长期传抄过程中,可能存在因笔误而将"互"误写成"巨"的情况。在字形上,"巨"与"互"非常相似,故这些医家认为其本义可能非指"巨大"而是指"相互""交互"。但在西晋时期皇甫谧《针灸甲乙经》、隋代杨上善《黄帝内经太素》、唐代王冰注与北宋林亿等校正的《重广补注黄帝内经素问》、南宋史崧校释的《黄帝素问灵枢集注》等医籍中均未发现"巨"字错误。

二、"缪刺"的含义

缪刺法在《黄帝内经·素问》中有专篇论述,如以"缪刺"单独命名的《素问·缪刺论》记载有"夫邪客大络者,左注右,右注左,上下左右,与经相干,而布于四末,其气无常处,不入于经俞,命曰缪刺""愿闻缪刺,以左取右,以右取左……故络病者,其痛与经脉缪处,故命曰缪刺""故络病者,其痛与经脉缪处,故命曰缪刺""有痛而经不病者,缪刺之,因视其皮部有血络者尽取之,此缪刺之数也"。此外缪刺在《黄帝内经》其他篇章亦有说明,如《素问·调经论》载:"身形有痛,九候莫病,则缪刺之。"《灵枢·终始》载:"形肉未脱,少气而脉又躁,躁厥者,必为缪刺之，散气可收，聚气可布。"由此可知，缪刺亦是一种以左取右、以右取左的互刺针法，其特点是以毫针浅刺络脉、三棱针刺络放血为主，多用于络脉分布部位的穴位、井穴、阿是穴、血络，适用于治疗肢体一侧患病而脉象无异常的病症，在古代针刺治疗体系中具有极高的地位。刘熠斐、刘兵在《针刺研究》中发表了有关缪刺的文章，认为缪刺之"缪"的本义为"异于经脉而刺"，"左右互刺"非缪刺必要操作。因此我认为缪刺法可根据临床具体病情需要灵活选择同侧、双侧或对侧肢体进行治疗。

对于"缪刺"一词的理解，后世医家有几种不同观点。"缪"字在古代医家中主要分成两派。一种是以杨上善《黄帝内经太素·量缪刺》为代表的解释："痛病在于左右大络，异于经络，故名缪。缪，异也。"简明表达了"缪刺"为"异刺"之意；张景岳在《类经》中提出："缪，异也。左病刺右，右病刺左，刺异其处，故曰缪刺，治奇邪之在络者也……缪刺者，刺其大络，异与经者也，故曰缪刺，皆以治病之左右移易者。"清代高士宗也认同杨上善的观点，他在《黄帝素问直解》中将"其痛与经脉缪处"注释为"经脉为里，支而横者为络，故络病者，其痛与经脉缪处。缪处，异处也"。这些医家皆提出"缪"是指针刺远离原本经脉的异处。

另一种是以唐代王冰为代表的解释："缪刺，言所刺之穴，应用如纰缪纲纪也。""纰缪"即差错之意。明代吴崑亦注："缪处也，经脉常行之处差缪也。""缪"与"谬"近义，有差错、交错之意，故"缪处"有错处、异处的意思，可以理解为缪刺的大络部位与本经错开，不属于本经循行。还有部分医家认为"缪"字是"谬"字的错误传抄，但这一说法在众多注本及古籍中并未找到有力证据。

三、巨刺与缪刺的相通之处

(一)治疗理论相通

1. 阴阳学说 《灵枢·官针》记载："八曰巨刺，巨刺者，左取右，右取左。"《素问·缪刺论》记载："愿闻缪刺，以左取右，以右取左。"巨刺法与缪刺法均有左病取右、右病取左的取穴理论，究其原理离不开"从阴引阳，从阳引阴"的重要思想。"阴阳学说"是研究阴阳的基本内涵及运动变化规律，并用以解释宇宙万物发生、发展和变化的理论。阴阳是对自然界相互关联的某些事物或现象对立双方属性的概括。正常的生命活动是阴阳协调、动态平衡的体现。人体阴阳平衡关系被打破后可出现亚健康或疾病状态，因此调和阴阳是治疗疾病的根本原则，即《伤寒论》第五十八条所言"阴阳自和者，必自愈"。

针刺治疗中也蕴含着"阴阳"的奥义，例如上下、左右、前后、表里的互刺治法。《素问·阴阳应象大论》曰："故善用针者，从阴引阳，从阳引阴，以右治左，以左治右，以我知彼，以表知里，以观过与不及之理，见微得过，用之不殆。""引"有引领、引出之意。《景岳全书》论述："凡病有不可正治者，当从阳以引阴，从阴以引阳，各求其属而衰之。"巨刺法、缪刺法皆是"左取右，右取左"，体现了"从阴引阳，从阳引阴"的原理及治病求本，本在阴阳的治疗法则。

2.根结理论 "根"有"根本、开端"之意,"结"指"归结"。"根"与"本"部位在下,为经气生发之地;"结"与"标"部位在上,为经气所结聚之处。"标本根结"的经气流动方向均是从手足到头面胸腹,反映了经络气血运行的"两极"关系。根穴不仅是"开端",还蕴含了"生"的含义,根在下,结在上,反映出上下一体、上下互通的关系,体现了中医学整体观念,也符合《黄帝内经·灵枢》"终始"之意。巨刺、缪刺之所以能左右上下交互取穴、阴阳互治,亦与此有关。

3.经脉循行 人体十二经脉左右对称分布,两侧阴经阳经通过任督二脉、奇经八脉、络脉、经别、脏腑组织等相关联。脏腑有表里相合关系,十二经脉内属脏腑,阴经属脏络腑,阳经属腑络脏。阳经之经别自本经发出,循行体内后回到本经,阴经之经别自本经发出,循行体内后与其相表里的阳经会合;同一经的左右两条经脉在循行过程中可出现左右交叉的情况,如手阳明大肠经过人中后"左之右,右之左,上挟鼻孔";十二经筋与经脉伴行,故左右两侧经脉可通过经筋间接联结;络脉网络全身,经脉与络脉相贯如环无端。因此经络上下贯穿,内外相通,内连五脏六腑,外系四肢百骸,阳经穴能治疗阴经病候,阴经穴也能治疗阳经病候,同名经脉可互治,本经左右循行经脉亦可互治。笔者认为巨刺、缪刺交叉取穴治疗疾病的机制也与经脉循行特点有关。

(二)治疗方法及病种相通

巨刺法与缪刺法所治疾病均有"右病表现在左,左病表现在右"的特点,治疗时可选取健侧穴位。《素问·缪刺论》言:"夫邪客大络者,左注右,右注左,上下左右,与经相干,而布于四末,其气无常处,不入于经俞,命曰缪刺。帝曰:愿闻缪刺,以左取右,以右取左……邪客于经,左盛则右病,右盛则左病,亦有移易者,左痛未已,而右脉先病。如此者,必巨刺之,必中其经,非络脉也。"《灵枢·官针》言:"巨刺者,左取右,右取左。"巨刺法与缪刺法治疗痛症均有独特疗效。《素问·调经论》云:"身形有痛,九候莫病,则缪刺之;痛在于左而右脉病者,巨刺之。"现代研究表明,这两种针刺方法治疗痛症的机制主要与中枢镇痛物质的产生、机体神经体液系统的反射性调节、大脑皮层的保护性抑制有关。

四、巨刺与缪刺的不同点

(一)适应证特点不同

二者病机病位不同。《素问·缪刺论》言:"何谓缪刺?岐伯对曰:夫邪之客于形也,必先舍于皮毛;留而不去,入舍于孙脉;留而不去,入舍于络脉;留而不去,入舍于经脉;内连五脏,散于肠胃,阴阳俱感,五脏乃伤。此邪之从皮毛而入,极于五脏之次也。如此,则治其经焉。今邪客于皮毛,入舍于孙络,留而不去,闭塞不通,不得入于经,流溢于大络,而生奇病也。夫邪客大络者,左注右,右注左,上下左右,与经相干,而布于四末,其气无常处,不入于经俞,命曰缪刺……邪客于经,左盛则右病,右盛则左病,亦有移易者,左痛未已,而右脉先病,如此者,必巨刺之,必中其经,非络脉也。"邪气从皮毛入侵机体,最终影响到五脏。邪气从皮毛侵入留于络脉,气机闭塞不通,上下左右流窜,不入大经,此时病气在右而症见于左,则缪刺之。邪客于经或病久邪气入五脏经脉,出现左(右)脉盛、右(左)病痛;或是病久邪气由同侧转到对侧,发为对侧病痛,则巨刺之。

二者适应证脉象不同。古人对脉诊描述十分详尽,《黄帝内经》中关于脉诊的方法有三部九候脉诊法、全身经络脉诊法、寸口脉诊法、人迎寸口对照脉诊法、寸口尺肤合诊法等,其中寸口脉诊法最为常用。针刺之前诊察脉象判断人体气血虚实,是判断能否针刺治疗、选取适宜刺法的前提,巨刺法与缪刺法治疗疾病当先诊察患者脉象。《素问·调经论》言:"身形有痛,九候莫病,则缪刺之;痛在于左而右脉病者,巨刺之。"《素问·缪刺论》言:"有痛而经不病者,缪刺之。因视其皮部有血络者尽取之,此缪刺之数也。"巨刺法适用于一侧肢体出现症状或体征,对侧肢体脉象有异常变化的情况。据临床文献研究,巨刺病脉多为对侧出现涩脉或弦脉;若同侧或者双侧均呈现病脉,应在病侧或双侧循经取穴针刺治疗。缪刺法适用于有痛而经不病(即经脉未呈现异常,甚至三部九候脉象未发现经脉异常)的情况。

有学者研究发现,将用经刺法治疗无效的痛症患者按照是否存在瘀络(病变一侧或病变对侧肢体的皮肤表面出现颜色紫暗或发青明显,且异于正常皮肤颜色的静脉;或出现淡红色丝线状的毛细血管,按之褪色,去除压力复原者,均视为存在瘀络)分为两组,有瘀络组用缪刺法,非瘀络组用巨刺法,所有病例治疗前均诊察左右寸口脉象。结果发现瘀络组用缪刺法与非瘀络组用巨刺法治疗的总体疗效之间无显著差异性,而脉象无异常的瘀络组的痊愈率和总有效率均明显高于非瘀络组,脉象有异常的非瘀络组的痊愈率显著高于瘀络组。这提示对于脉象无异常、有明显瘀络的痛症患者,宜采用缪刺法治疗,脉象异常且无瘀络者宜采用巨刺法治疗;亦提示针刺治疗痛症之前必须诊脉,脉象正常者宜缪刺,脉象异常者应察看异常脉象与病痛部位的关系,异常脉象与病痛部位相一致者宜采用经刺法,异常脉象与病痛部位相反者宜采用巨刺法。

(二)针具选择的区别

巨刺针具应根据临床需要来选择使用巨大的针具或毫针。《灵枢·九针十二原》论述中有"锋利身薄,可以取远痹"的长针,有"尖如梃,其锋微员,以泻机关之水"的大针,并无巨针之名。张志聪在《黄帝内经素问集注》批注:"此言邪客于经者。当巨刺也。巨,大也。谓当以长针取之。亦左取右而右取左也。"通过巨刺取穴较深可推断巨刺针具可能为"长而大的针",不过笔者认为对于现代临床而言,不必拘泥于"长大之针""毫针"的不同,根据所刺部位的需要,去选择能够深入病位深处且能够得心应手的针具即可。缪刺常用三棱针、毫针。《素问·缪刺论》曰:"有痛而经不病者,缪刺之。因视其皮部有血络者尽取之,此缪刺之数也。"《素问·缪刺论》亦曰:"邪客于五脏之间,其病也,脉引而痛,时来时止,视其病,缪刺之于手足爪甲上,视其脉,出其血。"浅刺可用毫针,放血可用三棱针,"刺手中指、次指爪甲上,去端如韭叶"时可选用半寸或1寸的毫针或三棱针。

（三）取穴部位与针刺手法不同

巨刺主要根据病情、穴位性质选取在经的穴位。巨刺主治经脉病变，以循经选取病变对侧经穴为主，适用于邪从外受、病情深重、邪气入经的病证，强调长针深刺大经、左右交错取穴，手法以深刺、重刺为主，注重调气。缪刺主治络脉病变，主要针刺络脉分布部位的穴位、四肢末端、井穴、阿是穴、血络，适用于邪从外受、病情轻浅或久病郁积而络脉闭塞不通的病证，针刺手法以点刺放血泻邪为主。

此外，缪刺与络刺有别，研究者刘熠斐、刘兵认为络刺所刺之络为"血络之络"，即肉眼所见的瘀滞血络，不局限于特定部位，而缪刺则主要取"气之大络"，即人体四末（手足腕踝关节以下），既包括该处有形瘀滞血络，也包括据病候指向的爪甲上、然骨下等特定部位的无形之络。《素问·三部九候论》言："经病者治其经，孙络病者治其孙络血，血病身有痛者治其经络。其病者在奇邪，奇邪之脉则缪刺之。"总而言之，缪刺法兼具了巨刺法左右互刺的特点和络刺法刺络泻血的特点，同时又有其自身特色（刺取四末，尤重爪甲处）。

第二节　巨刺与缪刺的理论发展

一、历代古籍记载

古籍有大量关于巨刺法与缪刺法的记载，特别是《黄帝内经》的专篇及散在条文，在其基础上，后世医家经过大量临床实践积累了丰富的理论知识与经验。现将历代具有代表性的医家对巨刺法与缪刺法的认识和运用做简要概述。

（一）秦汉时期

上溯至《黄帝内经》（包含《素问》《灵枢》）成书时期，古代医家已总结出较为完备的巨刺缪刺理论体系。《素问·缪刺论》详述了巨刺与缪刺的临床运用方法并沿用至今（表 1-1）。

表 1-1　《素问·缪刺论》所载缪刺法举例

症状表现	邪客的络脉或部位	刺法
令人卒[1]心痛暴胀，胸胁支满	邪客于足少阴之络	刺然骨之前出血，如食顷[2]而已；不已，左取右，右取左，病新发者，取五日已
令人喉痹舌卷，口干心烦，臂外廉痛，手不及头	邪客于手少阳之络	刺手中指、次指爪甲上，去端如韭叶各一痏[3]，壮者立已，老者有顷已，左取右，右取左，此新病数日已

症状表现	邪客的络脉或部位	刺法
令人卒疝暴痛	邪客于足厥阴之络	刺足大指爪甲上,与肉交者各一痏,男子立已,女子有顷已,左取右,右取左
令人头项肩痛	邪客于足太阳之络	刺足小指爪甲上,与肉交者各一痏,立已;不已,刺外踝下三痏,左取右,右取左,如食顷已
令人气满胸中,喘息而支胠,胸中热	邪客于手阳明之络	刺手大指、次指爪甲上,去端如韭叶各一痏,左取右,右取左,如食顷已
不可得屈	邪客于臂掌之间	刺其踝后,先以指按之痛,乃刺之,以月死生为数,月生一日一痏,二日二痏,十五日十五痏,十六日十四痏
令人目痛从内眦始	邪客于足阳跷之脉	刺外踝之下半寸所各二痏,左刺右,右刺左,如行十里顷而已
腹中满胀,不得前后	人有所堕坠,恶血留内	先饮利药,此上伤厥阴之脉,下伤少阴之络,刺足内踝之下,然骨之前血脉出血,刺足跗上动脉;不已,刺三毛上各一痏,见血立已,左刺右,右刺左。善悲惊不乐,刺如右方
令人耳聋,时不闻音	邪客于手阳明之络	刺手大指、次指爪甲上,去端如韭叶各一痏,立闻;不已,刺中指爪甲上与肉交者,立闻,其不时闻者,不可刺也。耳中生风者,亦刺之如此数,左刺右,右刺左
凡痹往来,行无常处者	—	在分肉间痛而刺之,以月死生为数,用针者随气盛衰,以为痏数,针过其日数则脱气,不及日数则气不泻。左刺右,右刺左,病已,止;不已,复刺之如法。月生一日一痏,二日二痏,渐多之;十五日十五痏,十六日十四痏,渐少之
令人鼽衄上齿寒	邪客于足阳明之络	刺足中指、次指爪甲上,与肉交者各一痏,左刺右,右刺左
令人胁痛不得息,咳而汗出	邪客于足少阳之络	刺足小指、次指爪甲上,与肉交者各一痏,不得息立已,汗出立止,咳者温衣饮食,一日已,左刺右,右刺左,病立已;不已,复刺如法
令人嗌痛不可内食,无故善怒,气上走贲①上	邪客于足少阴之络	刺足下中央之脉各一痏,凡六刺,立已,左刺右,右刺左
嗌中肿,不能内唾,时不能出唾者	—	刺然骨之前,出血立已,左刺右,右刺左
令人腰痛,引少腹控䏚⑤,不可以仰息	邪客于足太阴之络	刺腰尻之解,两胛⑥之上,是腰俞,以月死生为痏数,发针立已,左刺右,右刺左

症状表现	邪客的络脉或部位	刺法
令人拘挛背急,引胁而痛	邪客于足太阳之络	刺之从项始数脊椎夹脊,疾按之应手如痛,刺之旁三痏,立已
令人留于枢中⑦痛,髀不可举	邪客于足少阳之络	刺枢中以毫针,寒则久留针,以月死生为数,立已
其病也,脉引而痛,时来时止,视其病	邪客于五脏之间	缪刺之于手足爪甲上,视其脉,出其血,间日一刺,一刺不已,五刺已
耳聋	—	刺手阳明,不已,刺其通脉出耳前者
齿龋	—	刺手阳明,不已,刺其脉入齿中,立已
缪传引上齿,齿唇寒痛	—	视其手背脉血者去之,足阳明中指爪甲上一痏,手大指、次指爪甲上各一痏,立已。左取右,右取左
此五络皆会于耳中,上络左角,五络俱竭,令人身脉皆动,而形无知也,其状若尸,或曰尸厥⑧	邪客于手足少阴、太阴、足阳明之络	刺其足大指内侧爪甲上,去端如韭叶,后刺足心,后刺足中指爪甲上各一痏,后刺手大指内侧,去端如韭叶,后刺手心主,少阴锐骨之端各一痏,立已;不已,以竹管吹其两耳,鬄⑨其左角之发方一寸,燔治,饮以美酒一杯,不能饮者,灌之,立已

注:①卒:通"猝",突然。

②食顷:一顿饭的时间。

③痏(wěi):针后穴位上之创痕。《灵枢·邪气脏腑病形》云:"已发针,疾按其痏,无令其血出,以和其脉。"在此指针刺的次数。

④肓:膈。

⑤胁(miǎo):肋下之空软处。

⑥胂(shè):夹脊之肉。

⑦枢中:髀枢之中,指环跳。

⑧尸厥:病名,突然昏倒,不省人事,其状若死等。

⑨鬄(tì):剃。

(二)晋唐时期

晋唐时期是我国医学承前启后的重要时期,中医事业蓬勃发展,这一时期的代表性医籍有《针灸甲乙经》《肘后备急方》《备急千金要方》《千金翼方》。

1. 晋代皇甫谧《针灸甲乙经》 该书从针灸学的角度归纳并整理了《黄帝内经》,其中《卷五·缪刺第三》基本抄录《素问·缪刺论》的内容,并结合自己的临证经验对个别条文进行校正,如"邪客足阳明之经"校正为"邪客于足阳明之络"。

2. 晋代葛洪《肘后备急方》 《肘后备急方·治中风诸急方第十九》记载,"若口喎僻者……若口左僻,灸右吻;右僻,灸左吻,又灸手中指节上一丸,喎右灸左也""又方治中风口喎。巴豆七枚,去皮烂研。喝左涂右手心,喝右涂左手心""治偏头疼……雄黄、细辛等分……左边疼,吹入右鼻;右边疼,吹入左鼻,立效",此条文灵活运用了左病右治、右病左治的原则。《肘后备急方·救卒死尸蹶方第二》中"以管吹其左耳中极三度,复吹右耳三度,活"及"又方,剔左角发,方二寸,烧末以酒灌,令入喉,立起也"也与《素问·缪刺论》有关。

3. 唐代孙思邈《备急千金要方》《千金翼方》 孙思邈继承了缪刺法交叉取穴原则,并在"以月死生为痏数"的基础上创新了"以月生死为息数"来指导留针时间。这一时期灸法盛行,孙思邈强调针灸并用:"若针而不灸,灸而不针,皆非良医也。"如《备急千金要方》记载大敦"主卒疝暴痛,阴跳上入腹,寒疝……灸刺之立已,左取右,右取左"的治法,其思维与《素问·缪刺论》治疗疝气的条文"邪客于足厥阴之络,令人卒疝暴痛。刺足大指爪甲上,与肉交者各一痏,男子立已,女子有顷已,左取右,右取左"相对应。因此针与灸的结合也逐渐成为缪刺法临床运用的新方向。《备急千金要方》记载:"目卒生翳,灸大指节横纹,三壮,在左灸右,在右灸左,良。"《千金翼方》记载:"卒心疝暴痛,汗出,刺大敦,左取右,右取左,男左女右,刺之出血,立已。"孙思邈在书中拓展了治疗痈疽、脱肛、中风口喝等病的灸刺方法及缪刺法选用的穴位(表1-2)。

表 1-2 孙思邈著作所载缪刺法举例

疾病及症状	取穴部位	治疗方法和疗效
耳中风聋鸣	商阳	刺入一分,留一呼,灸三壮,左取右,右取左,如食顷
卒疝暴痛,阴跳上入腹,寒疝,阴挺出偏大肿脐腹中,邑邑不乐,小便难而痛	大敦(《针灸甲乙经》云"照海主之")	灸刺之,立已。左取右,右取左
凡髀枢中痛不可举	—	以毫针寒而留之,以月生死为息数,立已
卒心疝暴痛,汗出	大敦	刺大敦,左取右,右取左,男左女右,刺之出血,立已
喉痹不得下食饮,心热嘈嘈	关冲	常以缪刺之,患左刺右,患右刺左也,都患刺两畔
卒中风口喝	—	以苇筒长五寸,以一头刺耳孔中,四畔以面密塞,勿令泄气,一头内大豆一颗,并艾烧之令然,灸七壮即瘥,患右灸左,患左灸右,耳病亦可灸之
凡卒患腰肿,附骨肿,痈疽疔肿,风游毒热肿,此等诸疾	—	但初觉有异,即急灸之,立愈。遇之肿成,不须灸,从手掌后第一横纹后两筋间当度头灸五壮,立愈,患左灸右,患右灸左。当心胸中者,灸两手俱下火

疾病及症状	取穴部位	治疗方法和疗效
灸癞卵法	—	以蒲横度口,如横折之,一倍增之,以布着少腹横理,令度中央,上当脐勿令偏僻,灸度头及中央合二处,随年壮。好自养,勿劳动作役,大言大怒大笑……又灸足厥阴,在右灸左,在左灸右,各三壮,厥阴在足大指本节间
男癞有肠癞、卵癞、气癞、水癞四种,肠癞、卵癞难差,气癞、水癞针灸易差,卵偏大入腹	手小指端	又灸手小指端七壮,在左灸右,在右灸左

4. 唐代王冰《重广补注黄帝内经素问》 王冰对缪刺爪甲端部位直接注释为相应的井穴,如"邪客于手少阳之络……刺手中指、次指爪甲上……邪客于足厥阴之络……刺足大指爪甲上,与肉交者……邪客于足太阳之络……刺足小指爪甲上,与肉交者各一痏,立已",王冰注曰"谓至阴穴,太阳之井也,刺可入同身寸之一分",后世医家沿用至今。

(三)宋金元时期

随着理学的兴起,针灸专著逐渐增多,缪刺的运用不再拘泥于《黄帝内经》所提到的方法,而是结合了各医家的见解,这使针灸各方面都得到了良好发展。宋金元时期也十分重视医学,为此专门设立了针灸科进行教学。缪刺法的运用在《圣济总录》《针灸资生经》《针经指南》《秘传眼科龙木论》等著作中有所涉及。

1. 宋代赵佶《圣济总录》 《圣济总录》又名《政和圣济总录》,该书汇总了宋以前历代医籍精华,并汇集了大量民间验方和医家献方。其中关于卒中风口喝、耳病的治疗,是从吹耳法改进为燃艾灸令负压吸引,患右灸左,患左灸右,即"卒中风口喝者,取苇筒长五寸,以一头刺耳孔中,四畔以面塞之,勿令泄气,一头内大豆一颗,并艾烧之令燃,七壮即差,患左灸右,患右灸左。耳病亦灸之"。

2. 宋代王执中《针灸资生经》 该书广泛参考了历代针灸文献,并结合作者本人的针灸临床经验和心得对针灸做了较为系统的介绍。该书在大敦治疗疝气的记载基础上,增加了小便频、遗尿、阴头中痛等疾病,在运用"左取右,右取左"方法的同时,结合了穴位归经、主治作用,扩大了缪刺法的适用范围(表1-3)。

表 1-3 《针灸资生经》所载缪刺法举例

疾病及症状	取穴部位	治疗方法
妇人久病而腰甚疼,腰眼忌灸	—	医以针置火中令热,缪刺痛处,初不深入,既而疼止,则知火不负人之说,犹信云

疾病及症状	取穴部位	治疗方法
卒疝小腹痛	阴跷	左取右,右取左,立已
卒阴卵偏大	足大指去甲五分内侧白肉际	灸三壮,炷如半枣核,左取右,右取左
耳中风聋鸣	大陵、商阳	刺一分,留一呼,灸三壮,左取右,右取左,如食顷
治颐颔肿,齿痛恶寒,肩背急相引缺盆痛,目青盲	商阳	灸三壮,右取左,左取右,食顷立已
饮食不节,酒色过度,忽中此风,言语謇涩,半身不遂	百会、耳前发际、肩井、风市、三里、绝骨、曲池	宜七处齐下火,各三壮。风在左灸右,右灸左
风眼,卒生翳膜,两目痛不可忍	手中指本节头节间尖上	灸手中指本节头节间尖上三壮,炷如麦,左灸右,右灸左
目卒生翳	大指节横纹	灸大指节横纹三壮,在左灸右,在右灸左,良
口眼㖞斜,其状㖞向右者,谓左边脉中风而缓	听会、颊车、地仓	宜灸左,㖞左灸右,炷如麦粒,各二七壮,频灸取尽风气;听会、颊车、地仓各二穴
凡有喘与哮者,为按肺俞,无不酸疼	肺俞	皆为缪刺肺俞,令灸而愈。亦有只缪刺不灸而愈,此病有浅深也

3. 元代窦汉卿《针经指南》 "交经缪刺,左有病而右畔取;泻络远针,头有病而脚上针。巨刺与缪刺各异,微针与妙刺相通"。"交经缪刺""泻络远针"是将"缪刺"与"远针"相结合的一种应用,也就是"远道交叉取穴针刺法"。

(四)明清时期

明清时期涉及缪刺"左取右,右取左"方法的医籍主要有《神应经》《针灸问对》《针灸聚英》《针灸大成》等。

1. 明代陈会撰、刘瑾补辑《神应经》 "疝气偏坠:以小绳量患人口两角为一,分作三,折成三角,如△样。以一角安脐心,两角在脐下,两旁尽处是穴。患左灸右,患右灸左,二七壮,立愈。三穴俱灸亦可。""膀胱气攻两胁脐下,阴肾入腹:灸脐下六寸,两旁各一寸,炷如小麦大。患左灸右,患右灸左。"(《针灸大成》亦有记载)

2. 明代汪机《针灸问对》 该书提示针灸治疗需辨病在经或在络,查在气或在血,上下或左右交叉选穴,通过病在下用腹部阴面、病在上用背部阳面等方法来选择针刺调气的部位。

"或曰:经病络病,治有异乎?经曰:邪之客于形也,必先舍于皮毛,留而不去,入舍于孙络,留而不去,入舍于络脉(络脉,血脉也,非十五络之络),留而不去,入舍于经脉,内连五脏,散于肠胃,阴阳俱感,五脏乃伤,此邪之从皮毛而入,极于五脏之次也。如此,则治其经焉。(邪客于经,左盛则右病,右盛则左病。亦有移易者,左痛未已,而右脉先病。如此者,必巨刺之,左刺右,右刺左,必中其经,非络脉也。)今邪客于皮毛,入舍于孙络,留而不去,闭塞不通,不得入于经,流溢于大络(即前血络,外不得出,内不得入故也),而生奇病也(病在血络谓奇邪)。夫邪客大络者,左注右,右注左,上下左右,与经相干,而布于四末,其气无常处,不入于经腧,故曰缪刺。(络病,其痛与经脉缪处也,亦宜左刺右,右刺左,虽与巨刺同,此刺络而彼刺经也。)"

"或曰:病有在气分者、在血分者,不知针家亦分气与血否?曰:气分血分之病,针家亦所当知。病在气分,游行不定;病在血分,沉著不移。以积块言之,腹中或上或下,或有或无者,是气分也;或在两胁,或在心下,或在脐上下左右,一定不移,以渐而长者,是血分也。以病风言之,或左足移于移于右足,或右手移于左手,移动不常者,气分也;或常在左足,或偏在右手,著而不走者,血分也。凡病莫不皆然。须知在气分者,上有病下取之,下有病上取之,在左取右,在右取左。在血分者,随其血之所在,应病取之。苟或血病泻气,气病泻血,是谓诛伐无过,咎将谁归?"

"经曰:病在上者,阳也;病在下者,阴也。病先起阴者,先治阴而后治阳;病先起阳者,先治阳而后治阴。又曰:身形有痛,九候无病,则缪刺之。缪刺者,左痛刺右,右痛刺左,此刺络也。又曰:邪客于经,左盛则右病,右盛则左病,或左痛未已,而右脉先病。如此者,必巨刺之。巨刺者,左痛刺右,右痛刺左,此刺经也。气陷而邪下,从其经上取之,以挈其气上也;气逆而邪上,随其经下取之,以引其气下也。病若在中,则傍取之(左刺右,右刺左)。"

"又曰:气积于胸中者,上取之,泻人迎、天突、喉中;积于腹中者,下取之,泻三里与气街;上下皆满者,傍取之,上下取之(上,天突、人迎;下,气街、三里),与季胁之下一寸,重者,鸡足取之。诊视其脉,大而弦急,及绝不至者、及腹皮急甚者,不可刺也。又曰:审其阴阳,以别柔刚。阳病治阴,阴病治阳。(即从阳引阴,从阴引阳。以左治右,以右治左。亦同。)"

3.明代杨继洲《针灸大成》 该书在《素问·缪刺论》基础上总结了一些临床经验。《针灸大成·卷五·十二经井穴》根据十二经脉的循行对《素问·缪刺论》"四末"的针刺位置进行了补充,注释了四肢爪甲端为井穴,介绍了十二井穴的缪刺用法,拓宽了缪刺法适用范围;井穴主治所在经脉的络病,应"左右交叉"取穴;缪刺深度为"刺同身寸之一分",针刺手法为"六阴之数各一痏""左取右,右取左"(表1-4)。

表1-4 《针灸大成》所载缪刺法举例

邪客络脉部位或症状	取穴部位	杨氏对井部穴位的补充
邪客于手少阳之络	刺手小指、次指爪甲上,去端如韭叶,各一痏	关冲
邪客于足厥阴之络	刺足大指爪甲上,与肉交者,各一痏……左取右,右取左	大敦(两脚俱刺,故曰各一痏)
邪客于足太阳之络	刺足小指爪甲上,与肉交者,各一痏	至阴(一云小指外侧)
	刺外踝下三痏,左取右,右取左	金门

邪客络脉部位或症状	取穴部位	杨氏对井部穴位的补充
邪客于手阳明之络	刺手大指、次指爪甲上,去端如韭叶,各一痏,左取右,右取左	商阳(一云次指内侧)
人有所堕坠	刺足内踝之下,然骨之前,血脉出血,刺足跗上动脉	冲阳
	刺三毛上各一痏……左刺右,右刺左	大敦
邪客于手阳明之络	刺手大指、次指爪甲上,去端如韭叶,各一痏	商阳
	刺中指爪甲上与肉交者	中冲
邪客于足阳明之络	刺足大指、次指爪甲上,与肉交者,各一痏,左刺右,右刺左	厉兑
邪客于足少阳之络	刺足小指、次指爪甲上,与肉交者,各一痏	(足)窍阴
邪客于足少阴之络	刺足下中央之脉各三痏,凡六刺,立已,左刺右,右刺左	涌泉
邪客于足太阴之络	刺腰尻之解,两胛之上,是腰俞,以月死生为痏数,发针立已,左刺右,右刺左	一云腰俞无左右,当是下髎穴
邪客于足少阳之络	刺枢中以毫针,寒则久留针,以月死生为数	环跳
耳聋	刺手阳明,不已,刺其通脉出耳前者	听会
齿龋	刺手阳明,不已,刺其脉入齿中	龈交
邪客于五脏之间	视其病,缪刺之于手足爪甲上,视其脉,出其血	各刺其井,左取右,右取左
缪传引上齿,齿唇寒痛	足阳明中指爪甲上一痏	厉兑
	手大指、次指爪甲上各一痏,立已,左取右,右取左	商阳
邪客于手足少阴、太阴,足阳明之络	刺足大指内侧爪甲上,去端如韭叶	隐白
	后刺足心	涌泉
	后刺足中指爪甲上各一痏	厉兑

二、巨刺缪刺的现代研究与发展

1. 现代医学机制　针刺镇痛是针灸临床的优势和特色,国内外关于针刺镇痛机制的研究涉及神经解剖学、神经生理学和心理学、生物全息、分子生物学等多领域。在神经系统方面,针刺镇痛主要涉及大脑皮层及边缘系统、脊髓、脑干、丘脑、多种神经体液和神经递质。产生交叉取穴镇痛效果的重要结构基础包括大脑皮层、丘脑-皮层非特异投射系统、脑干网状结构、脊髓等。脊髓是针刺镇痛机制研究的重要部位。研究表明,针刺能够调节脊髓小胶质细胞极化,对活跃状态的 M1 型以及抑制状态的 M2 型(小胶质细胞可以极化成不同的细胞表型,主要包括 M1 促炎表型、M2 抗炎表型)产生影响,减轻神经炎症,缓解中枢敏化。

神经解剖学研究表明,针刺效应可以和疼痛信号在脊髓背角神经元发生汇聚。人体的感觉神经纤维能够通过后根纤维进入脊髓,大部分后根纤维进入脊髓后止于中间神经元;而中间神经元的轴突可跨过中线,或止于本节段灰质,或发出升支或降支上下行几个节段后止于灰质,同时有些后根纤维可以直接跨过中线止于对侧脊髓后角,针刺信息可以通过后根纤维进入脊髓,通过中间神经元跨过中线的轴突或侧支,调节对侧脊髓同节段内或上下邻近节段内运动或感觉神经元的活动,也可直接作用于对侧脊髓后角的神经元,从而调整对侧脊髓对应部位或远隔部位的运动和感觉功能。此外,有些后根纤维的二级纤维也能加入同侧脊髓丘脑束上行,因此针刺可对脑干和上位的高级中枢产生双侧影响,高位中枢能够对针刺端及非针刺端的躯体或内脏都产生影响,发放下行性抑制信号改善疼痛。

神经解剖学研究表明,丘脑的非特异性核团之间以及与特异性核团之间存在着与对侧相关的纤维联系,丘脑非特异性核团与大脑皮层、脑干网状结构、脊髓均有着广泛的纤维联系。脑干网状结构的上下行纤维的投射是双侧的,脑干网状结构的延髓巨细胞核、中缝核群、中脑导水管周围灰质等组织不仅可以整合加工来自脊髓的针刺信号和疼痛信号,还可以将针刺信号上行传导来抑制中脑以上的高位中枢痛放电,又可以将针刺信号下行传导来抑制脊髓背角中传递疼痛信号的神经元的活动。来自脊髓的脊髓丘脑纤维可以投射到双侧的板内核。在丘脑-皮层非特异投射系统中,板内核中的束旁核是疼痛信号传递的重要驿站之一,中央中核是痛觉调制中枢之一,针刺信号既可以通过中央中核抑制束旁核的痛放电,又可以通过高位(如尾核、皮层)、低位(如中缝核)多方面对束旁核产生抑制性影响。另外针刺可以促进机体释放内啡肽、5-羟色胺、乙酰胆碱等镇痛物质来提高痛阈。

"巨刺"与"缪刺"的作用机制从中枢神经系统来看是多层次的,其效应的产生是各级中枢相互作用的结果,因此,根据疼痛部位选取左右交叉或上下交叉取穴均可以达到良好的治疗效果。

2. 全息理论发展 "生物全息学"由山东大学张颖清教授提出,他认为人体作为一个完整的系统,各个细小局部均可以包含并反映人体整体的信息。这种理论的哲学基础是一种基于整体包含并影响局部、局部功能及变化影响整体功能的唯物辩证法思想。同时,生物全息学理论与中医学整体观念有着紧密联系。中医强调天人合一的整体观,认为人自身是一个完整的功能有机体,机体内外、经络脏腑、肢窍关节在生理病理上紧密关联、相互影响。朱熹言,"人人有一太极,物物有一太极",天地为一大宇宙,人身为一小宇宙,人身含有天地大宇宙的信息;对人身而言,局部又含有全身的信息。当人体内在某组织发生病变,整体平衡失调,气血经络都会出现异常;同时也必然引起位于体表的与脏腑组织相对应的局部功能区出现异常反应。

全息在人体中广泛存在,这决定了针刺无论是取对侧对应穴还是局部痛点,均属于人体某部位的全息胚上的相关位点,因此这种治疗方法也与巨刺缪刺法有相通之处,即"病在左,取之右,病在右,取之左""上病下治,下病上治"。在实际临床操作中,除了左右对应、上下对应,前后对应、表里对应均可应用。通过调节一侧经脉或某处经脉,可以调节整体状态,达到平衡的作用。当今医家在生物全息理论与《黄帝内经》"巨刺""缪刺"基础上逐渐发展出了新的微针系统，产生了例如耳部全息、腹部全息、脊柱全息、锁骨全息、董氏奇穴太极全息、王氏平衡针法等众多针刺方法或流派。这些理论与方法均可在临床实践中发挥快速缓解症状的作用，尤其是在治疗痛症方面疗效独特。

第三节　奇穴巨刺缪刺治痛症

吴松教授在传统巨刺与缪刺的基础上，综合了古代文献所记载的远道刺、偶刺等针刺方法，创新性提出"奇穴巨刺缪刺治痛症"的技术，其法在临床思维上融合了《黄帝内经》巨刺缪刺理论及刺法，传统针灸辨病、辨证、辨经络的诊疗思维，同气相求理论原则，全息诊疗理论及经络诊察法等内容；同时在穴位的选取上又对传统取穴部位进行了扩充，所取"奇穴"的部位广泛，不仅包括了传统穴位、经外奇穴，还包括了阿是穴（异常疼痛点）及异常络脉；此外针刺方法不仅局限于传统巨刺缪刺的深、浅刺法，还常用刺络放血法、火针等方法。

在疾病诊断上，奇穴巨刺缪刺治痛症对"辨病论治""辨证论治""辨经论治"进行了综合运用，从"诊病发所在"与"诊病源所在"出发，找到疼痛所在的脏腑病源、经络肢节病源、病发所在部位，结合其所属脏腑、经络的特点及部位特点、发作特性，进行合理选穴。

奇穴巨刺缪刺治痛症在全息理论、经络辨证、脏腑辨证的基础上，结合脏腑经络特点、局部特色诊法，在审查疾病发作特点，判断疼痛性质、病位、病症发展情况后，选取合适的针灸治疗穴位。待辨明病源及疼痛所在部位，即可知其全息对应部位、循行所过经络、同气相求所在部位。在临床运用上以肘膝以下远端穴位为主，用以治疗全身疾病。病情越单一者，取穴越精简有效。

奇穴巨刺缪刺法可以广泛用于治疗内科、骨伤科、五官科、皮肤科、妇科、儿科、外科等疾病，同时对各种疼痛类疾病，如颈椎病、肩周炎、落枕、腰椎间盘突出症、腱鞘炎、关节扭伤等疾病的疗效尤为突出，具有用针少、见效快、临床疗效良好等优势，收到了不少患者的好评。吴松教授创立的"奇穴缪刺治疗痛症"技术被列为 2019 年中华中医药学会适宜技术国际合作推广项目，本书在此技术思想基础上有一定拓展，形成了"奇穴巨刺缪刺治痛症"体系。

第二章　同气相求

第一节　同气相求的哲学

"同气相求"一词始见于《周易》中"同声相应,同气相求,水流湿,火就燥,云从龙,风从虎,圣人作而万物睹,本乎天者亲上,本乎地者亲下,则各从其类也"。气息相近则互相吸引,声律相近则产生共鸣。"同"是指不同的事物在某一方面具有相同或相通的特性。"同气"即通过对事物的"取象"分析来确定一类事物在某方面存在感召、互补的联系。"气"与"声"相对,"求"与"应"意义相近,比喻同类声音、气息能够相互感应、求合,反映了自然界内同一类别的事物之间具有相互感应、相互作用的规律。

"同气相求"是中医学理论体系形成的重要基础之一,如"天人相应"思维体现了"同气相求"的思想内涵。"天人相应"又称"天人合一",指天、地、人本原于一气、同构同律、相参相应的思维方式,天地人之间可以相互感应,人体的生理、病理与天地自然的规律、特性密切联系。《素问·生气通天论》记载:"天地之间,六合之内,其气九州、九窍、五脏、十二节,皆通乎天气。"《素问·宝命全形论》记载:"人以天地之气生,四时之法成。"《素问·异法方宜论》记载:"医之治病也,一病而治各不同,皆愈,何也? 岐伯对曰:地势使然也。故东方之域,天地之所始生也,鱼盐之地,海滨傍水,其民食鱼而嗜咸……故其民皆黑色疏理,其病皆为痈疡,其治宜砭石。"《素问·咳论》记载:"人与天地相参,故五脏各以治时感于寒则受病……乘秋则肺先受邪,乘春则肝先受之,乘夏则心先受之,乘至阴则脾先受之,乘冬则肾先受之。"

针灸治疗学中的"同名经配穴法"也反映了"同气相求"的思维。"同名经配穴法"是将手足同名经穴位相互组合的配穴方法,如偏头痛取手少阳经的中渚、外关配足少阳经的足临泣,针刺麻醉中眼部、唇部、颌部手术有取手足阳明经配穴的方法,腰腹部手术有取手足厥阴经配穴的方法。

第二节　不同流派对同气相求的发挥

一、同经相应取穴法

(一)理论

"同经相应取穴法"是尚古愚老先生在结合《黄帝内经》"巨刺""缪刺""远道刺"等针法的基本理论上,经过多年临床探索建立的一种在中医整体观念之上的近病远取的局部辨证取穴方法,适合于软组织扭挫伤、风湿关节痛、神经系统病变等相关各类痛症。《素问·生气通天论》

言："生之本，本于阴阳。""同经相应取穴法"以阴阳对称为治疗原则，针刺治病的关键在于使机体阴阳平衡。由于经络作为脏腑气血运行的通道，而穴位只是脏腑气血汇集的点位，因此治疗上"宁失其穴，勿失其经"。

"同经相应取穴法"又称"同名经相应取穴法"。"同经"即要求所取穴位所在经脉和患处所处经脉属于同名经脉，且需要左手经与右足经相对，例如患处位于左手少阳三焦经循行之处，治疗时应选右足少阳胆经穴位进行治疗。"相应"有两层含义，一是左右相应，即病在左，取之右，病在右，取之左，来源于《素问·缪刺论》中"夫邪客大络者，左注右，右注左……而布于四末"；二是手足相对，即病在手，取之足，病于足，取之手，来源于《灵枢·终始》中"病在上者，下取之，病在下者，高取之"。"同经相应取穴法"是经脉、手足、左右相应的结合，根据以上两大原则，可引申出关节部位相互对应的原理，即踝腕关节对应、膝肘关节对应、肩髋关节对应。综上，"同经相应取穴法"的取穴原则是上下相治，左右相治，同名经相治，对应部位互治。

(二)医案

1. 肘关节扭伤　周××，男，成年人。左肘部扭伤已一年，患处经常疼痛麻木，活动时尤剧，每晚须服镇痛药，否则不能入睡。检查患处在左手太阳小肠经小海上，遂在右足太阳膀胱经之委阳上刺入一针。第一次针刺后，患处立感轻松，麻痛逐渐好转。先后针刺11次，并未变更穴位，即告痊愈，随访结果未见复发。（杨占林.同经相应取穴法[M].太原：山西科学教育出版社，1986.）

2. 腕关节扭伤　王××，男，成年人，教师。患者因辅导学生习武，将左手腕部扭伤已月余，疼痛逐渐加重，经按摩、理疗效果不显著。检查痛处在手少阴心经神门及通里附近，当针刺右足少阴肾经照海和太溪。第一次针刺后痛减，嘱其针刺后应注意休息。第二次针刺穴位同前，疼痛继续减轻。第三次针刺前穴时，当捻转10 min后，患处肌腱发生跳动，起针以后痛感随即消失。（杨占林.同经相应取穴法[M].太原：山西科学教育出版社，1986.）

3. 腕关节风湿痛　李××，男，成年人。患者左手腕部冷痛持续数月，平时持物不能用力，两手温度也感不同，精神苦闷。经西医检查诊断为风湿痛，曾服保泰松、风湿宁等药物疗效不明显。检查患处正当手阳明大肠经的阳溪处，故在右足阳明胃经的解溪上刺入一针，捻转10 min后，患处浸淫出汗，疼痛减轻。本例在原穴上连针13次，冷痛感完全消失，左手温度也恢复正常。（黄琴峰.名医针灸集锦[M].上海：上海中医药大学出版社，1996.）

二、董氏奇穴

(一)理论

董氏奇穴针法为董景昌先生家传针法，后在台湾发展盛行，其理论体系是一种与传统经络体系一脉相承但又有别于传统的创新体系，其理论组成涉及脏腑别通、同气相求、生物全息等多方面学说。同气相求理论在"董氏奇穴"中主要体现为"脏腑通治"(脏腑别通)思想与"体应针法"(即"五体刺法")。

董氏奇穴针法在传统经络辨证的基础上,加强运用了"脏腑别通"的思想。脏腑别通论首见于明代李梴《医学入门》,言"心与胆相通,肝与大肠相通,脾与小肠相通,肺与膀胱相通,肾与三焦相通,肾与命门相通"。其理论来源可上溯至《灵枢·根结》中"太阳为开,阳明为合,少阳为枢""太阴为开,厥阴为合,少阴为枢"的论述,杨维杰在此基础上补充了"胃与心包相别通"这一联系思想。此脏腑别通论的思想可在其临床应用中发现。

"体应针法"具体是指针刺不仅以体治体(以骨治骨、以筋治筋、以脉治脉、以肉治肉、以皮治皮),还能通过肾主骨、肝主筋、心主脉、脾主肉、肺主皮的联系,以骨治肾、以筋治肝、以脉治心、以肉治脾、以皮治肺,达到体脏对应的治疗效果。以骨治骨:贴骨进针、针入抵骨治疗骨关节病,如坐骨神经痛、网球肘、骨质增生疼痛等;选穴要求邻近骨头,针刺强调尽量贴骨,骨膜处血管神经丰富,因此针感极强,对于痛症的疗效极佳,例如心门贴骨进针是治疗膝骨关节炎的特效针法。以筋治筋:贴近肌腱等软组织进针治疗筋病,刺法主要有两种。第一种扎在筋上,如针刺正筋刺在跟腱上治疗颈项疼痛、腰扭伤;第二种是贴着筋,在筋旁刺入,如针刺尺泽时贴着穴位下的筋针刺,并嘱患者配合呼吸补泻,可以有效治疗肩周炎;此外董氏针灸流派还认为块状的肉、条束状的肉都是筋,膝者筋之府,故位于三角肌中央(块状的肉)的肩中穴可以缓解膝关节疼痛。以肉治肉:以肌肉丰厚处的穴位治疗肌肉相关疾病,特别是肌肉萎缩无力,例如董氏奇穴中常用驷马、肩中治疗肌肉疼痛、麻木不仁。以脉治脉:以脉治脉有两种。第一种是刺血疗法,用于治疗高热、急性病等,例如委中放血治疗腰痛、痛经、痔疮,肘窝静脉放血治疗胃痛、心绞痛、胸闷;第二种是刺在血管旁,强调针刺贴近血管,能够调整血液循环,治疗脉病,尤其适用于治疗心脑血管疾病,如董氏奇穴之上臂的地宗,脚趾间的火硬、火主。以皮治皮:浅刺皮肤治疗疾病,常用位于人体阳分、表分的三金、金五穴、肩中等,不仅善于治疗皮肤病,还能用于治疗脏腑肢节疾病。

(二)医案

1. 医案一 王某,男,44 岁,职员。首诊:2019 年 11 月 22 日。主诉:肩胛间区疼痛 2 周。现病史:2 周前患者伏案工作后,出现肩胛间区疼痛,伴颈部疼痛,颈部前后俯仰困难,呈刺痛,伏案、上提肩胛骨时加重,肩胛间区靠肩胛内上角处压痛明显,得温痛减,无牵扯痛,无四肢麻木,无心慌胸闷等症。患者遂就诊于贵州中医药大学第二附属医院针灸门诊,经普通针刺、刮痧、放血等治疗后,颈部疼痛、俯仰困难好转,但肩胛间区疼痛未见明显缓解。现症:肩胛间区疼痛,部位固定,呈刺痛,上提肩胛骨时疼痛加重,肩胛间区靠肩胛内上角处压痛明显,拒按,得温痛减,无牵扯痛,无四肢麻木,无心慌胸闷等症,精神欠佳,因疼痛难以入眠,舌偏红,薄白苔,脉偏紧。诊断:痹病(气滞血瘀证)。治疗原则:舒经行气活血。处方:针刺健侧重子、重仙。针刺后嘱患者间断活动上肢,上提肩胛骨,一周 3 次,每次留针 20 min。患者经一次治疗后,疼痛较前明显减轻,按压痛缓解,上提肩胛骨时疼痛较前减轻。

二诊:2019 年 11 月 25 日。患者肩胛间区疼痛已去一半,上提肩胛骨时偶有刺痛,肩胛间区靠肩胛内上角处轻压痛,得温痛减,无牵扯痛,无四肢麻木,无心慌胸闷等症,精神尚可,睡眠缓解,舌淡红,苔薄白,脉弦紧。继续之前处方:针刺健侧重子、重仙,针刺后嘱患者间断活动上肢,上提肩胛骨,留针 20 min。第二次治疗后,固定疼痛点明显减轻,轻压痛,上提肩胛骨疼痛较病初好转大半。

三诊:2019 年 11 月 28 日。患者肩胛间区疼痛已去大半,上提肩胛骨时偶有刺痛,得温痛减,无明显按压痛,无牵扯痛,无四肢麻木,无心慌胸闷等症,精神尚可,睡眠尚可,舌淡红,苔薄白,脉滑。继续之前处方:针刺健侧重子、重仙,针刺后嘱患者间断活动上肢,上提肩胛骨,留针 20 min。第三次治疗后,固定疼痛点痊愈,无压痛,上提肩胛骨疼痛无明显疼痛点。(李直兵,杨孝芳.董氏奇穴重子重仙治疗肩胛肩区疼痛医案 1 则[J].中西医结合心血管病电子杂志,2020,8(5):180-181.)

2. 医案二　患者,女,75 岁。主诉:右膝反复发作性疼痛 2 年,加重 5 天。患者 2 年前上下楼梯时突然出现右膝关节僵直、疼痛,于当地医院保守治疗,方案不详,效果不佳,后疼痛发作时自用扶他林(双氯芬酸二乙胺)、膏药以缓解症状,膝关节逐渐僵直变形,活动不利。5 天前因受凉,疼痛加重,休息不能缓解,不能自主上下楼梯,站、蹲困难,遂至南京中医药大学徐州附属医院就诊。现症:由家属扶入诊室,神志清楚,面色晦暗,痛处固定不移,得温痛减,纳寐尚可,夜尿稍多。舌淡胖、有齿痕,苔白,脉沉涩,尺脉弱。体格检查:右膝关节轻度水肿,内膝眼点饱满,关节主动伸屈受限,髌韧带及周围压痛,浮髌试验可疑阳性,研磨试验(-)。X 线片检查示右膝关节间隙变窄,关节边缘骨赘形成。MRI 示髌上囊滑膜增厚,关节腔内少量积液。类风湿、风湿相关实验室检查均为阴性。西医诊断:骨性膝关节炎。中医诊断:骨痹(肝肾亏虚、寒邪阻络证)。因住院期间时处冬季,患者畏寒,为防止患者患处针刺时因受凉而加重病情,故选择董氏奇穴远处取穴,施以巨刺法。针刺处方:取健侧灵谷、大白、心膝。用 1.5 寸毫针施术,灵谷、大白取穴时拳手(拇指弯曲,抵食指第一指节握拳,拳眼朝上),立掌,紧贴第二掌骨取穴,进针 0.5 寸,心膝进针 0.1 寸。针刺得气后,不施加补泻手法,留针 30 min。治疗期间让患者在能力范围内活动患侧膝关节,如行走或上下楼梯,促使经络之气畅行患处。每天 1 次,10 天为 1 个疗程。1 个疗程结束后,患者膝部肿胀较前消退,可自主下楼,但仍诉患膝有转筋感,疼痛阵作,关节活动不利。在原治疗基础上加用左侧内关、肩中。内关贴筋而刺,针刺 0.5 寸,肩中针刺 0.5 寸,得气后,不施加补泻手法,留针 30 min,嘱患者在留针期间活动患侧膝关节。以此治疗方案再治疗 2 个疗程,第 3 个疗程结束后,患者疼痛较入院前明显减轻,能自主上下楼梯,膝部肿胀完全消退,膝关节活动自如。患者自觉症状好转而出院,嘱患者出院后避风寒,勿劳累,适度进行低强度活动。电话随访 4 个月,未见疼痛加重。(宋爽,史江峰.董氏奇穴配合动气针法治疗膝骨性关节炎验案 1 则[J].湖南中医杂志,2021,37(7):84-85.)

三、黄帝内针

(一)理论

"黄帝内针"针法思想源自《黄帝内经》,由杨真海传讲、刘力红整理而成《黄帝内针》一书。

其治疗思维总结为四总则:上病下治,下病上治;左病右治,右病左治;同气相求;阴阳倒换求。"同气相求"可以认为是核心思想。"黄帝内针"将"同气相求"划分成两个层次,第一层次为"同名经同气",即经名相同,其气相同,同名经相互联系,有求必应;第二层次为"三焦同气"(又称"三才同气"),三焦属六腑,具有运行诸气、调节津液代谢的作用,根据三焦的功能与部位,人体躯干及各部位均可类推划分为上、中、下的"三焦",上部与上焦相通,中部与中焦相通,下部与下焦相通。以四肢为例,手腕与脚腕皆属于上焦,腕踝部位同气,以此类推,肘、膝同气为中焦,肩、胯同气为下焦。以躯干为例,上焦区为鸠尾、至阳以上区域,中焦区为鸠尾至神阙、至阳至命门之间的区域,下焦区为神阙、命门以下区域。上焦病可以求于中焦、下焦,反之亦然。

经络上的穴位也有同气,例如腕部手少阳经阳池与足踝部足少阳经丘墟同气,以此类推,各经穴位皆可在其同名经上找到其对应的穴位。"黄帝内针"对于没有固定位置和名称的阿是穴也有所发挥,这里指的阿是穴并非在病处和痛点处求,而是根据上述所讲的同气理论来求。先依据总则找到患处对应的同气经脉、穴位,再以同气穴位为中心,在附近按压,力求找到酸、麻、胀、痛最明显的部位,即为阿是穴,于此处下针可发挥同气相求的作用,起到立竿见影的效果。

"黄帝内针"的针灸辨证思维实质上是"明气",治疗即是"求同"。按照其针刺原则,对于头面胸背部中具有针刺危险性、针刺难度高的穴位,我们可以通过同气相求的原理在肘膝关节以下找到与其同气的穴位,且针刺效果不逊于原来的穴位。这一方式不仅可以有效发挥针刺效应,还可以降低针刺难度,提高针刺安全性,促进针灸在临床中得到更好的运用和传播。

(二)医案

1. 医案一 田韵在治疗50例肩周炎患者时,依据"黄帝内针"同气相求"三焦同气"的理论,采用"上对上,下对下,左对左,右对右"的原则,在属于上焦的腕部选取相对应的阴阳分区压痛点进针,最后治愈者有21例,有效者有28例,总有效率高达98%。(田韵.腕踝针治疗肩周炎50例临床观察[J].江苏中医药,2007(6):47-48.)

2. 医案二 曾某,男,86岁,省离休老干部。2018年3月5日因"反复鼻塞头痛40余年,加重1周"来诊。有慢性鼻窦炎史。40余年前在非洲工作时因患鼻窦炎后反复出现头痛,头痛部位为左眼眶、左内眼角与鼻根连接处、左前额、左上颌窦、左上牙龈近鼻翼处。每于天冷及天气潮湿时加重。近1周上述症状加重,每晚因头痛而无法入眠,痛甚时只能用手指伸入左侧鼻孔尽头处用力按压以止痛。有口苦,鼻塞,流黄白色脓涕。大便2天1行,质偏硬。查体:面色白,体胖,舌淡苔白,舌下络脉紫,脉沉弦细。西医诊断:头痛,慢性鼻窦炎。中医诊断:头痛(气虚寒湿郁热夹瘀证)。治以温阳祛湿、通窍化瘀,止痛。"黄帝内针"诊断:头痛。病性:虚实夹杂。病位:上焦阳明经。取穴:病变在左,选穴取右手合谷、阳溪;因外关、中渚有明显压痛故亦取之。入针后头痛即有减轻,留针时疼痛减轻的部位从左上牙龈近鼻翼处开始,渐觉左鼻根及鼻旁痛减,留针45 min后拔针,患者诉头痛已明显减轻,仅余左眉尖及左上颌窦压痛点处疼痛,其余部位的头痛均已完全消失。(王昌俊.岭南名中医老年病诊治经验与基础研究 2018

[M].广州：羊城晚报出版社，2018.）

四、徐氏对应疗法

（一）理论

徐明光的"徐氏对应疗法"是以经络学说为指导，选取与发病部位有对应关系的穴位来治疗疾病的一种方法。他在对传统对应疗法的研究和实践中发现，患处与某条相关经脉处压痛点的反应程度远不如远道手足同名经压痛点的反应程度。为了更好地找到相应痛点，徐明光在这一基础上提出了"同身尺"一说，为同名经取穴的临床运用打开了新的大门，并将其称为"同气相求"。徐氏对应疗法总结出以下十种对应疗法。

1.上、下肢顺向对应法 肩与髋相对应；上臂与大腿相对应；肘与膝相对应；前臂与小腿相对应；手腕与足踝相对应。

2.上、下肢逆向对应法 肩与踝（足）相对应；上臂与小腿相对应；肘与膝相对应；前臂与大腿相对应；腕（手）与髋相对应。

3.上肢、躯干顺向对应法 肩、上臂与胸（背）、上腹相对应；肘与脐（腰）相对应；前臂与下腹相对应；腕、手与盆腔（两阴）相对应。

4.下肢、躯干逆向对应法 足与头面相对应；踝与颈项相对应；小腿与胸（背）上腹相对应；膝与脐（腰）相对应；大腿与下腹（腰骶）相对应。

5.肘膝、躯干对应法（胎儿法） 手与头面相对应；腕与颈项相对应；前臂与胸（背）上腹相对应；肘、膝与脐（腰）相对应；小腿与下腹（腰骶）相对应；踝（足）与盆腔（两阴）相对应。

6.四肢两端对应法 四肢以肘、膝为中心，上下两端互为对应。如肩颈痛选腕骨；肩脊痛选合谷；肩胛痛选前谷；肩背痛选中渚；坐骨神经痛选束骨；髀枢痛选京骨、悬钟等。

7.躯干两端对应法 又称"上病下取，下病上取"法，以躯干的脐（腰）为中心，上下两端互为对应。

8.躯干前后对应法 人体前面（后面）病症可取后面（前面）的穴位，如项强取承浆。

9.左右对应法 除任督两脉外，十二经脉均左右两侧一一对称，故而左侧病痛可取右侧等高点，右侧病痛也可取左侧等高点。

10.交叉对应法 即为上述几种对应法的综合运用。

本着"宁失其穴，勿失其区"的原则，徐氏对应疗法创立了三种"同身尺"。同身尺的制作均为伸缩性良好的宽紧带，未拉伸时分别长 10 cm、20 cm、30 cm，并分为十等份，尺上标有刻度，对应 1～10 号区，使得不同身高的患者均可适用。在临床上确定病变的大概部位后，先用"同身尺"测量确定病变部位在几号区，测量时躯干以肚脐和命门为起点，四肢部以肘膝为起点，再根据十种对应关系，在对应部位上亦用"同身尺"测量，在相同的几号区进行治疗。

(二)医案

1. 医案一 柏某,女,38岁,上海中医药大学员工。1969年6月12日初诊。患者诉走楼梯时两膝疼痛已近1个月。嘱其当场试走楼梯,患者试走后诉双膝前痛,此痛处属足阳明胃经所过。遂针刺手阳明大肠经的双侧曲池穴,留针20 min,间隙运针2次,针后嘱其再去试走楼梯时患者诉已无明显疼痛。1周后随访,患者诉走梯时两膝前疼痛未复发。此法符合徐氏对应疗法的肘膝对应法。(徐明光.徐氏对应疗法[M].北京:中国中医药出版社,2019.)

2. 医案二 患者,男,51岁。外出旅游时突发胸闷胸痛,未随身携带相关药物,随即按压患者至阳处,患者诉有明显的压痛,点按20 min后患者胸闷胸痛明显减轻,后送往当地医院及时救治。此法符合徐氏对应疗法的前后对应法。(徐明光.徐氏对应疗法[M].北京:中国中医药出版社,2019.)

五、气位相关理论

"气位相关"理论源自《黄帝内经》。《素问·六元正纪大论》云:"阳明所至为鼽,尻阴股膝髀腨胻……凡此十二变者……气高则高,气下则下,气后则后,气前则前,气中则中,气外则外,位之常也。"唐代王冰注言,"气变,生病象也""手之阴阳其气高,足之阴阳其气下。足太阳气在身后,足阳明气在身前,足太阴少阴厥阴气在身中,足少阳气在身侧,各随所在言之"。由此可知,在躯体上、下、前、后、内、外不同方位中,处于相同方位区域内的"气"是相通的。因此在针灸的刺激下能起到"同气共感"的效果。将躯体按照三阴三阳立体区域来划分,则同一立体区域内的"气"亦相通。根据气位相关理论,通过刺激四肢某一方位区域,可以有效治疗与四肢相应部位的躯干疾病。例如针灸治疗恶心、呕吐等胃肠疾病,可取心包经内关治疗;内关属手厥阴心包经,位于腕掌横纹上两寸,依据"气位相关"理论,内关位于双上肢内侧面相向并拢后形成的整体结构中的"内""中"之位,因此与躯干"内""中"之位的胃肠、心脏"同气相求",故针刺内关可以有效治疗胃病。而肩背疼痛、落枕可选外关,肩周炎可用阳陵泉,其理相同。《灵枢·九针十二原》中"疾高而内者,取之阴之陵泉;疾高而外者,取之阳之陵泉也",即《素问·六元正纪大论》中"气位相关"理论所提到的"气高则高"。

六、三级两节三段全息论

2007年7月,仝小林院士在第22次天地生人学术讲座之"生物全息现象与全息生物学复兴研讨会"上首次提出"人体二节三段全息论",2023年9月胡诗宛等学者以仝小林院士创新理论及观点为基础将此假说改称为"三级两节三段全息论"并做出初步阐释,笔者认为其中理论渊源与同气相求有相通之处,为临床诊疗实践提供了新思路。仝小林院士观察发现,头与躯干、四肢、肢端这三个层级之间存在类似的全息规律,头与躯干为第一层级(图2-1),四肢为第二层级(图 2-2),肢端(手指、脚趾)为第三层级(图 2-3、图 2-4),每个层级中均有两个活动关节群,皆可分为三段;按照从人体周围到中心的顺序,每一层级的两节、三段具有映射关系。以末级全息为例,人体肢端(第三层级)的手指(除大拇指外)均具有两个指间关节,第一指间关节、第二指间关节分别对应第一层级的颈关节群、腰关节群,两个指间关节之间的三段指骨,从远至近依此对应第一层级的头部、胸背部、腰腹部。该假说提示了人体本级、支级、末级三级之间存在分形自相似性的结构规律。"横看成岭侧成峰",笔者认为三级之两节、三段相互映射的全息规律与同气相求理论、气位相关理论有着异曲同工之妙。目前本假说尚未完善,仍需不断探索以深入挖掘其临床诊疗价值。

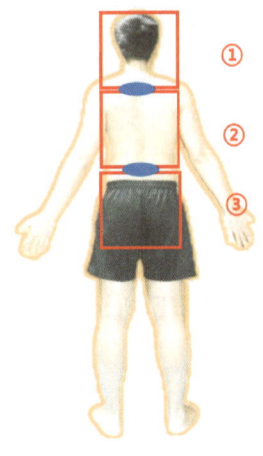

图 2-1 "三级两节三段全息论"
第一层级分段示意图

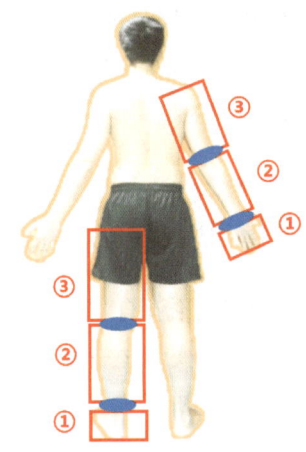

图 2-2 "三级两节三段全息论"
第二层级分段示意图

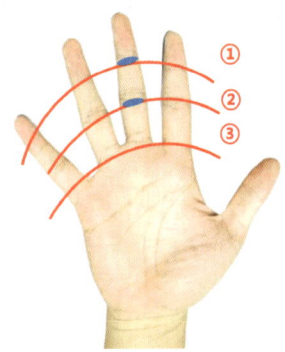

图 2-3 "三级两节三段全息论"第三层级
(手指)分段示意图

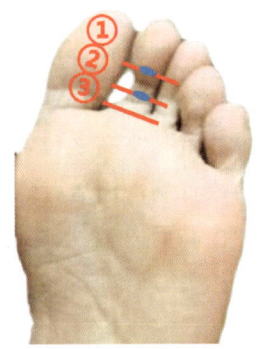

图 2-4 "三级两节三段全息论"第三层级
(脚趾)分段示意图

第三章 刺血诊疗

一、刺血疗法

刺血疗法又称"刺络放血疗法",可以理解为以特殊工具刺入体表使其出血的一种治疗方法。"病在血络"是刺络放血的基础,《黄帝内经》记载,刺血主要是指"刺络",即针刺异常的络脉出血以排出恶血,达到"菀陈则除之""血实宜决之"的作用,使得经脉通畅、血气调和、脏腑功能协调。刺血疗法亦属于缪刺操作方法之一。

二、络脉系统

(一)广义络脉

络即网络之意,具有沟通各条经脉气血、沟通体表内外的浅深层次的作用。笔者认为"刺络放血"之"络"有广义与狭义之分。广义来讲,"络"是与"经"相对的,是由经脉分行而遍布周身的一切细小连接通道,是经络系统的重要组成部分。

人体经络系统包括十二经脉、奇经八脉、十二经别、十二经筋、十二皮部及络脉系统,其中络脉系统主要包括十二经脉别络、任脉别络、督脉别络、脾之大络(大包)、孙络、浮络,《难经·二十六难》记载:"经有十二,络有十五,余三络者,是何等络也? 然,有阳络,有阴络,有脾之大络。阳络者,阳跷之络也;阴络者,阴跷之络也。故络有十五焉。"此外还有胃之大络,如《素问·平人气象论》中言"胃之大络,名曰虚里,贯膈、络肺,出于左乳下,其动应衣,脉宗气也",道出了虚里的诊断意义。

络脉是针灸临床经络诊察的重要部分,亦是治疗部位。其中十二经脉别络在四肢肘膝关节以下,由本经络穴发出,走向与其相表里的经脉,浮络行于皮下浅表部位而易见,孙络为遍布全身的细小分支而难以计数。《灵枢·脉度》记载:"经脉为里,支而横者为络",点明了经脉与络脉的不同。《灵枢·经脉》记载,"经脉十二者,伏行分肉之间,深而不见……诸脉之浮而常见者,皆络脉也",点明了络脉为显而易见的浅表血络。元代窦汉卿《针经指南》云,"络一十有五,有横络、有经络,一万八千,有孙络,不知其纪",指出了"络"有无数细小分支。

(二)狭义络脉

狭义之络脉为络脉体系中肉眼可见的浮络、横络、结络等。《灵枢·血络论》言,"血脉者……小者如针,大者如筋",这里的"针""筋"是指肉眼可见的浅表部位的大小不等的青、红色血络。横络可以理解为纵行经脉的横行细小分支,或局部瘀滞不通而横行外显的瘀络,《灵枢·刺节真邪》言:"一经上实下虚而不通者,此必有横络盛加于大经,令之不通。"结络可以理解为瘀血停滞、结聚不通的络脉,《素问·刺腰痛》言:"在郄中结络如黍米,刺之血射以黑,见赤血而已。"

（三）络脉功能

经脉是沟通人体内外的重要渠道,络脉更是沟通不同经脉、不同组织、体表皮毛与内在脏腑之间不可或缺的通道,《灵枢·本藏》记载,"经脉者,所以行血气而营阴阳,濡筋骨,利关节者也",经脉中运行的气血通过络脉布散、濡养全身。浮络、孙络纵横网络周身,输布气血,内至脏腑,外至四肢百骸、五官九窍。十五络脉为人身之大络,总统全身浮络、血络、孙络;其中四肢部的十二经别络主要加强了表里阴阳两经的联系,络穴即各经络脉脉气的汇聚点、枢纽点;任脉之络、督脉之络、脾之大络主要加强了腹、背、身侧的经气沟通。总而言之,络脉具有流通经气、渗灌气血、荣养周身、调和营卫、抵御外邪、祛邪外出的作用,能够用于疾病的诊断、治疗、预后判断。

络脉理论是经络理论的重要组成部分,对中医临床特别是针灸临床有着重要指导意义。根据络脉病候和络脉沟通表里两经的特点,可以选用络穴治疗经脉虚实病候和表里两经的病变。如《灵枢·经脉》记载:"手太阴之别,名曰列缺。起于腕上分间,并太阴之经,直入掌中,散入于鱼际。其病实则手锐掌热;虚则欠㰦,小便遗数。取之去腕半寸。别走阳明也。"络脉理论还可用于诊察疾病,如诊察络脉颜色的变化,可知脏腑经脉有关方面的病变;又可指导针刺放血治疗相应疾病,如刺络拔罐以放出少许血液,可祛除络脉中的瘀积,达到通畅气血、治疗疾病的目的。从解剖角度看,络脉体系对于生命内环境稳定、全身动静脉、毛细血管、淋巴管系统的功能调节具有重要意义。

《素问·气穴论》记载:"孙络三百六十五穴会……以溢奇邪,以通荣卫……疾泻无怠,以通荣卫,见而泻之,无问所会。"邪在于络则营卫不和,宜泻之,正如张景岳注言,"表里之气,由络以通,故以通营卫""邪客于络,则病及荣卫,故疾泻之,则荣卫通矣……然泻络者,但见其结,即可刺之,不必问其经穴之所会"。人体精血津液由水谷精微化生,卫行脉外而具有"温分肉,充皮肤,肥腠理,司开阖"的作用,卫气和则"分肉解利,皮肤调柔,腠理致密",营行脉中而"贯五脏,络六腑",荣养脏腑与四末。泻络脉之邪可调和营卫,调节精血津液输布,达到血气调和、脏腑协调、"荣卫和则愈"的作用。

《素问·皮部论》记载,"邪客于皮则腠理开,开则邪入客于络脉,络脉满则注于经脉,经脉满则入舍于府藏也","百病之始生也,必先于皮毛,邪中之则腠理开,开则入客于络脉,留而不去,传入于经,留而不去,传入于府,廪于肠胃",讲述了皮毛腠理、络脉、经脉、脏腑的浅深层次关系以及邪气入侵的路线,皮毛腠理与经脉、脏腑之间的联系以细小络脉作为通道,皮毛腠理之邪气内传,或脏腑经脉之邪气外溢,均可导致络脉的瘀滞、结聚,具体表现在与邪气进退相关联的穴位、皮部组织。

因此从广义上来讲,经络诊察中的穴位异常反应、皮部毛发改变、皮部异常斑疹、皮下异常血络都可理解为络脉系统出现异常的表现,根据表现部位可以具体分为病灶局部、病灶近远端特定穴位及反应点、病灶关联治疗部位血络三大类,在临床治疗时,这些部位既可以用于诊断病情,亦能治疗疾病。

（四）察络诊断

1.察皮络色泽 辨络色可知脏腑之寒热、邪正之盛衰、疾病发展程度。《素问·经络论》曰："阴络之色应其经，阳络之色变无常，随四时而行也。寒多则凝泣，凝泣则青黑；热多则淖泽，淖泽则黄赤。"《素问·皮部论》亦曰："其色多青则痛，多黑则痹，黄赤则热，多白则寒，五色皆见，则寒热也。"明显的异常色泽改变往往提示着脏腑寒热变化或特殊疾病发作，及时进行刺络放血有助于阻断病势发展，防止邪气深入。《灵枢·经脉》曰："凡刺寒热者，皆多血络，必间日而一取之，血尽而止，乃调其虚实。"

（1）青黑色：眉间青紫色暗，提示胸上有寒、心肺不足；鼻根色青，或有细小青筋走行，提示脾胃虚寒，小儿惊风；目内眦之间血络横行或色青紫，提示心病已久；口唇青紫或发乌，提示心之血络运行迟滞，表示心阳不足、心脉瘀阻，或心胸寒痛；舌下络脉粗胀迂曲、紫暗、青黑，提示寒痰血瘀、阳郁不舒；大鱼际色青黑，或见乌青色血络，提示脾、肺、胃虚寒或腹痛；小鱼际或足内踝处色暗黑或见紫暗血络，提示腰痛、肾虚；手腕内侧面，大陵、内关附近见青黑色血络，提示心胸有寒、宫寒、腹痛；耳部青黑失去光泽，提示剧烈疼痛、肾水不足；腹皮苍黄而青筋暴露，提示脾肾阳虚、寒水内聚，或肝郁脾虚血瘀、气滞湿阻；左腰部皮色发蓝，提示腹内出血；脐周发蓝提示腹内大出血，常见于急性胰腺炎、宫外孕出血。

（2）赤黄或赤红色：白睛发红、血络密布，多见于风热、心肝火热；面红耳赤多见于风热、热毒上攻、高热；口唇色红深而干，提示热盛伤津，口唇色焦红或干黑，提示肾阴枯损；手掌大鱼际色红赤，或察见赤色血络，提示可能有肺热、肠胃积热；手掌色红、络脉琐碎而密布，提示阴虚；上巨虚、下巨虚、丰隆附近赤见色血络，提示肠胃积滞、痰湿郁热；小腿胫骨内侧面见紫红色血络，提示妇科、男科疾病；三阴交附近血络赤红、红紫提示血分病变；背俞穴见红色皮疹、紫红血丝，提示相关脏腑病变，其中肺俞周围出现血丝，除肺系疾病外常提示外感病、头面或皮肤疾病。《素问·刺热》曰："肝热病者，左颊先赤；心热病者，颜先赤；脾热病者，鼻先赤；肺热病者，右颊先赤；肾热病，颐先赤。"

（3）白色多见于阳气虚弱、失血过多、寒凝剧痛。

（4）五色相兼，提示寒热往来。对于皮色络脉复杂的寒热错杂之证需其他诊断信息综合判断。

2.察血络部位 "皮者脉之部也"，察经脉所属皮部浮络，可知本经及脏腑潜在病变，如《素问·皮部论》中言，"欲知皮部以经络为纪者，诸经皆然""阳明之阳……视其部中有浮络者，皆阳明之络也。其色多青则痛，多黑则痹，黄赤则热，多白则寒，五色皆见，则寒热也。络盛则入客于经，阳主外，阴主内……少阴之阴……视其部中有浮络者，皆少阴之络也"。例如，在小腿前方胫骨外缘足阳明胃经循行路线出现紫红色血络、毛发脱落，提示可能有胃肠疾病；在小腿外侧足少阳胆经循行路线上察见弯曲走行的青色细小血络，提示可能有肝胆疾病；在阴陵泉处察见血络密布，提示可能有心脾疾病；在委中、承山处出现迂曲血络，提示可能有膀胱疾病、脊柱关节疾病、便秘、痔疮、妇科炎症等。余皆以此类推。

《灵枢·邪客》云："人有八虚……肺心有邪，其气留于两肘。肝有邪，其气流于两腋；脾有邪,其气流于两髀;肾有邪,其气流于两腘。"在肘窝出现青黑色粗胀血络,提示可能有胸腹疼痛或心肺疾病;在腋窝出现毛发分布异常,提示可能有肝胆疾病;在腘窝出现异常血络,提示可能有便秘、痔疮、腰痛等肾与膀胱疾病;在大腿根、腹股沟部位出现迂曲血络,提示可能有妇科、男科、胃肠道疾病。

三、血与络的关系

(一)血之生理病理

血属阴,为有形之物,是人体生命活动的重要物质基础,充盈于人体经脉。血为气之母,人体阳气的正常运行、功能的发挥均有赖于血液的荷载。血行正常则气机周流顺畅、津液代谢有则,血行失常则脏腑经脉不和、气血津液俱失调,反之亦然,彼此影响。故调血实为协调四肢百骸气血津液之策。《素问·调经论》言:"血气不和,百病乃变化而生。"

血不足则络脉空虚,气无所依附,宜针药调补气血,充盈络脉。血有余则络脉实,或为血热气逆,瘀血内聚,或为络伤血溢,或为气滞血瘀水肿,宜泻血疏凿。《素问·调经论》记载:"血有余,则泻其盛经,出其血。"《难经·二十八难》记载:"邪气蓄则肿热,砭射之也。"高热、癫狂、痈肿、疔疮等"血实"之证宜刺络泻血以祛实邪。

血留聚则瘀结成积、血行滞涩,津液代谢亦受影响,痰湿附着瘀血则加重经脉阻滞,可表现为固定部位的刺痛、血络迂曲丛集(包括静脉曲张)、皮肤暗斑、肌肤甲错、毛发脱落、皮下或体内积块、肢体关节麻木发冷、关节变形等,血瘀成癥块又可导致疼痛、血崩、闭经、不孕等。《灵枢·小针解》曰:"菀陈则除之者,去血脉也。"积聚的瘀滞应当从血脉中剔除,《素问·调经论》曰:"孙络水溢,则经有留血。"可通过点刺局部穴位或异常浮络、孙络去除经脉中的瘀滞。脏腑与经络相连,脏腑内瘀血亦可通过调理经脉、络脉来去除。

(二)察血之状态

邪聚血络,血行瘀滞则血液会发生颜色、质地变化。

(1)所放之血色乌黑,或凝结难出,提示寒凝血脉,或内在病邪久积、坏血凝滞已久,或外伤损络、衃血留聚皮下。

(2)所放之血清稀流动,不易凝固,提示血虚、气虚。

(3)所放之血易凝滞而黏稠、色红艳,提示血热、虚热。

(4)所放之血易凝滞成块而色暗黑,提示寒凝血瘀。

(5)所放之血流动缓慢,难以出血,提示气血不足,或痰瘀阻络、阳气内郁。

(6)所放静脉血流动迅速,甚至喷涌而出,提示邪气内盛,多为热毒内盛或瘀阻气滞、气血积聚(若色鲜红,喷涌不止,注意是否损伤到动脉,及时止血)。

(7)所放之血夹杂脓液,提示毒邪内聚、热盛肉腐,多见于外伤筋脉、邪毒内侵。

（8）所放之血夹杂黏滞白色液体，提示气虚痰湿内蕴、脾胃虚弱、水谷不化，多见于小儿疳积、气血津液运行不畅。

（9）所放之血夹杂透明液体，提示血水不利、血瘀水停，可见于阳气虚弱而气不行血、气不化津者。

（10）所放之血色暗黑，或夹杂淡黄色液体，或在火罐内壁可见水雾、水珠，提示血瘀湿滞、寒湿内蕴、风湿入络。

（11）所放血之色深红、量多，或于火罐内壁可见水雾、水珠，提示湿热内蕴。

四、刺血（络）的意义

络脉以其网络周身、纵横交错、逐渐微化的形态，形成了易入而留瘀、难出而滞涩、牵一发而动全身的病理特点。因此络脉以通为要，通则气血渗灌出入不受阻碍，脏腑经脉气血联系通畅，营养物质才能够荣养全身各个角落，即"疏其血气，令其调达，而致和平"。

刺络放血具有泻热解毒、祛瘀散结、祛风通络、调和气血的作用，以通为补，以通为用，若与温和灸相互配合，则祛邪与温补并举，泻实与补虚相济。清代高士宗在《医学真传》中讲到，"通之之法各有不同，调气以和血，调血以和气，通也；下逆者使之上行，中结者使之旁达，亦通也；虚者助之使通，寒者温之使通，无非通之之法也"，直接点明了通法的三种具体方式，即调气血、散结气、温补虚。

初病邪气侵袭皮络，当刺其血络出血，阻断邪气深入经脉、脏腑，久病则瘀血入于体内血络，气血瘀滞而表现为特定部位可见迂曲紫暗血络，当刺其络脉瘀结之处，以泻留邪，如《素问·调经论》云："视其血络，刺出其血，无令恶血得入于经，以成其疾。"疾病早期刺络祛邪，有"未病先防、已病防传"之功，如《素问·刺热篇》曰："病虽未发，见赤色者刺之，名曰刺未病。"《灵枢·经脉》云："诸刺络脉者，必刺其结上，甚血者虽无结，急取之以泻其邪而出其血。"疾病后期刺络，有疏通瘀滞、通畅血气、协调平衡之用。

五、刺血方法

（一）刺血工具

在刺血络放血疗法之前，已有砭石疗法，用于外科痈疡切开排脓。《黄帝内经》成书时已记载9大类针具，用于不同性质疾病，其中镵针、锋针、铍针常用于刺血排脓。依据《灵枢·九针十二原》《灵枢·九针论》可知，镵针"取法于巾针，去末寸半卒锐之，长一寸六分，主热在头身也""头大末锐，去泻阳气"，其针锋尖锐，可用于热病、皮肤病浅刺皮部放血，现代多用梅花针扣刺治疗；锋针"取法于絮针，筩其身锋其末，长一寸六分，主痈热出血""刃三隅以发痼疾"，其针尖锋利有刃，可用于热病痈肿点刺放血，现代多用三棱针；铍针"取法于剑锋，广二分半，长四寸,主大痈脓,两热争者也""末如剑锋,以取大脓",其针如剑锋而犀利,可以切开病灶以排出脓血,现代刃针、针刀与其相似。现代刺血工具以三棱针、一次性采血针、火针、梅花针多见,中等型号注射器针头也可备用。

(二)刺血手法

三棱针可用于点刺、散刺、刺络、挑刺等多种操作手法,刺血疗法主要运用前三种。

(1)点刺法:用三棱针点刺穴位或血络使之出血或挤出少量液体。首先在治疗部位推揉挤按,使血液充盈聚集,消毒后用左手手指夹紧被刺部位,右手持针快速直刺 2～3 mm,左手适度挤压出血 10～20 滴或挤出少量液体,最后用无菌脱脂棉球按压针孔。此法多用于头面部、耳部、四肢末端或井穴。

(2)散刺法:一手固定被刺部位,另一手持针在施术部位点刺多点,根据病变部位大小决定点刺数量,由病变外缘环形向中心点刺,有助于消散瘀血及水肿,多用于瘀血水肿部位、皮肤病等。

(3)刺络法:点刺浅表小静脉使之出血或点刺较深大静脉放出一定量血液的方法。点刺小静脉操作方法与上述"点刺法"类似,消毒后用右手持针快速直刺,出血量 5～10 mL,多用于额颞部、下肢及足背部;点刺较深大静脉时,需用橡皮管结扎被刺静脉近心端,消毒后用左手手指按压在被刺静脉下方,右手持三棱针对准静脉快速直刺 1～2 mm 后退针,待血液外流,出血量 50～200 mL,出血停止后,用无菌脱脂棉球按压针孔 3～5 min 并进行贴敷,多用于肘窝、腘窝的静脉及下肢静脉瘀滞而迂曲汇集处。

笔者将三棱针操作手法与刺血部位相结合,重新总结了以下几种刺血方法。

(1)刺络法:用三棱针、火针或注射器针头点刺四肢、躯干部位较大的迂曲走行的静脉血络,放出瘀血,血变而止,达到开闸泄洪、逐邪祛毒的作用。用一次性采血针点刺头面四肢的较小的静脉、浮络,四肢末端,井穴,头部穴位,达到泻热逐邪、疏通经脉、开窍醒神的作用。

(2)散刺法:用三棱针、火针、注射器针头,分散点刺病灶局部或穴位所属皮部,点刺范围根据病灶大小、穴位所在组织结构特点而定,刺出血后可拔罐,促进瘀血外排,多用于症状浅表的部位如带状疱疹神经痛、痈肿疼痛,也用于重点泻血穴位如大椎、委中及背俞穴等。皮者脉之部,点刺穴位所在皮部出血亦可疏通皮部所属经脉之气血。

(3)叩刺法:用梅花针叩刺皮肤,叩刺力度、范围依病情而定,出血量因人而异,可以疏通络脉、皮部气血。

(4)缪刺法:包括毫针浅刺出血、三棱针点刺出血,根据病情选取络脉分布部位的穴位、四肢末端、井穴、阿是穴、血络,以交叉取穴为主(亦可在双侧或同侧络脉选取治疗部位),用以泻大络中瘀积之血。出血量因人而异、因病而异,对于病情急骤或瘀堵较重的血脉,大多采用"血变而止"的原则。

(三)常用刺血部位

常用的刺血部位包括异常血络、病灶局部及阿是穴、穴位局部及反应点等,具体刺血部位及操作方法见表 3-1。

表 3-1　常用刺血部位及操作方法

刺血部位	诊察表现	诊断/主治疾病	刺血方法
异常血络	耳背见青黑色筋	腹痛,肝病	揉捏使耳部血管充盈,严格消毒,三棱针点刺,适当挤捏出血,出血量5~10滴
	耳穴区域见红色血络	对应脏腑、躯干四肢疾病	严格消毒,采血针点刺出血,出血量5~10滴
	眉梢、眼角后方见血络	眼疾,头痛	严格消毒,三棱针点刺出血,出血量3~5 mL,或血变而止,血止后按压3~5 min,缩小血肿
	鱼际见青紫黑血络	心脏疾病,胃肠疾病	严格消毒,采血针刺络出血,可拔罐,出血量3~5 mL,或血变而止,血止后按压3~5 min,缩小血肿
	手腕内侧见青黑色静脉,紫红色浮络	心肺疾病,妇科疾病,肠道疾病	严格消毒,采血针刺络出血,出血量3~5 mL,或血变而止,血止后按压3~5 min,缩小血肿
	肘窝内侧见青黑色静脉	心肺疾病,胃肠疾病,高热,呕吐	严格消毒,三棱针刺络出血,出血量5~10 mL,或血变而止,血止后按压3~5 min,缩小血肿
	腘窝附近见丛集的紫暗色血络	急性腰扭伤,慢性腰痛,痔疮,头痛,腹痛,下肢静脉曲张	严格消毒,三棱针刺络出血,拔罐,出血量10~50 mL(1~5罐),或血变而止
	下肢静脉曲张	下肢麻木冷痛,气滞血瘀,经络瘀堵	严格消毒,毫火针或三棱针点刺迂曲血络压力最大处,或迂曲静脉交集点,令暗黑色血液以细柱状喷涌而出,血变而止或自行停止,出血量50~200 mL。成年人每次放血量最多不超过400 mL
	阴陵泉见迂曲血络	腹痛,心脏疾病,脾胃疾病	严格消毒,三棱针刺络出血,拔罐,出血量10~20 mL(1~2罐),或血变而止
	阳陵泉见青紫血络	胁肋疼痛,胆囊疾病,失眠	严格消毒,三棱针刺络出血,拔罐,出血量10~20 mL(1~2罐),或血变而止
	阳明经皮部见细小血络	胃肠疾病,四肢疾病	严格消毒,三棱针刺络出血,拔罐,出血量10~20 mL(1~2罐),或血变而止
	少阳经皮部见细小血络	胆囊疾病,胁肋疼痛,失眠,四肢疾病	严格消毒,三棱针刺络出血,拔罐,出血量10~20 mL(1~2罐),或血变而止
	太阳经皮部见细小血络	头痛,项背痛,腰痛,四肢疾病	严格消毒,三棱针刺络出血,拔罐,出血量10~20 mL(1~2罐),或血变而止
	三阴经皮部见细小血络	心胸、胃肠、妇科疾病,四肢疾病	严格消毒,三棱针刺络出血,拔罐,出血量10~20 mL(1~2罐),或血变而止

奇穴巨刺缪刺治痛症

刺血部位	诊察表现	诊断/主治疾病	刺血方法
异常血络	舌下见迂曲络脉（即左金津、右玉液）	提示气血不畅，痰湿瘀结，久病有瘀，久病入络；可见于口腔溃疡，舌肿，呕吐	三棱针严格消毒，点刺脉络出血，低头吐血并拍打后背，令瘀血外出，出血量1～10 mL
病灶局部及阿是穴	大椎周围（或可见细小血络）	颈椎病，头痛	严格消毒，三棱针刺络出血，拔罐，出血量20～50 mL(1～5罐)
	腰骶部（或可见细小血络）	腰痛，痛经	严格消毒，三棱针刺络出血，拔罐，每个部位出血量20～50 mL(2～5罐)
	疱疹周围	带状疱疹神经痛	严格消毒，用5号一次性注射器针头沿疱疹路线点刺出血，拔罐，出血量因人而异
	皮疹局部	湿疹瘙痒，脱屑	严格消毒，用一次性注射器针头在局部点刺出血，拔罐，出血量因人而异
穴位局部及反应点	百会	头痛，失眠，高热，神昏	严格消毒，用一次性采血针点刺或散刺放血，出血量20～30滴
	头维	头痛，经行头痛，呕吐	严格消毒，用一次性采血针点刺或散刺放血，出血量20～30滴
	印堂	头痛，失眠，高热，神昏，小儿惊风	严格消毒，提捏眉间皮肉，用一次性采血针点刺或散刺放血，出血量20～30滴
	太阳	头痛，目赤肿痛	严格消毒，用一次性采血针点刺或散刺放血，出血量10～20滴
	素髎	腹痛，脾胃积热	严格消毒，用一次性采血针点刺放血，出血量10～20滴
	龈交	痔疮，口腔溃疡	用一次性采血针或三棱针点刺出血
	内颊车（口腔内壁与颊车相对处，可见白点）	面瘫	用3寸毫针点刺或挑破白点出血
	四缝	食积，疳积，咳喘	严格消毒，用一次性采血针或三棱针点刺，挤捏放出血或黄水
	十宣或井穴	所属经脉、脏腑热证；高热，神昏，惊风，咽喉肿痛，目赤肿痛，口腔溃疡，肢体麻木疼痛，暗哑，乳痈，乳汁积滞	严格消毒，用一次性采血针点刺放血，出血量15～20滴

刺血部位	诊察表现	诊断/主治疾病	刺血方法
穴位局部及反应点	尺泽,曲池,曲泽,少海	胃脘痛,腹痛,呕吐,腹泻,咳嗽,咯血,高热,咽喉肿痛,小儿惊风,膝关节内侧痛	严格消毒,用三棱针或一次性采血针点刺或散刺放血,拔罐,每个部位出血量10～30 mL(1～2罐)
	背俞穴及周围反应点(痘疹,压痛点,皮下硬节)	对应脏腑疾病	严格消毒,用一次性采血针散刺放血,拔罐,每个部位出血量20～50 mL(2～5罐)
	肩胛骨内侧穴位及反应点(痘疹,压痛点,皮下硬节)	膝关节疼痛	严格消毒,用一次性采血针散刺放血,拔罐,每个部位出血量20～50 mL(2～5罐)
	天宗及周围压痛点	乳痈,乳腺增生,乳汁积滞,胁肋疼痛	严格消毒,用一次性采血针散刺放血,拔罐,每个部位出血量20～40 mL(2～3罐)
	八髎	痛经,腰痛	严格消毒,用一次性采血针或三棱针散刺放血,拔罐,每个部位出血量20～50 mL(1～3罐)
	血海	皮肤病,膝关节疼痛,脏腑瘀血	严格消毒,用一次性采血针散刺放血,拔罐,出血量20～40 mL(1～3罐)
	地机	腹痛,痛经	严格消毒,用一次性采血针散刺放血,拔罐,出血量10～30 mL(1～2罐)
	阳陵泉,胆囊穴(经外奇穴,腓骨小头直下2寸)	胆囊炎,胆结石绞痛,肾结石绞痛,腰痛,口苦吞酸,胃痉挛,痛经,胁肋疼痛,乳房胀痛,失眠,偏头痛,目疾	严格消毒,用一次性采血针散刺放血,拔罐,每个部位出血量20～40 mL(1～3罐)
	足三里,上巨虚,下巨虚,梁丘	胃脘痛,腹痛,吐泻	严格消毒,用一次性采血针散刺放血,拔罐,每个部位出血量20～40 mL(1～3罐)
	阑尾穴(经外奇穴;髌韧带外侧凹陷下5寸,胫骨前嵴外一横指)	阑尾炎,胃痛,消化不良,下肢麻木疼痛	严格消毒,用三棱针或一次性采血针点刺或散刺放血,拔罐,出血量10～40 mL(1～3罐)
	承山	痔疮,腰痛	严格消毒,用一次性采血针散刺放血,拔罐,出血量20～30 mL(1～2罐)
	三阴交	脘腹痛,妇科疾病,失眠,神志病,踝扭伤,肢体麻木	严格消毒,用三棱针或一次性采血针点刺或散刺放血,拔罐,出血量10～40 mL(1～3罐);或用梅花针扣刺

刺血部位	诊察表现	诊断/主治疾病	刺血方法
穴位局部及反应点	然谷	食积胃痛,腹痛	严格消毒,用三棱针或一次性采血针点刺然谷附近血络出血,可拔罐,出血量10～20 mL(1～2罐)
	涌泉	中风,昏迷,高热,头晕胀痛,神志病,咽喉干痛,口腔溃疡,耳鸣,小便不利,喑哑	严格消毒,用三棱针或一次性采血针点刺或散刺放血,可拔罐,出血量10～20 mL
	独阴(经外奇穴,足第2趾的跖侧远端趾间关节中点)	月经不调,胸胁疼痛,胃脘痛,疝气疼痛,呕吐	严格消毒,用三棱针或一次性采血针点刺放血,出血量10～20滴

(四)注意事项

操作前应详细询问患者基本情况,包括是否有传染病、凝血功能障碍、冠心病、高血压、糖尿病、低血糖、神志病等病史,是否晕针,是否存在备孕、空腹、饮酒、饱腹、熬夜、过度疲劳、精神紧张等情况,并且应对患者充分查体,减少因信息不全而漏诊、误诊的概率,防止因凝血功能障碍、感染、晕针、诱发不良症状等问题造成严重不良后果。儿童、孕妇、新产妇不宜放血,血友病患者禁止放血,不明原因的肿块部位禁止点刺。

(1)操作时注意:放血操作时应严格执行无菌操作,严格消毒针具(或使用一次性针具),戴帽子、口罩、无菌手套,使用75%的酒精或碘伏消毒点刺区域,放血完毕应在点刺区域用碘伏再次消毒,用医用敷贴进行贴敷,一天内避免沾水。这是对患者安全负责、对施术者进行保护的重要措施。使用后的非一次性针具、火罐应及时严格消毒,废弃物应按照医疗要求分类处理。

(2)出血量控制:出血量因人而异,根据体质强弱、邪正盛衰酌情控制出血量,"血变而止",以控制在200 mL内为宜。体质壮实的成年人一次放血量不能超过400 mL,以防发生失血性休克。

(3)止血消肿措施:少量出血用无菌消毒棉球按压数十秒即可,头面部及四肢静脉放血部位应用无菌消毒棉球或纱布压迫至少5 min,以减轻局部血肿及遗留疼痛。轻度血肿可不做特殊处理,自行消散;若皮下血肿较大,疼痛剧烈,先隔无菌纱布进行凉敷止血止痛,适当按压,再酌情进行温热敷或温灸消散瘀血。出血不止者注意是否刺伤动脉,酌情结扎出血部位近心端血管,或用绷带、纱布压迫止血。

(4)饮食注意:放血后嘱咐患者清淡饮食,避免辛辣刺激性食物。

常见血络图片示例如图 3-1～图 3-19 所示。

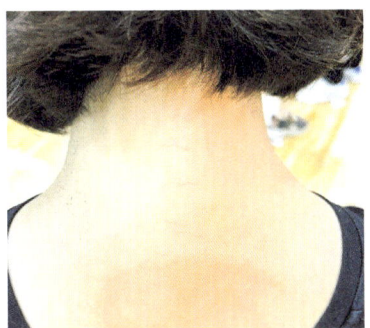

图 3-1　颈部血络 1

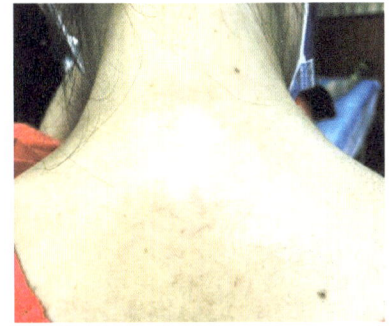

图 3-2　颈部血络 2

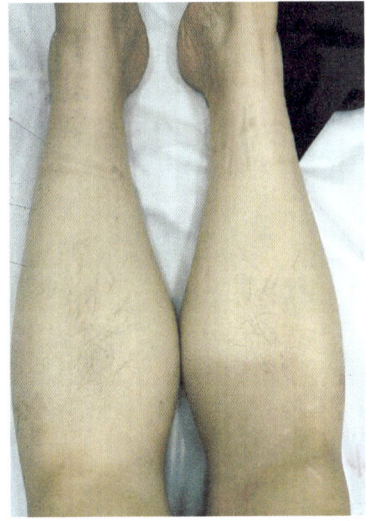

图 3-3　脾经毛发异常

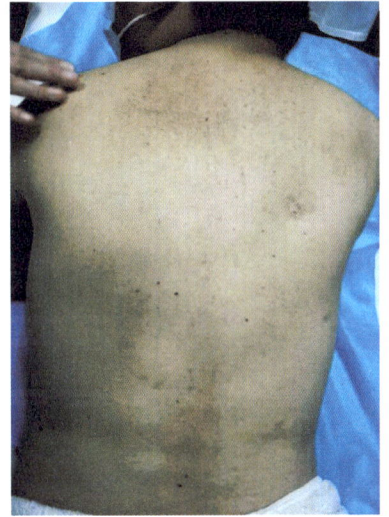

图 3-4　背俞穴异常色素沉着

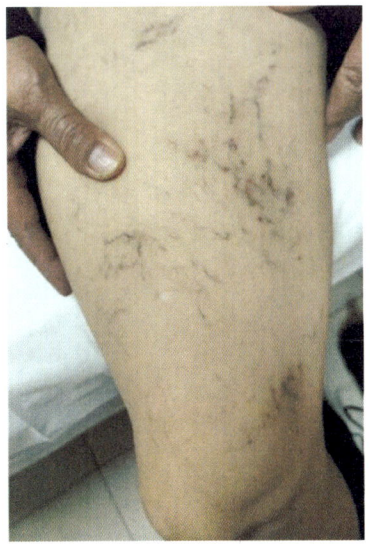

图 3-5　肝脾经丛集血络 1

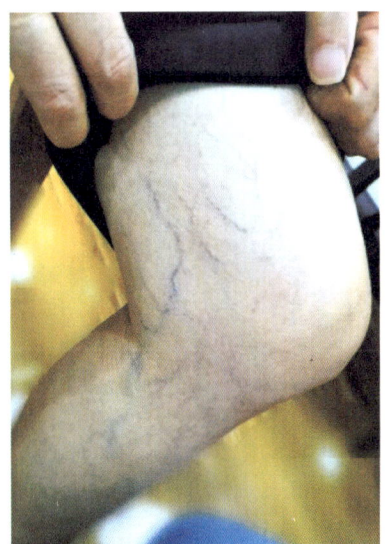

图 3-6　肝脾经丛集血络 2

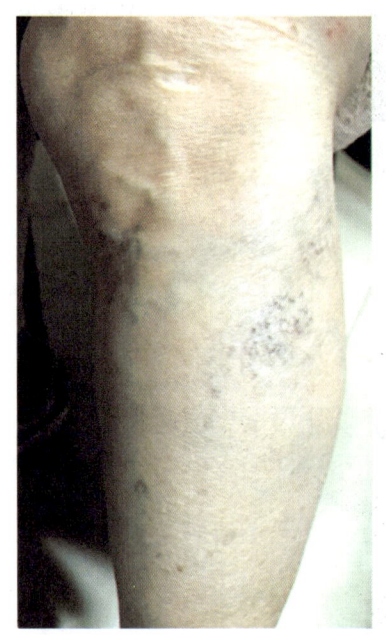

图 3-7 胆经丛集血络 1

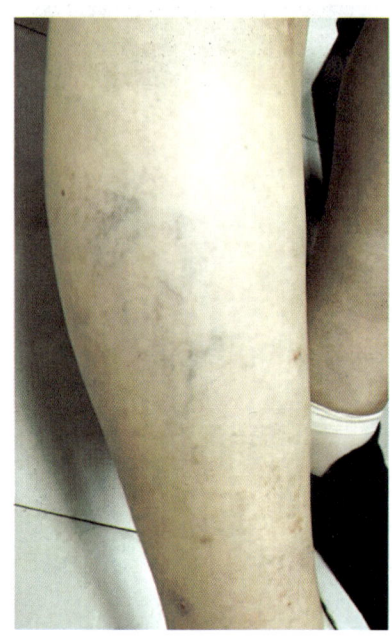

图 3-8 胆经丛集血络 2

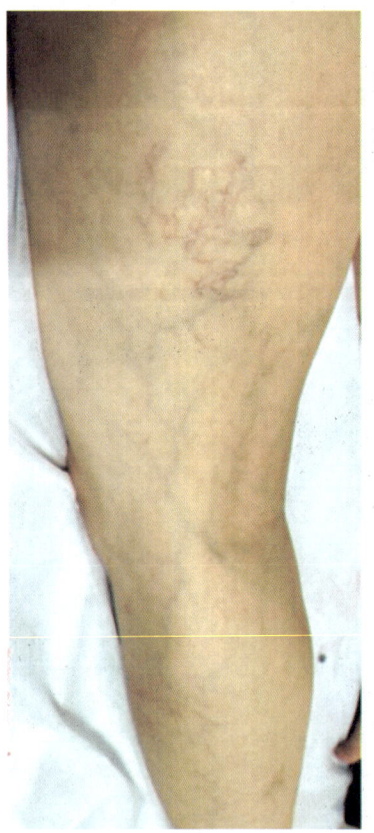

图 3-9 膀胱经丛集血络 1

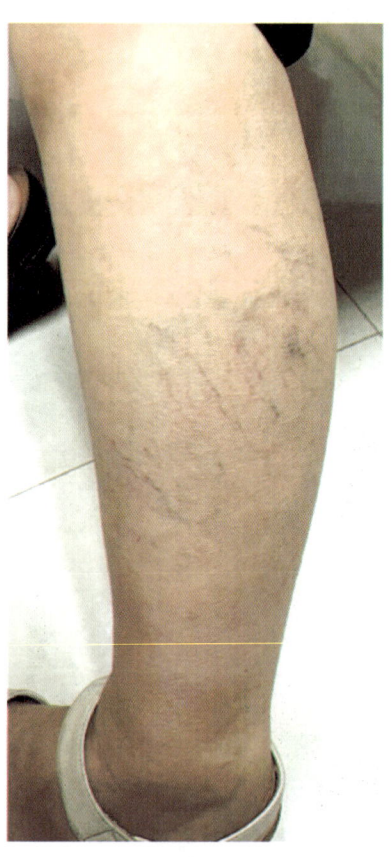

图 3-10 膀胱经丛集血络 2

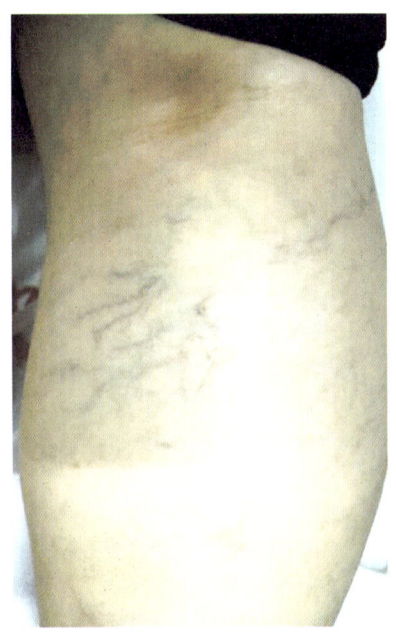

图 3-11 阴陵泉丛集血络

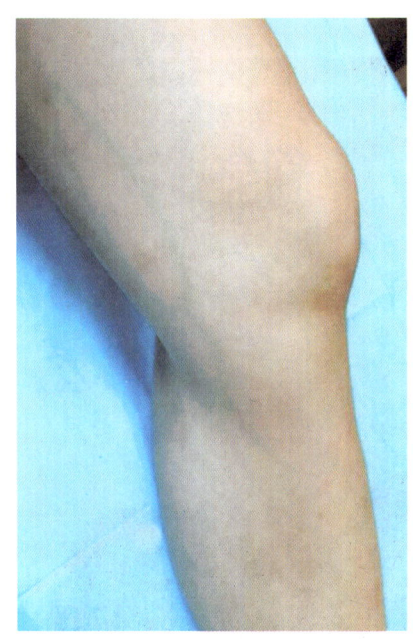

图 3-12 脾经及阴陵泉血络

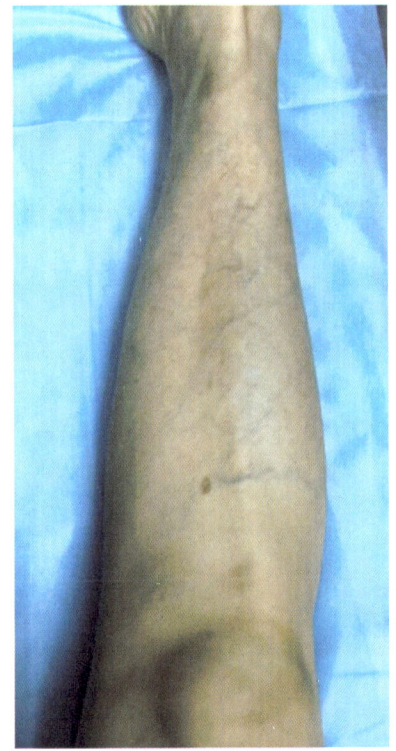

图 3-13 胃经血络

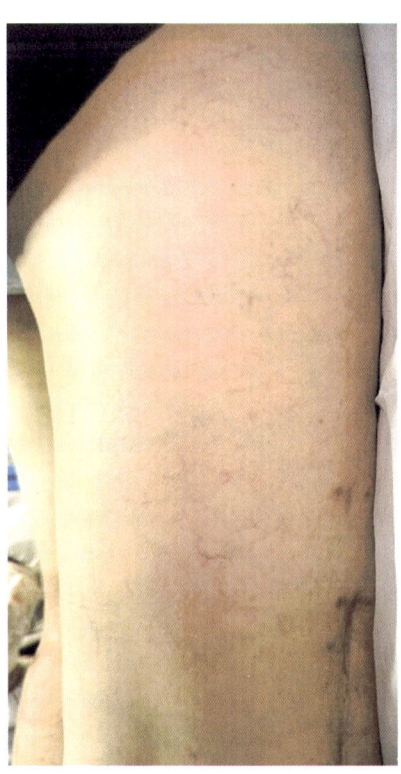

图 3-14 胆经血络

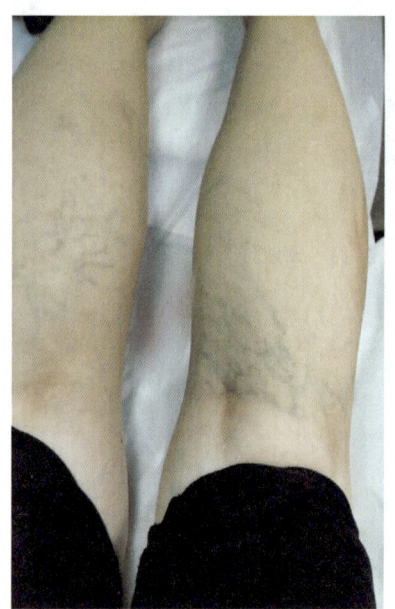

图 3-15　委中血络

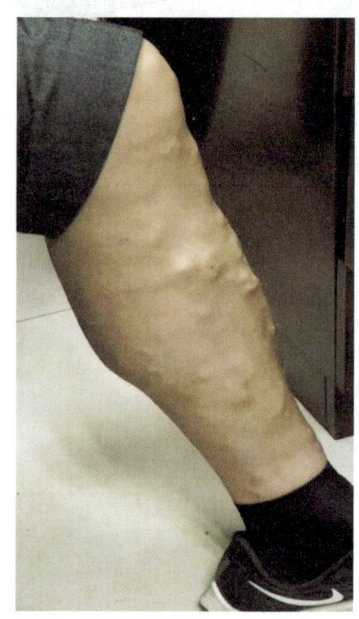

图 3-16　静脉曲张

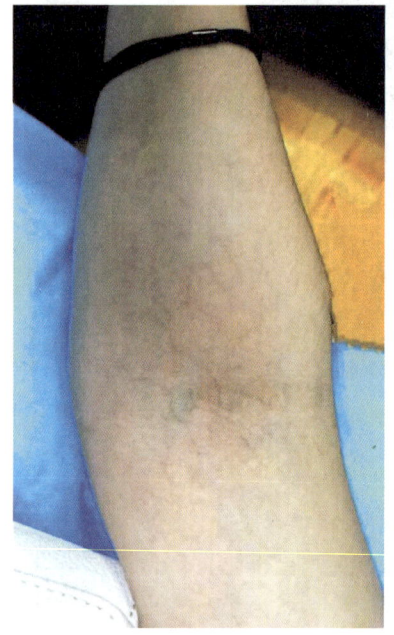

图 3-17　肘窝血络

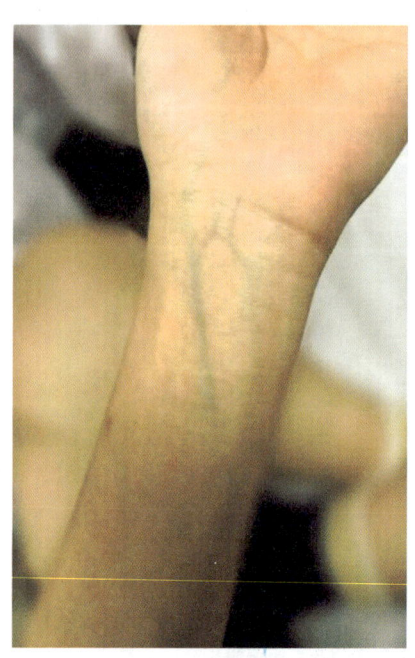

图 3-18　腕部血络

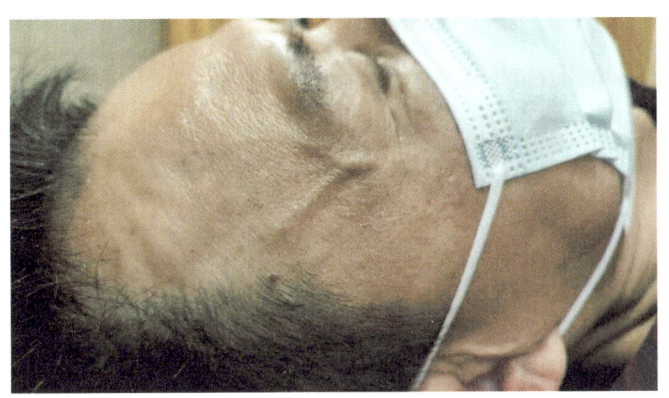

图 3-19　太阳穴血络

第四章 全息诊疗

第一节　全息理论的发展

"全息"可理解为"全部信息",来自希腊语"holos"。"全息"一词的提出始于 20 世纪中叶,物理学家丹尼斯·加博尔发现和发展了全息摄影(holography)原理,并于 1971 年获得了诺贝尔物理学奖。随后,全息的概念被引入许多学科,我国学者张颖清首次发现生物全息现象并创立了"全息生物学"。全息生物学理论建立在见微知著、知外揣内的中医整体观念基础上,它引用了全息摄影的全息概念来表达生物体每一相对独立的部分为整体成比例缩小的现象。

中医学的全息诊疗理论来源于《黄帝内经》,根据《黄帝内经》思想,人体可以看作是自然界的全息元,人体的生命活动可反映自然界的整体信息,人体的病理现象也与自然变化相呼应。《道德经》言"人法地,地法天,天法道,道法自然",人居天地之间,与自然界阴阳五行之气相通、相应,如《素问·宝命全形论》言"人以天地之气生,四时之法成",《灵枢·岁露论》言"人与天地相参也,与日月相应也",《素问·金匮真言论》言"五脏应四时……东方青色,入通于肝",《素问·脉要精微论》言"四变之动,脉与之上下,以春应中规,夏应中矩,秋应中衡,冬应中权"。

有诸内必形于外。人体的每一组织、器官均与整体生命活动息息相关,局部是整体的缩影。《难经·六十一难》言:"望而知之谓之神。"四诊(望、闻、问、切)是中医诊断疾病的主要方法,《黄帝内经》将全息思想运用到四诊中,形成了独特的望诊、切诊法。望诊法主要包括望面、望目、望舌。《灵枢·师传》记载:"五脏之气阅于面。"《灵枢·五阅五使》记载:"故肺病者,喘息鼻张;肝病者,眦青;脾病者,唇黄;心病者,舌卷短,颧赤;肾病者,颧与颜黑。"《素问·脉要精微论》记载:"心脉搏坚而长,当病舌卷不能言。"《灵枢·邪客》记载:"因视目之五色,以知五脏,而决死生。"《灵枢·论疾诊尺》:"目赤色者,病在心,白在肺,青在肝,黄在脾,黑在肾。黄色不可名者,病在胸中。"《灵枢·大惑论》记载:"皆上注于目而为之精。精之窠为眼,骨之精为瞳子,筋之精为黑眼,血之精为络,其窠气之精为白眼,肌肉之精为约束,裹撷筋骨血气之精,而与脉并为系。"说明望面、目、舌之形态、气色可以反映五脏的病理信息。切诊法包括按尺肤法、诊脉法。《灵枢·五色》记载:"雷公曰:官五色奈何? 黄帝曰:青黑为痛,黄赤为热,白为寒,是谓五官。雷公曰:病之益甚,与其方衰,如何? 黄帝曰:外内皆在焉。切其脉口,滑小紧以沉者,病益甚,在中;人迎气大紧以浮者,其病益甚,在外。"《素问·脉要精微论》记载:"尺内两旁则季胁也,尺外以候肾,尺里以候腹中。"经络穴位亦可反映所属脏腑经络的生理、病理信息。《灵枢·九针十二原》记载:"十二原者,五脏之所以禀三百六十五节气味也。五脏有疾也,应出十二原,十二原各有所出,明知其原,睹其应,而知五脏之害矣。"后世医家在《黄帝内经》全息思想指导下发展出鼻诊、手诊、足诊、耳诊、腹诊等全息诊疗法。

窥一斑而知全豹。不仅中医学意识到了对应现象的重要性,古代西方医学也有类似认知,古希腊医师、西方医学之父希波克拉底说,"有什么样的眼睛,就有什么样的身体""身体很小部分引起损害,全身都感到痛苦……是因为在身体的最大部分中所存在的,也同样存在于最小部分中"。这种局部与整体对应现象的运用大大提高了诊断疾病的效率和准确度,对疾病的诊断与治疗意义非凡。随着时代的发展和各项理论研究的完善，人们对这一现象的认识逐渐深入。20 世纪 80 年代，我国张颖清教授发现并提出了全息生物学理论，1981 年他在《自然杂志》发表的《生物全息律》一文中首次提出观点："生物体每一相对独立的部分在化学组成的模式上与整体相同，是整体的成比例的缩小。并且，在每相连的两个相对独立的部分，化学组成相似程度最大的那两个端点——相同的两极，总是处于相隔最远的位置。"生物全息现象表明，人体局部包含整体信息。全息生物医学理论系统整理了局部与整体的对应关系，并由此挖掘出了更多的对应疗法，融合了中医的宏观与微观诊疗理论。

全息生物医学理论揭示了全息现象的普遍存在，并指出面、鼻、耳、目、舌、手、足、口等相对独立的狭小区域有全身五脏六腑和肢体的缩影，中医学理论阐释了内在脏腑的功能与外部的舌目口鼻耳等官窍、筋脉肉皮骨等组织、面毛唇爪发等部位的对应关系，因此中医诊法原理也是全息思想的体现。《灵枢·外揣》曰："夫日月之明，不失其影；水镜之察，不失其形；鼓响之应，不后其声。动摇则应和，尽得其情。"外在病形表现与内脏病理变化，有动则有应，有应则可知。全息生物医学理论促进了传统经络理论的发展。经络腧穴理论是针灸治疗的核心理论体系，经络系统是局部与整体、肢节孔窍与脏腑组织联系的关键渠道，面部、眼睛、耳廓等局部能够反映整体的信息与经络的联系作用息息相关。

生物全息规律犹如沧海遗珠般漂泊在历史的洪流中，在科学技术的进步和理论研究的深入中被拾得，在中医学的运用和现代医学的验证下更加完善，生物全息诊疗体系的形成和发展对现代医学理论研究、临床疗效的提升做出了巨大贡献。

第二节　常用的全息诊疗

一、面部全息

(一)面部全息总理论

1. 理论基础　作为中医学诊察、收集病情资料的基本方法和手段之一，望诊具有举足轻重的地位。面部望诊法历来被古今医家所重视。例如《黄帝内经》载有"五生色""五病色""五死色""五色分应五脏"的理论；先秦扁鹊望齐侯即可诊病，《难经·六十一难》言"经言望而知之谓之神，闻而知之谓之圣，问而知之谓之工，切脉而知之谓之巧"；医圣张仲景望王仲宣而能判断其四十岁眉落，在所著《伤寒论》中提出太阳病"缘缘正赤"、阳明病"面合色赤"，在《金匮要略》中提出酒疸则"目青面黑"、黄疸则"面目悉黄"、阴毒则"面目青"、狐惑则"乍赤、乍黑、乍白"；清代汪宏在《望诊遵经》中言"五色形于外，五脏应于内，犹根本之与树枝也""故有病必有色，内外相袭"；姚国美在《诊断治疗学》中讲到，色为气血所荣，面为气血所凑，气血变幻，色即应之，色之最著莫显于面,故望诊首重察色,而察色必重乎面部也;谭礼初认为"望"的关键在于"辨色之时,察明其气之至与不至"。

面部气色反映脏腑气血的作用与人体经脉循行规律有着重要关系。《灵枢·邪气脏腑病形》提出:"十二经脉,三百六十五络,其血气皆上于面而走空窍……其气之津液,皆上熏于面。"除十二经脉中的六条阳经和带脉外的奇经八脉,或起于面部,或循行于面部,皆与面部有重要关系,六条阴经通过经别而入阳经达于头面,运行于周身的气血津液等精微物质从经脉外荣于表。面部皮肤娇嫩,又有众多经脉走行,故面部色泽变化可反映内在脏腑的病理情况。收集面部神、色、形、态的信息,有助于诊察面部五官、皮肤病变,帮助判断脏腑潜在的病变以及经络气血运行是否出现问题;疾病发生后,望诊有助于判断正邪相争情况,协助诊治、判断疾病预后。

2.面部全息穴位分布 清代医家陈士铎在《石室秘录》中说:"看病必须察色,察色必须观面,而各有部位,不可不知。"五脏出现病变可在面部全息对应部位表现出来。《素问·刺热》指出:"肝热病者,左颊先赤;心热病者,颜先赤;脾热病者,鼻先赤;肺热病者,右颊先赤;肾热病者,颐先赤。"文中细分了五脏与面部的对应情况:左颊反映肝,右颊反映肺,颜反映心,颐反映肾,鼻反映脾。此外,《素问·风论》言,"诊在口,其色赤"属心风,"诊在目下,其色青"属肝风,"诊在眉上,其色白"属肺风,"诊在鼻上,其色黄"属脾风,"诊在肌上,其色黑"属肾风。《灵枢·五阅五使》言,"喘息鼻张"对应肺病,"唇黄"对应脾病,"眦青"对应肝病,"舌卷短,颧赤"对应心病,"颧与颜黑"对应肾病。上述理论在临床应用时应因人而异,灵活判断。

《灵枢·五色》亦有关于五脏六腑的具体记载:"明堂骨高以起,平以直,五脏次于中央,六腑挟其两侧,首面上于阙庭,王宫在于下极,五脏安于胸中。"在面部全息对应中,明堂指的是鼻部,鼻端即鼻准,反映脾;两侧鼻翼反映胃;前额指的是庭(颜),反映头面;阙指的是眉间,阙上反映咽喉;阙中即印堂,反映肺;阙下即山根,反映心;山根之下为年寿,反映肝;年寿左右反映胆;两颧之下称中央,反映大肠;中央之外反映肾、脐;中央之内,鼻准以上反映小肠;鼻准以下,唇上人中及两侧,反映膀胱子处(即膀胱及男女生殖系统);两颧反映两肩;颧后反映臂;臂下反映手;目内眦上反映膺乳;两颊外侧为绳(挟绳而上),反映背;循牙车以下(下颌骨),反映股、膝、胫、足;口旁大纹为巨分,反映股里;两颊曲骨为巨屈,反映膝膑。根据古籍记载及后世全息诊疗文献,我们作出面部全息示意参考图(图4-1)。

面部全息(正向)对应以鼻准为中心,人中为腰脐线,中央一行主脏,两旁主腑。若两眉中间、两目之中发红,提示可有心胸烦热、懊恼失眠等症;山根有断纹常提示心胸疾病、肝病;山根左右目内眦下隆起提示可能有胆囊疾病、睑黄瘤;鼻头发红提示脾胃湿热;颧骨之下肾区出现面肌震颤,针刺后溪或董氏奇穴腕顺一、腕顺二有效;人中沟的异常形态可反映子宫的相关情况,如女性患者的人中沟异常隆起常提示子宫肌瘤;人中沟较扁平提示可能有骨盆前倾,影响生育。在进行面部望诊时,应注意比较面部上下、内外、左右的色泽差异,注意病色的动态变化趋势。病色位置不同,预示病位不同,如印堂、额部色泽改变,提示心肺问题;人中、颏部色泽改变,多提示肾、膀胱、子宫的病变。面部中央主脏腑,四周主肢节,若病色从中央向四周散开,病多由重转轻;反之,则为病情加重。

3.适应证及禁忌证 面部全息望诊适应证广泛,作为中医四诊第一个环节,望诊在患者进

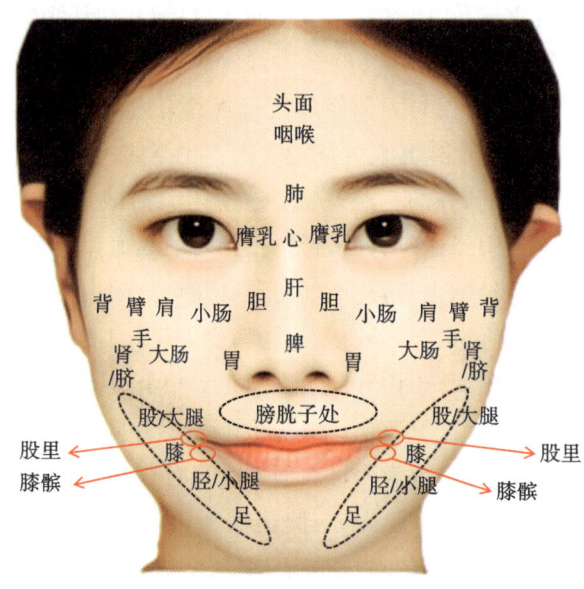

图 4-1　面部全息示意参考图

入诊室开口之前就已经开始了。由于面部诊察的独特性,它适用于所有疾病,但面部不可逆的创伤、瘢痕会遮盖或影响面部诊察,此外,化妆也会干扰望诊信息,因此就诊时不宜带妆。

(二)面部全息诊法

1. 面部全息望诊　面部全息望诊主要是望面部色泽(面色)和面部形态(面形)改变。正常的面色有胃气、有神气,黄种人表现为红黄隐隐、明润含蓄。面部全息望诊宜在清晨、光线明亮、安静状态下进行,同时要以常达变,不同部位相互参照,有时还需要进行远近动态观察以减少错误判断。地理环境、季节、工作场所、体质等因素也可以导致面色出现略黑或稍白的差异,但不影响其明润光泽,故均属于正常面色的范围。情绪波动、剧烈运动、饮酒等因素也会对面色产生短时的影响,这些情况虽不能直接视为病色,但在一定情况下可转变为病色,应动态观察患者身体变化,适当采取有必要且有意义的干预措施。面部全息望诊虽然以望为主,临证时还应注意询问患者面部异常感觉,如是否发热、疼痛、麻木等。

2. 阳性反应及其临床意义

(1)特殊面色分类及其临床意义见表 4-1。

表 4-1　特殊面色分类及其临床意义

特殊面色	临床意义
青色	主寒证、痛症、气滞、血瘀、惊风等
赤色	主热证;微赤为虚热,赤甚为实热
黄色	主虚证、湿证;虚证多表现为淡黄、枯槁;湿证多黄而虚浮

特殊面色	临床意义
白色	主虚证、寒证;面色淡白多为阳虚、血虚;白而虚浮多为阳虚水泛;苍白多为寒证、痛症;起病急而面色苍白,大汗出为阳气暴脱之证;真热假寒证也可见面色苍白,伴见舌红绛、尿短赤等里热证
黑色	主肾虚、寒证、痛症、水饮、瘀血;面色黑而干焦多为肾阴精亏损;眼眶周围见黑色提示肾虚水泛、寒湿下注;面色黧黑、肌肤甲错提示瘀血内结

(2)特殊面形分类及其临床意义见表 4-2。

表 4-2　特殊面形分类及其临床意义

特殊面形	特点	临床意义
面肿	阳水,肿势急,起初头面肿胀光亮,继而上下肢及腹部肿	肺气失宣,三焦壅滞
	阴水,肿势缓,下半身先肿,继而胸腹及头面肿	肺、脾、肾阳气虚衰
	实热,面部红肿,肿势急,伴见发热、疼痛	风、热、湿毒
	抱头火丹,头面皮肤焮红肿胀,色如涂丹,压之褪色,伴有疼痛	风热、火毒
	大头瘟,头面红赤肿大如斗,两目肿盛而不能开,甚则咽痛、耳聋	外感温热时邪
	痄腮,腮部突然肿起,面赤咽痛	温毒
	发颐,面颊一侧颐部结肿如核,微热微痛,渐肿胀延及耳之前后,疼痛日增,溃破后脓出臭秽	阳明经热毒上攻,外感温邪蕴积
	面游风,初起面目红肿,痒如虫行,皮肤干燥,时起白屑,抓破出血,疼痛难忍	平素血燥,胃蕴湿热,又外受风邪
	面部浮肿渐渐出现,日久不易消退,劳累后肿势加剧,面部无灼热、疼痛感	虚寒
	面黄而虚肿	气血不足,脾失健运,寄生虫感染
	面目虚浮,晨起明显,压之凹陷,伴神疲倦怠,畏寒肢冷	脾肾阳虚
	妇女经前 1～2 周出现一过性面目浮肿,月经来潮后自行消退,可伴乳房胀痛、烦躁易怒等症	肝气不舒
	子肿,妊娠期面目、四肢浮肿,小便短少	脾肾阳虚
	突然出现的面目浮肿,伴有皮肤感觉异常	过敏反应
	局部浮肿,异常疼痛、瘙痒,或伴发过敏性皮疹等症状	蜂蜇、毒虫叮咬
面脱	多见于慢性病的危重阶段,出现面部肌肉消瘦,两颧突出,常伴有大肉尽脱	营养不足,精血极虚
面肌抽搐	眼睑、嘴角及面颊部肌肉发生不自主跳动,通常仅出现于一侧	风痰阻络,肝风内动,血虚受风

特殊面形	特点	临床意义
口眼歪斜	与健侧相比,患侧面部肌肤不仁,肌肉弛缓,口眼向健侧歪斜,患侧额纹消失,皱眉不能,目不得闭,鼻唇沟浅,口角下垂,鼓腮时口角漏气,饮食、言语不利	风邪中络,肝风内动,风痰痹阻经脉
疔疮	疮形如粟,坚硬根深,随病情发展,肿势逐渐增大,四周浸润明显,疼痛剧烈	脏腑热毒结聚而成,可根据位置命名为眉棱疔、颊疔、人中疔等
热疖	夏季高发,表现为初起局部皮肤潮红,次日肿痛,但无根脚,范围有限,伴见脓头,自溃流脓而愈	暑热内阻于肌肤
粉刺	形如粟米,色赤肿痛,挤破可流出白粉汁	肺经血热
雀斑	色淡黄,呈碎点状	热郁孙络,风邪外袭
蟹爪纹	面部局部出现的团状红血丝,远看一片红,近看为互相平行的毛细血管,形似蟹爪	鼻、颊区多反映肝硬化,颏区多反映心病,颧区多为肺病,颊区为肾病
鼻根皱纹	在鼻根部出现三道明显的平行于眉的皱纹	提示心血管病
白斑或粟疹	儿童前额或两颧部浮现如小指头至拇指头大小的淡白色圆斑,或碎米样大小、顶端钝的白色粟疹	提示蛔虫病,其中斑大或粟疹多者表明蛔虫多
粟丘疹	高出皮肤表面的一种黄白色良性潴留性小囊肿,其直径1~2mm,可挤出坚实的颗粒状物,通常无自觉症状,尤其以眼睑周围多见	脾胃虚弱

(3)面部特殊感觉分类及其临床意义见表 4-3。

表 4-3　面部特殊感觉分类及其临床意义

面部特殊感觉	表现	临床意义
疼痛	阵发性的烧灼样或刀割样面部疼痛	风热夹痰
	阵发性的抽掣样面部疼痛	风寒夹痰
	面部灼痛,遇怒加重	肝郁化火
	面晦舌暗,面痛日久,痛如锥刺,固着不移	气虚血瘀
麻木	突发面部皮肤、肌肉麻木不仁,口眼歪斜	风邪外袭
	面部皮肤、肌肉麻木不仁伴见语言不清、流涎不止	风痰阻络
	面部皮肤、肌肉麻木不仁伴头重脚轻	肝风内动
	面部皮肤、肌肉麻木不仁伴见口渴、便干	阳明火邪上扰

面部特殊感觉	表现	临床意义
发热	扪按患者额部热	发热
	扪按患者额部不热	不发热
	额上热甚于手心热	表热
	手心热甚于额上热	里热

(三)面部全息治疗

临床上大多数时候,面部全息充当辅助诊断角色。由于面部位置特殊,面部全息治疗多结合阳性反应的性质、类型、发生部位选择治疗方法。反映脏腑情况的面中部等部位若出现阳性反应,一般不做面部特殊治疗,而是结合体针、中药等其他外治或内治法进行全身调理。在治疗过程中,观察面部阳性反应的变化对临床治疗方案有指导作用。对于局限于面部的阳性反应,除了全身调理之外,也可在局部进行针刺、拔罐、按摩、敷药、放血等治疗。

1. 面针　针对面部局部阳性改变(如面部肌肉抽搐、面麻等情况),可以行面针治疗。此外,面针也可用于面部美容,如针对性改善抬头纹、法令纹等面部皱纹。

(1)物品准备:0.5~1寸的毫针(长度13~25 mm,直径0.22~0.25 mm)、75%酒精、无菌棉签。

(2)操作步骤:施术者双手清洗消毒后,对选定的穴位进行常规消毒,可采用横刺、斜刺或直刺。一般在额、鼻、口旁皮肉较薄处斜刺,在颊部等皮肉厚处直刺或横刺透穴。起针时施术者右手起针,左手持无菌棉签迅速轻按针孔片刻,避免出血。

(3)面针疗程:针刺得气后,留针30 min,每15 min行针一次,每天1次,10天为一个疗程。

(4)注意事项:执行无菌操作;患者过饥、过饱、醉酒、过度紧张或严重贫血、体质极度虚弱时,均不宜针刺;孕妇、妊娠期不建议针刺;针刺后注意观察患者状态,以防发生意外;面部有炎症或破溃时应禁针,以防炎症扩散;对于病程长的患者,可采用揿针。

2. 拔罐　面瘫患者面部肌肉松弛、感觉异常,可行局部闪罐。

(1)物品准备:1号玻璃罐(口径与施术部位相当)、95%酒精、点火棒、打火机。

(2)操作步骤:患者洁面后取平卧位,施术者站在患者身旁,左手持罐于患者面部附近,右手持点火棒蘸取适量的酒精后,点燃酒精棉球,迅速往罐底一闪使罐内形成负压,并迅速将火罐扣在应拔的部位上吸住,然后迅速起罐(左手持罐向上翻腕,内侧提,外侧压;整体用力多不易起罐),反复操作以上吸拔步骤,以罐腰底部发烫、皮肤潮红为度。

(3)拔罐疗程:时长10 min。每天1次,7天为一个疗程。

(4)注意事项:皮肤破损、炎症处不能拔罐;眉毛、眼睑、口唇、鼻翼等不平坦或娇嫩部位不做拔罐。酒精棉球的用量要合适,使得火焰大小与罐相匹配,若火焰过小则吸拔力不够,过大则易导致烫伤;酒精棉球的酒精含量要适度,以轻挤棉球,酒精不会滴落为宜;火罐离施术部位不能太远,否则吸拔力太小而影响疗效;把握闪罐的节奏,过快则火焰易熄灭从而影响操作,过慢效果不好。由于闪罐时需要反复快速吸拔,很容易造成一侧罐口过烫,故闪罐时注意旋转火罐,即起罐时注意用左手食指尖(避免用手掌)按住罐底,拇指尖与其余三指指尖相对用力做少许旋转(注意保持每次都向同一方向做旋转)后握住罐体,旋转起下火罐,如此反复操作,火罐就会缓慢地持续旋转。起罐应迅速,单手起罐,手法要熟练,手法不熟练者避免做面部拔罐,以免造成烫伤或面部遗留罐印。

3. 按摩 按摩疗法简单易行,便于实施,多用于养生和美容,以及面部局部阳性反应点的治疗。可自我进行,也可由他人进行;可以双手进行,也可借助刮痧板等工具进行。

(1)物品准备:润肤膏、面部刮痧板等。

(2)操作步骤:洁面后,可用少量润肤膏把两手搓热,双手掌从前额向下颌方向进行搓擦,到下颌后两手分别从左右两侧过面颊向上回到额部。也可根据面部不同区域的形态特点选择合适的面部刮痧板,按照一定的顺序,首先对面部全息穴位进行整体按摩;接着对面部出现的阳性反应做针对性按摩。

(3)按摩疗程:每次按摩 20 min 左右,每天 1 次,7 天为一个疗程。

(4)注意事项:面部有开放性创口、局部炎症者不宜进行按摩,以免发生感染;空腹、过度疲劳、过饱等状态均不宜做面部按摩;面部按摩结束后饮用温水一杯,既能补充水分,又可以促进代谢;面部按摩结束 30 min 后才能进行室外活动;按摩结束 3 h 后再进行洗浴。

4. 敷药 面部皮肤敏感,中药外敷作用于面部自古有之,如《本草纲目》谓白芷"长肌肤,润泽颜色,可作面脂"。可根据面色、面形、面部感觉等方面的异常变化选用不同的外敷方法。如面色改变,可以选用相应的中药面膜进行全面部的贴敷;面形、面部感觉方面异常如腮腺炎、面瘫等可进行局部敷药。面部局部创伤的敷药不在此范围内。

(1)物品准备:合适的中药膏剂,涂抹棒等辅助涂抹工具。

(2)操作步骤:洁面,取适量中药膏剂涂擦到选定好的面部分区。等待一段时间后擦掉或洗掉即可。

(3)敷药疗程:不同的中药膏剂作用时间不等,一般作用 20 min 左右,每天 1 次,7 天为一个疗程。

(4)注意事项:对于面部开放性创口、炎症反应等异常情况的敷药要注意严格消毒;敷药时应先在皮肤局部试涂,确定不过敏后再用于患处或面部全息反应区;面部敷药的疗效与所选用的膏剂密切相关,要注意针对不同的阳性反应选取合适的膏剂。

5. 放血 对于面部出现血丝者,可进行局部放血,另外根据不同的疾病症状,结合经络走行和全息对应关系,也可在对应的穴区进行点刺放血。

(1)物品准备:一次性采血针或三棱针、无菌注射针头均可,一次性无菌手套,75%酒精及无菌干棉球,镊子。

(2)操作步骤:患者取仰卧位,施术者戴好一次性无菌手套,常规消毒选定的施术部位后,右手持采血针或无菌注射针头、三棱针快速点刺 1～3 下以使施术部位出血,左手持无菌干棉球进行擦拭处理。视病情放血数滴,放血完毕后以无菌干棉球压迫止血,6 h 内避免放血部位碰水,以防感染。

（3）放血疗程：一般每天1次，视病情可2~3天1次。

（4）注意事项：各种出血性疾病不宜放血，贫血者、妇女月经期也不宜行放血治疗；刺血针应一人一支，以免交叉感染；患艾滋病等血行传播类疾病者，尽量避免行放血治疗；严格执行无菌操作；点刺时要把握好进针深度，一般在2mm左右，过浅则不能刺穿血管，过深则易造成不必要的伤害；注意进针手法要稳、准、快，以减轻患者疼痛；点刺后以自然出血为主，若出血不畅，可轻挤施术部位四周，使之出血，同时控制出血量为6~10滴，具体视病情而定；若选取的施术部位在颊部等较平坦处，可加用气罐使出血更顺畅。

二、眼部全息

（一）眼部全息总理论

1.理论基础　经络与目系联系密切，手足三阳经循行均达目周围，手少阴与足厥阴连目系，部分经脉通过经别与目相联系。《灵枢·邪气脏腑病形》言："十二经脉三百六十五络，其血气皆上于面而走空窍。其精阳气上走于目而为睛，其别气走于耳而为听。"《灵枢·口问》指出："目者，宗脉之所聚也。"在传统中医学的发展过程中，各代医家对眼部的认识逐渐深入，五轮八廓学说即是对眼部全息描述的代表。五轮学说是基于眼与脏腑经络相关理论，将眼局部由外至内分为眼睑（肉轮）、两眦（血轮），白睛（气轮）、黑睛（风轮）、瞳仁（水轮）五个部分，分属于五脏（脾、心、肺、肝、肾），用以说明眼的解剖、生理、病理及其与脏腑关系，并用于指导中医临床辨证论治的一种学说。八廓学说是基于眼与脏腑相关理论，将眼分为八个部位或方位（亦称廓位），配以后天八卦之名（乾廓、坎廓、艮廓、震廓、巽廓、离廓、坤廓、兑廓），以借廓位脉络变化来说明眼与机体内在某些生理病理的关系，从而指导辨证论治的一种眼科专科理论。名之为"廓"，取其匡廓卫御之意。五轮八廓学说对临床实践有一定的指导意义，但亦有局限性，因此在临床中应灵活运用，不可拘泥。

眼部分五轮八廓，可观脏腑变化。"五轮"与五脏对应，五轮学说理论起源于《灵枢·大惑论》："精之窠为眼，骨之精为瞳子，筋之精为黑眼，血之精为络，其窠气之精为白眼，肌肉之精为约束，裹撷筋骨血气之精而与脉并为系。上属于脑，后出于项中。"五轮学说最早见于南宋以前，晚唐时期眼科专书《刘皓眼论准的歌》云："眼中赤翳血轮心，黑睛属肾水轮深，白睛属肺气轮应，肝应风轮位亦沉，总管肉轮脾脏应，两睑脾应病亦浸。"南宋后期杨士瀛在《仁斋直指方》改进并明确了五轮定位："首尾赤属心，其满眼白睛属肺，其乌睛圆大属肝，其上下肉轮属脾，而中间黑瞳一点如漆者，肾实主之。"《银海精微·五轮八廓总论》记载五轮："肝属木曰风轮，在眼为乌睛；心属火曰血轮，在眼为二眦；脾属土曰肉轮，在眼为上下胞睑；肺属金曰气轮，在眼为白仁；肾属水曰水轮，在眼为瞳仁。"眼睑属脾为肉轮，两眦属心为血轮，白睛属肺为气轮，黑睛属肝为风轮，瞳仁属肾为水轮。元代危亦林在《世医得效方》中补充了五轮学说的证因论治。

在我国现有医籍中，关于"八廓"的记载最早见于南宋陈言《三因极一病证方论·眼叙论》。

历代医家对八廓学说的见解和记载不一。现代眼科较常用的一种观点是将五轮中的气轮再按方位划分成八个部分，分别与六腑及命门、胞络相联属。明代眼科医家傅仁宇在《审视瑶函·勿以八廓为无用论》中指出："盖验廓之病，与轮不同，轮以通部形色为证，而廓惟以轮上血脉丝络为凭。或粗细连断，或乱直赤紫，起于何位，侵犯何部，以辨何脏何腑之受病，浅深轻重，血气虚实，衰旺邪正之不同。察其自病传病，经络之生克逆顺而调治之耳。"我国眼科专家陈达夫教授在《中医眼科六经法要》中将白睛按四正四隅八个方位划分并分属各脏腑，以后天八卦之称相配，左眼用八卦顺数，右眼以此逆推：乾天廓位于白睛颞下方位，属大肠；坎水廓位于白睛正下方位，属膀胱；艮山廓位于白睛鼻下方位，属胞络；震雷廓位于白睛内眦方位，属命门；巽风廓位于白睛鼻上方位，属胆；离火廓位于白睛正上方位，属小肠；坤地廓位于白睛颞上方位，属胃；兑泽廓位于白睛外眦方位，属三焦。在临床诊疗过程中，五轮的色泽性状、八廓异常赤脉等表现既可反映局部病变，亦可反映脏腑病变。

针灸大家彭静山在五轮八廓学说的基础上创立了眼针疗法，完善了观眼识病法并加以细化。通过长期的临床观察及研究，彭老根据八廓八卦划区，将眼部划分为 8 区 13 个穴位，总结出了形色丝络的变化规律及与脏腑之间的关系特征。两眼向前平视，经瞳孔中心做一水平线并延伸过内、外眦，再经瞳孔中心做该水平线之垂直线，并延伸过上、下眼眶。于是将眼区分成 4 个象限，再将每一个象限分成 2 个相等区，此 8 个相等区就是 8 个经区。用后天八卦划分了左眼 8 区，右眼的划区与左眼关于人体中线对称(图 4-2)。

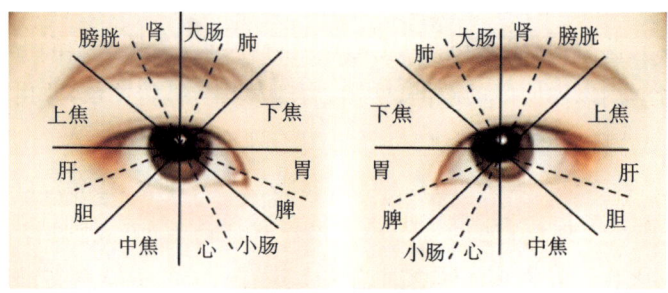

图 4-2　彭静山眼部全息图

2.眼部全息穴位分布　彭静山眼部全息穴区及其临床意义见表 4-4。

表 4-4　彭静山眼部全息穴区及其临床意义

穴区	临床意义
一区(肺、大肠)	主治肺和大肠有关疾病，包括感冒、发热、咳嗽、荨麻疹、皮疹、腹泻、便秘等
二区(肾、膀胱)	主治肾和膀胱相关疾病，包括腰膝酸痛、耳鸣耳聋、阳痿遗精、水肿、虚喘、尿频、尿急、尿痛、尿闭、遗尿、小便失禁等
三区(上焦区)	主治膈以上包括心、肺、头面五官、上肢等部位的疾病
四区(肝、胆)	主治肝胆有关疾病，包括胸胁少腹胀痛、眩晕、肢体震颤、疝痛、口苦、呕胆汁、惊悸、失眠等

穴区	临床意义
五区（中焦区）	主治横膈到脐包括脾胃、肝胆的疾病
六区（心、小肠）	主治心与小肠相关疾病，包括心悸、心痛、口舌生疮、小便赤涩灼痛等
七区（脾、胃）	主治脾胃相关疾病，如腹胀、纳呆、便溏、浮肿、内脏下垂、胃脘胀痛、呃逆等
八区（下焦区）	主治脐以下包括大小肠、膀胱、肝肾、前后二阴、下肢相关部位的疾病

3. 适应证及禁忌证　眼部全息折射出人体各个部分的情况，临床实践证明其适应证与针灸疗法相同，治疗急性病症时效果尤为突出，此外对各种急慢性疼痛也有十分显著的止痛作用，对诸如肾绞痛、胆绞痛等急性内脏痛症，急性腰扭伤、关节炎等急性关节痛症以及痛经、牙痛、咽喉痛等急性痛症更是起效迅速。不过，对于眼睑瘢痕或眼睑上静脉明显者不宜使用，有神志障碍等不能配合的患者，以及有出血倾向者、传染病患者亦不适合。孕妇及新产后、脑出血急性期等体弱者慎用本法。

（二）眼部全息诊法

1. 眼部诊察的方法　具体操作时一般先看左眼，后看右眼，让患者放松眼皮，检查者用拇指、食指扒开患者上下眼睑，嘱患者眼球向鼻梁方向转，由一区看到六区，然后再让患者眼球向目外眦方向转，可从六区看到八区。诊察过程中发现哪个区域出现络脉，则需要重点查看。两眼一般在 2 min 之内看完。若诊察不到位，嘱患者闭目，稍作休息后再重新进行，切勿一次诊察过长时间，以免造成患者不适，影响诊察结果。

2. 阳性反应及其临床意义　观眼识病是通过观察白睛络脉形状和颜色的变化以判断疾病的一种望诊方法，白睛上络脉的色泽，基本是红色，但有浓淡明暗之别，可分为 8 种（表 4-5），此外还有 7 种形状的变化（表 4-6）。

表 4-5　白睛络脉病色分类及其临床意义

白睛络脉病色	临床意义
络脉鲜红	为新发病，属于实热，病势正在发展
络脉紫红	热盛
络脉深红	主热病且病势加重
络脉红中带黑	热病入里
络脉红中带黄	胃气渐复，为病势减轻的现象
络脉淡黄	疾病将愈，面色隐隐微黄也是胃气旺盛，提示疾病将愈
络脉浅淡	虚证气血不足，或寒证气血凝滞
络脉暗灰	为陈旧性病灶，若由暗灰转为淡红，提示旧病复发

表 4-6　白睛络脉病形分类、表现及其临床意义

白睛络脉病形	表现	临床意义
根部粗大	由白睛边缘处脉络粗大，向前逐渐变细	多属于顽固性疾病
曲张或怒张	白睛络脉较粗而饱满，或有弯曲	病势较重
延伸	络脉由某一经区传到另一经区	病变范围较广
分岔较多	一般出现在眼球上部	病势容易变化
隆起一条	位于玻璃板下的深层，或在玻璃板表面	脏病多出现于深层，腑病多在浅层
垂露	白睛络脉下端像垂着一颗露珠	胃肠区出现多属虫积，其他区出现多属郁证
模糊一小片	多发生在肝、胆区	多见于肝郁证、胆石症

（三）眼部全息治疗

眼针取穴有三种方法：循经取穴，即病属何经即取其对应经区穴位，或同时对症取几个经区；看眼取穴，哪个经区络脉的形状、颜色最明显即取哪一经区穴位；病位取穴，膈肌以上部位的疾病均针刺上焦区，膈肌水平至脐水平区域的疾病均针刺中焦区，脐水平以下的疾病均针刺下焦区。选定经区后，找穴时以瞳孔为中心，按眼部全息图来分辨各经区。

眼针的经区分布在眼眶外缘，进针方法主要有眶内直刺法、眶外平刺法两种，为了加强疗效也可以采用双刺法，即针刺之后在针旁向同一方向再刺入一针；或者采用内外合刺法，即在所选经区的眶内、眶外各刺一针。眶内直刺法要求在眶内紧靠眼眶经区中心，针尖向眼眶方面直刺，进针不超过 0.5 寸为宜。眶外穴距眼眶边缘 2 mm，眶外平刺法要求找准经区界限，向眶外方向沿皮刺入，其深度最深可达真皮、皮下组织。当患者情况不适合用眼针时，也可采用压穴法，即用手指或火柴棒、点眼棒在选好的穴区进行点压，以患者感到酸麻为度。此外，由于针刺效果具有时效性，当患者在治疗后症状暂时缓解，后又出现时，可嘱其在症状发作时手压施术者针刺过的地方，效果亦佳。对于儿童、畏针的患者，都可以使用压穴法。在眼针治疗后期需要巩固疗效的患者，也可以采用埋针的方法，即在相应的眼部穴区埋王不留行籽、皮内针。

（1）物品准备：29～33 号一次性毫针（0.5 寸或 1 寸），75％酒精棉球，无菌干棉球。

（2）操作步骤：患者取坐位或卧位，取穴时一般取患侧穴位，建议每次最多取 2 个穴位。当针刺患侧无效时，可使用缪刺法，在对侧眼区同名穴位针刺。施术者清洗并消毒双手后，对穴区局部进行消毒。押手的拇指、食指轻压眼球，使眼睑皮肤绷紧，眶上四穴在眉毛下际，眶下四穴与眼睑相接，如不按紧眼睑，则有皮下出血的可能。刺手持针要稳，在眶缘处迅速准确刺入。出针时押手持无菌干棉球轻压在针尖旁边，刺手缓慢出针的同时，押手及时以适中的力度按压针孔约 2 min，以防出血。

（3）治疗时间：一般留针不超过 20 min，留针期间不行针，也可配合刮法行针 1 次以提高疗效。每天治疗 1 次，7～10 次为一个疗程，疗程间隔 1～2 天。

（4）注意事项：眶内直刺要求手法熟练，刺入准确，手法不熟练时切勿尝试；针刺上眼眶时针尖可45°向上斜刺，针刺下眼眶时针体垂直于眼眶，其针刺深度以达到眼眶骨膜并有得气感为度；因眼部穴区组织娇弱且分布复杂，眼针的刺激量相对来说较大，故留针时间不宜过久，也不建议行针；眼针可以单独使用，也可以配合体针、头针、耳针及按摩、气功、药物等其他疗法使用。

三、鼻部全息

（一）鼻部全息总理论

1.理论基础　面部任意一个相对独立的结构都存在全息对应。鼻又称明堂，《灵枢·五色》云"明堂骨高以起，平以直，五脏次于中央，六腑挟其两侧"，《望诊遵经》云"欲观气色，先识明堂"，故鼻部望诊十分重要。鼻位于清阳交会之处，可谓阳中之阳，若阳气虚衰，阴阳失衡，则最易反映于鼻。鼻部上连于额，名为山根、下极；前下端高耸处，名鼻尖（又名鼻准、准头、面王）；额至鼻尖隆起处为鼻梁（又名直下、天柱、鼻柱）；鼻尖两旁圆形隆起处，名鼻翼（又名方上）。五脏之气均达于鼻。《素问·阴阳应象大论》指出，"肺……在窍为鼻"，诊察鼻窍可探知肺脏的生理病理情况。元代朱震亨在《丹溪心法》中云："鼻为脾之部。"明代李中梓在《诊家正眼·望色》中指出："脾土色黄，一或有病，色必变见于面庭矣。"脾统血，鼻是血脉多聚之处，故脾有病也常反映于鼻。

鼻与脏腑可通过经脉循行相联系，内在脏腑的生理病理情况均可由鼻而反映于外。《望诊遵经》云："盖鼻者，形之始也，气之门户也。呼吸之间，通乎天地，贯乎经络，五脏六腑无不毕达，四体百骸无不周遍者也。"足阳明胃经循行起于鼻外侧，上行至鼻根部；手阳明大肠经循行过鼻翼两侧；足太阳膀胱经循行起于鼻根部；手太阳小肠经循行从颊抵鼻旁；督脉循行到鼻柱至尖；任脉、阳跷脉均直接循经鼻旁。故外邪可通过鼻窍而内传入脏腑，脏腑之病变亦可通过经络而外现于鼻。

2.鼻部全息穴位分布　鼻部全息穴位共23个，主要分布于三条线上（图4-3，本图根据现有出版的鼻部全息诊疗书籍所作，供读者参考）。

（1）面中线（第一线）：起于额正中，止于鼻尖，共9个穴位，自上而下分别是头面、咽喉、肺、心、肝、脾、肾、前阴、睾丸/卵巢（表4-7）。

表4-7　面中线穴位定位及主治

面中线穴位名	定位	主治
头面	前额正中，眉心与前发际中点连线的上、中1/3交点处	头面五官疾病
咽喉	眉心与前发际中点连线的中、下1/3交点处	咽喉痛
肺	两眉头连线中点，印堂处	咳嗽等肺系疾病
心	两侧目内眦连线的中点	心脏疾病

面中线穴位名	定位	主治
肝	鼻正中线与颧骨连线的交点处,即鼻梁最高处	肝胆疾病,以及眼病、两胁疼痛
脾	鼻准上缘处	脾胃疾病
肾	鼻尖处	肾病,溺水、昏厥等急救
前阴	两鼻孔之间的鼻中隔下端,鼻柱与人中沟连接处	外生殖器疾病
睾丸/卵巢	鼻尖肾点的两侧	生殖系统疾病

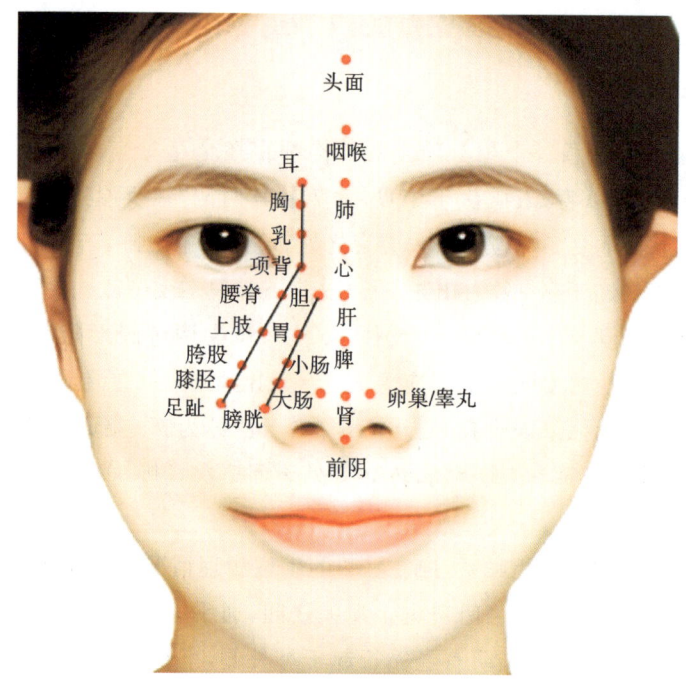

图 4-3　鼻部全息图

(2)鼻孔线(第二线):起于两侧目内眦下方,紧靠鼻梁,止于鼻翼下端,共 5 个穴位,自上而下分别是胆、胃、小肠、大肠、膀胱(表 4-8)。

表 4-8　鼻孔线穴位定位及主治

鼻孔线穴位名	定位	主治
胆	在目内眦下方,肝区的外侧	胆囊炎、胆石症
胃	脾区的外侧	胃痛
小肠	胃点下方,鼻翼上 1/3 处	腹泻、小腹痛
大肠	小肠点下方,鼻翼正中处	便秘、腹胀
膀胱	大肠点下方,在鼻翼尽端	膀胱炎、前列腺炎

(3)鼻旁线(第三线):起于眉内侧,沿鼻孔线的外侧,止于鼻翼尽端外侧,共 9 个穴位,自上而下分别是耳、胸、乳、项背、腰脊、上肢、胯股、膝胫、足趾(表 4-9)。

表 4-9 鼻旁线穴位定位及主治

鼻旁线穴位名	定位	主治
耳	在眉内侧端,平肺点	耳疾
胸	在眉棱骨下,目窠之上	胸闷、胸痛
乳	在睛明上方	乳腺疾病
项背	在睛明下方	颈椎病、肩背痛、颈背肌筋膜炎等
腰脊	在胆点外侧,项背点外下方	腰脊痛
上肢	在胃点外侧,腰脊点外下方	上肢疾病
胯股	上肢点外下方,小肠点外侧	臀及大腿疼痛
膝胫	胯股点外下方,大肠点外侧	膝胫肿痛
足趾	膝胫点下方,膀胱点外侧	足趾部麻木、肿痛等异常感觉

3.适应证及禁忌证 鼻部全息适应范围广泛,多用于支气管炎、胃炎、阑尾炎、肠炎、胆囊炎等炎症性疼痛,面神经麻痹、偏头痛等感觉异常,落枕、肩周炎、腰肌劳损等骨伤及软组织类疼痛,睾丸炎、前列腺炎等男科疼痛性疾病,痛经、慢性盆腔炎等妇科疼痛性疾病以及咽喉炎、鼻炎、牙痛、耳鸣等五官科疼痛性疾病。但在运用鼻部全息治疗时,根据所选用方法的不同,其应用范围有所区别。对于鼻部创伤的患者,不采用鼻部全息治疗。

(二)鼻部全息诊法

1.鼻部诊察的方法 望诊应在充足的自然光线下或日光灯下进行,通过观察鼻部的色泽(红、黄、白、黑、青等)、形态变化(大小、隆起、凹陷,有无红肿、结节、溃烂等)以及呼吸时的动态改变(鼻扇、鼻仰息等)来诊断疾病。根据鼻部全息穴位望诊可辨疾病的病性、病位、病势、预后。

2.阳性反应及其临床意义 正常人鼻色为红黄隐隐、明润含蓄,鼻子外观端正,大小适中,无红肿疮疖,若出现鼻色、鼻态等改变,多为病状(表 4-10、表 4-11)。鼻的形态存在较大的个体差异,但一般外形端正,无明显畸形。清代医家汪宏在其著作《望诊遵经》中曰:"盖鼻者,肺之合也,鼻大者,脏气有余;鼻小者,脏气不足。"《经络全书》曰:"明堂广大者寿,小者殆……明堂虽小,与面相称者,寿可七八十。"

表 4-10 鼻部病色及其临床意义

鼻部病色	临床意义
色赤	主热证、实证。鼻头微赤反映脾经虚热;鼻孔外缘红反映肠病,多数为肠内有寄生虫;鼻头皮肤发红并可见毛细血管网是患酒糟鼻前兆;妇女鼻翼部色赤多反映月经不调、闭经等妇科疾病
色黄	内有湿热

续表

鼻部病色	临床意义
色白	提示气血虚弱。贫血者可见鼻色白。若女性鼻尖色白而有白色粟粒样小凸起,常反映经期延后且经量少而色淡
色青	主痛症,常见于腹部剧痛。女性多见小腹持续性坠痛;鼻尖色青伴见有红色粟粒样小凸起者,反映肝胆火旺或下焦湿热,或内分泌不调
色黑	水气病。鼻黑如烟熏反映病重;鼻梁皮肤出现黑褐色斑点或斑片(除日晒外)多见肝脏疾病所致色素沉着
色蓝	鼻尖部呈紫蓝色反映心脏病
色枯白或黑	鼻骨尖如剑,容易患腹痛、痔疮。山根候心,心脏病患者的山根部多显现白色,在心血瘀阻时多为青色,瘀阻重则色紫暗

表 4-11　鼻部病形及其临床意义

鼻部病形	临床意义
鼻陷	多为久病,属正气衰
外鼻肿胀	多为新病,属邪气实;多为肺经火盛,或因外伤
鼻蠹疮(鼻疳)	鼻窍肿胀或灼热干痒,反复不愈,是风热客于肺经的表现。此症久延,热毒夹湿,湿热郁蒸,则鼻肿糜烂或干裂出血
酒糟鼻	鼻头颜色红赤,且伴生丘疹,迁延日久致使皮肤变厚、呈紫红色,表面隆起,状若赘瘤。反映胃火熏肺
肺风粉刺	鼻部生碎小疙瘩,形如黍屑,色赤肿痛,溃破后渗出白色粉汁,日久皆成白屑,属肺经血热壅滞之证

(三)鼻部全息治疗

鼻部全息治疗时可按照脏腑经脉辨证选穴,如胃脘痛证属肝气犯胃,选肝、胃穴,失眠证属心肾不交,选心、肾穴。也可按照相应病变部位选穴,如胆病选胆穴、颈痛选项背穴等。此外,也可探查鼻部穴区的穴位敏感点,选取敏感点治疗。鼻部全息诊察后一般选择鼻针治疗,根据不同病情也可选用放血的方法,如鼻头发红或可见毛细血管网,主脾热为实证者,可在局部放血治疗。

1.鼻针　鼻部全息望诊结合全身诊察,辨病准确后可进行鼻针治疗。

(1)物品准备:0.5 寸的毫针(长度 13 mm,直径 0.22～0.25 mm),75％酒精,无菌棉签。

(2)操作步骤:施术者清洗双手并消毒后,常规消毒选定的穴位,根据穴位采用斜刺或平刺法,快速刺入所选定的穴位,针刺深度以 2～5 mm 为宜。捻转行针至出现针感时,留针 20 min。根据病情也可用皮内埋针,或点刺法、速刺法。出针时快速将针拔出,用无菌棉签按压针孔。

（3）治疗时间：一般以 10 次为一个疗程，每天或隔天 1 次，两个疗程之间休息 1 周。

（4）注意事项：施针前须严格消毒，如针刺局部有瘢痕应避开，以免引起出血或疼痛；由于鼻区皮肤敏感，鼻部肌肉较薄，刺激宜轻（避免进针过深以及强烈提插、捻转）；如发生晕针，应立即出针，使患者呈头低脚高卧位，注意保暖，掐水沟、内关等穴，必要时可饮用温开水或温糖水，严重时按晕厥处理。孕妇慎用；患者精神紧张、大汗、劳累或饥饿时不宜运用鼻针。

2.放血　对于辨证属于热证、实证者，且在面部有明显的阳性反应点时，可采用放血疗法。

（1）物品准备：一次性采血针、三棱针或无菌注射针头，一次性无菌手套，75％酒精，无菌干棉球，镊子。

（2）操作步骤：患者取仰卧位，施术者穿戴好一次性无菌手套，常规消毒施术部位后，右手持采血针或无菌注射针头、三棱针快速点刺 1～3 下以使施术部位出血，左手持无菌干棉球进行擦拭处理。视病情放血数滴，放血完毕后以无菌干棉球压迫止血，6 h 内避免放血部位碰水，以防感染。

（3）放血疗程：每天 1 次，视病情也可 2～3 天 1 次。

（4）注意事项：严格执行无菌操作；刺血针应一人一支，以免交叉感染；点刺时要把握好进针深度在 2 mm 左右，以免过浅不能刺穿血管，过深则易造成不必要的伤害；注意进针手法要稳、准、快，以减轻患者疼痛；点刺后以自然出血为主，若出血不畅，可轻挤施术部位四周，使之出血，同时控制出血量，一般在 6～10 滴，具体视病情而定。各种出血性疾病患者不宜放血治疗，贫血者、妇女月经期也不宜放血治疗；传染病如艾滋病患者，尽量避免放血治疗。

四、耳部全息

（一）耳部全息总理论

1.理论基础　耳与整个机体的联系可从经脉循行、脏腑联系、全息三方面来考虑。诸多经脉循行过耳，加深了耳与机体的联系，《灵枢·邪气脏腑病形》描述："十二经脉，三百六十五络，其血气皆上于面……其别气走于耳而为听。"《灵枢·经脉》记载手足少阳经均"从耳后入耳中，出走耳前"，手太阳经"却入耳中"，手阳明经的络脉"入耳，合于宗脉"，足阳明经"上耳前"，足太阳经"从巅至耳上角"，手厥阴经的经别"出耳后，合少阳完骨之下"。《素问·缪刺论》记载："手足少阴、太阴，足阳明之络，此五络皆会于耳中。"《灵枢·口问》记载："耳者，宗脉之所聚也。"李时珍《奇经八脉考》记载阳蹻脉"下耳后，入风池"，阳维脉"上循耳后"。

耳主司听觉，同时也是人体平衡器官，耳功能的发挥需要人体精气血的充养，与脏腑关系密切，尤其是肾，《素问·阴阳应象大论》记载："北方生寒，寒生水，水生咸，咸生肾，肾生骨髓，髓生肝，肾主耳……在窍为耳，在味为咸，在志为恐。"《灵枢·脉度》曰："肾气通于耳，肾和则耳能闻五音矣。"《灵枢·师传》记载："肾者，主为外，使之远听，视耳好恶，以知其性。"此外耳的功能状态与其他脏腑的健康状态亦有联系，明代王肯堂《证治准绳·杂病》记载："肾为耳窍之主，心为耳窍之客。"《素问·脏气法时论》记载:"肝病者……虚则目䀮䀮无所见,耳无所闻……气逆则头痛,耳聋不聪。"《素问·热论》记载:"三日,少阳受之,少阳主胆,其脉循胁络于耳,故胸胁痛而耳聋。"《素问·气交变大论》记载:"金肺受邪……嗌燥,耳聋。"《难经·四十难》记载:"肺主声,故令耳闻声。"脾主运化而升清,脾气旺则气血充沛上奉耳,若脾失健运则耳失所养,若湿邪困脾则浊阴蒙蔽耳窍。清代张筱衫在《厘正按摩要术》中明确了耳与五脏六腑的关系,提出"耳珠属肾,耳叶属脾,耳上轮属心,耳皮肉属肺,耳背玉楼属肝",为临床运用耳部的望诊和触诊提供了依据。

全息生物医学的发展对耳部诊疗有显著指导作用。法国医生 P. Nogier 发现耳廓为人体缩影,公布了"倒置胎儿耳穴分布图谱",这是第一次系统地提出耳穴全息。耳穴在耳廓的分布犹如一个倒置在子宫内的胎儿,当身体某个部位发生病变时,耳廓上的相应穴区会出现对应变化(图 4-4),同样地,对耳穴反应区进行治疗可以调节机体健康状态,如《灵枢·五邪》记载:"邪在肝,则两胁中痛……取耳间青脉以去其掣。"

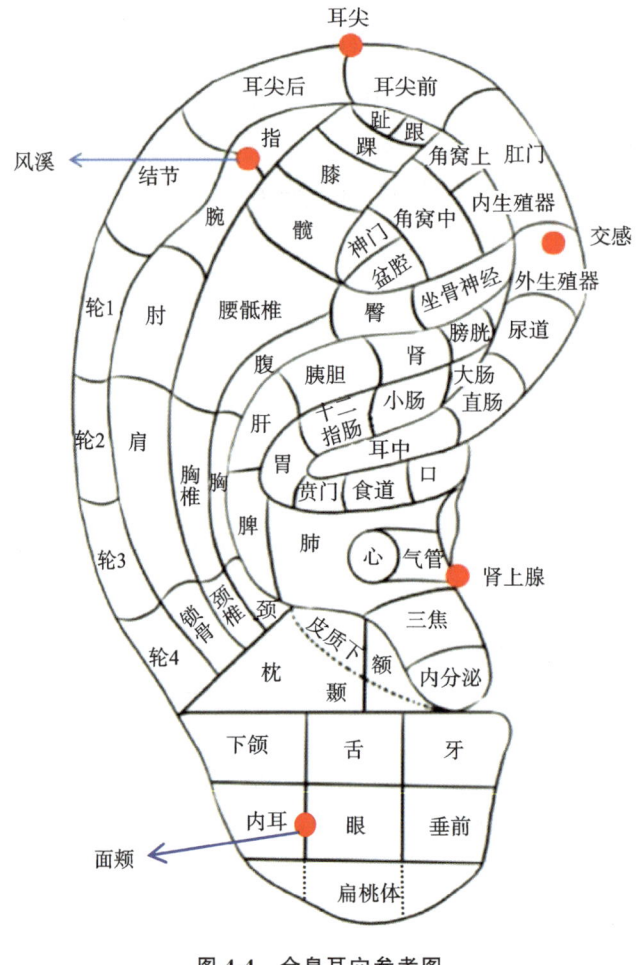

图 4-4　全息耳穴参考图

2. 耳部全息穴位分布　基于耳穴全息的蓬勃发展,我国制定了国家标准《耳穴名称与定位》（GB/T 13724—2008）。在实践中发现，耳廓是内在脏腑状态及功能的集中体现，唐代孙思邈《备急千金要方》指出，"耳大小、高下、厚薄、偏圆则肾应之，正黑色小理者，则肾小，小即安难伤""耳坚者则肾坚，坚则肾不受病，不病腰痛"。除此之外，耳廓与整体的密切联系有助于疾病的诊断。清代张筱衫《厘正按摩要术》指出"耳上属心，凡出痘时宜色红而热。若色黑与白而冷，其筋文如梅花品字样，或串字样，从皮上出者，皆逆也……耳下属肾，凡出痘时其色宜红紫带冷。不宜淡黄壮热，如筋纹梅花品字样为顺"，表明耳廓的诊察有助于疾病诊断。利用耳廓进行疾病的预防和治疗也在实践中得到验证。马王堆出土的《养生方》中记载"以手摩耳轮，不拘数遍，所谓修其域廓以补肾气，以防聋馈也"；《针灸大成》记载"耳尖……治眼生翳膜"。随着近代全息生物医学的发展，耳部全息更多地应用于临床，其功效和主治范围也得到了进一步拓展。耳穴分区及定位见表 4-12。

表 4-12　耳穴分区及定位

穴区	定位
耳轮	耳廓外缘向前卷曲的部分。主治发热、扁桃体炎、上呼吸道感染等
耳轮结节	耳轮外上方稍肥厚的结节状凸起。主治脂肪瘤、良性纤维瘤等
耳尖	耳廓向前对折的尖端处。主治发热、高血压、失眠、急性结膜炎、睑腺炎、牙痛、睑腺炎、痛症等（可采用点刺放血来治疗）。其中耳尖前主治感冒、头痛、痔疮、肛裂、睑腺炎；耳尖后主治扁桃体炎、高血压、上呼吸道感染
耳轮尾	耳轮下缘与耳垂交界处
耳轮脚	耳轮深入到耳甲腔的横行凸起。由内往外上依次分布有耳中、直肠、尿道、外生殖器、肛门等穴位
对耳轮	与耳轮相对的隆起处。由下往上依次分布有颈椎、胸椎、乳腺、腰骶椎等穴位
对耳轮上脚	即对耳轮向上的分支。由上往下依次分布有跟、趾、踝、膝、髋、腹痛点等穴位
对耳轮下脚	即对耳轮向下的分支。由上往下依次分布有坐骨神经、臀、腰等穴位
三角窝	自上而下依次分布有角窝上、内生殖器、角窝中、神门、盆腔等穴位
耳舟	自上而下依次分布有锁骨、肩、肘、腕、风溪（过敏区）、指等穴位
耳屏	耳廓前面的瓣状凸起，又称耳珠。自上而下分布两个条带状穴线，其中一条带上依次分布有咽喉、肾上腺（下屏尖）、内鼻等穴位，而另一条带上依次分布有外耳（头晕点）、饥点、外鼻、渴点等穴位
对耳屏	耳垂上部与耳屏相对的隆起。由上往下依次分布有缘中（脑点）、皮质下、额、颞、枕等穴位
屏上切迹	即上屏尖穴
屏间切迹	耳自外向内依次是内分泌、三焦
轮屏切迹	对耳屏与对耳轮之间的凹陷。相邻穴位有额、颞、枕、脑干、颈椎等穴
耳甲	由对耳屏、弧形的对耳轮体部、对耳轮下脚下缘围成的凹窝，包括耳甲艇和耳甲腔
耳甲艇	耳轮脚以上的耳甲部，主要分布有膀胱、肾、胰胆、大肠、小肠、十二指肠、肝、胃等穴位
耳甲腔	耳轮脚以下的耳甲部，主要分布有脾、胃、食道、肺、气管、心、口、三焦、内分泌等穴位

穴区	定位
耳垂	以"井"字划分为九区：上三区从外向内依次为下颌、舌、牙穴区；中三区由外向内依次为内耳、眼、垂前穴区，内耳与眼两穴区分区线之正中点为面颊穴；下三区共同构成扁桃体穴区

3.适应证及禁忌证 外伤性痛症、术后创口痛症、神经性痛症、痛经、炎性痛症等各种疼痛，以及颈肩腰腿痛、肢体麻木等骨关节及外周神经压迫所导致的疾病均为耳穴疗法的适应证。由于耳穴疗法的特殊刺激作用，严重慢性病等危重症以及外耳局部炎症均不宜使用本法，妊娠期妇女（尤其是习惯性流产者）、极度疲劳者等体质虚弱的患者也应避免使用。

（二）耳部全息诊法

耳穴部位上出现的各种阳性反应通常是人体疾病的特殊表现，可反映目前主要疾病、病程的不同时期、疾病既往史、可能即将发生的疾病。耳穴的阳性反应可随着疾病的发生、发展、转归而改变。耳穴望诊最基本依据是病理形态学的改变。阳性反应以颜色和形态改变为主。不同异常变化所代表的临床意义不同，不同穴区出现的改变也有其独特的临床意义。

1.耳穴诊察的方法 耳穴的诊察主要借助望诊，在耳穴局部出现肉眼可见的异常反应通常提示其对应的人体部位出现生理功能异常，故通过对耳穴进行望诊和初步探查可为临床诊疗提供帮助。"亚健康"的概念是苏联学者Berkman首次提出的，描述的是一种介于健康与非健康之间的中间状态。在快节奏的现代生活中，饮食失常、作息颠倒、睡眠不足、长期有不良情绪等现象司空见惯，这些都对健康造成极大的影响，导致各行各业都存在一定的亚健康人群，这种状态影响了人们的生活质量和幸福指数。《素问·四气调神大论》指出"圣人不治已病，治未病；不治已乱，治未乱"，是中医学"治未病"思想的体现。"治未病"思想为亚健康人群的诊疗提供了思路。大多数情况下，亚健康人群在耳穴局部不存在肉眼可见的特殊异常，然而用按摩棒在耳穴周围进行探查式的触诊，往往能在某些特定穴区发现异常疼痛等特殊表现，因而耳穴的全息触诊在临床上同样深受青睐。

耳穴诊察前切忌擦揉、洗浴等刺激，以免影响诊察的准确性。若耳廓凹陷部位有污垢，宜用干棉球沿同一方向擦拭干净。一般来讲，耳穴的诊察至少需要进行两遍。第一遍寻找明显的异常反应区。首先进行耳穴望诊。望诊时，光线要明亮，充分暴露耳朵。检查者双目平视患者耳部，用拇指、食指轻轻捏住耳廓，按照一定的顺序仔细寻找异常反应区。当发现异常耳穴后，可借助探棒对其上下、左右进行触诊，双耳对照观察，仔细辨别其性质、部位及所具有的临床意义。第二遍探查是在第一遍的基础上进行补充，即排除第一遍所查到明显的异常穴区后，借助探棒按照一定的顺序对耳穴进行全面触诊，以寻找潜在的异常反应区。一般来讲，探棒所探查到的出现异常电阻、异常压痛等异常表现的穴区即可判定为异常反应区。如果压痛点较多，则其中1~3个压痛最明显的穴位才具有临床意义。

2.阳性反应及其临床意义

（1）变色：耳穴区颜色分类及其临床意义见表4-13。

表 4-13　耳穴区颜色分类及其临床意义

耳穴区颜色	临床意义
红色	常反映急性病,也可见于慢性病急性发作者
暗红	迁延不愈的慢性病
白色	多提示炎症反应
暗灰或褐色	多见于慢性病

(2)变形:耳部异常形态分类及其临床意义见表 4-14。

表 4-14　耳部异常形态分类及其临床意义

耳部异常形态	临床意义
结节样隆起	大小同芝麻,多提示器质性疾病
串珠样隆起	形如绿豆的多个结节相连,常见于对耳轮(脊椎区),多为骨质问题
条索样隆起	形如绳索,多提示外伤、骨质增生等
片状隆起	表现为穴区局部肿胀,多提示长期慢性病,如慢性胃炎、肾炎等
点状凹陷	常见于慢性炎症、溃疡等
片状凹陷	多见于慢性病
线状凹陷	常见于低血压、心律不齐、冠心病、缺齿、耳鸣、听力下降等疾病
耳穴肿胀	多见于慢性器质性病变,如心脏病、糖尿病、肾病等
丘疹	常见于皮肤病、慢性炎症等
脱屑	常见于皮肤病
放射状血管充盈	多见于血管病、痛症,也可见于外伤等急性病
血管主干走行中断	提示脉道阻塞
不规则血管充盈	多与血管性、炎性、出血性病变相关

　　在耳部的不同穴区同时出现异常反应,对于一些疾病来说,具有独特的诊疗意义。例如在全息耳穴中,卵巢位于对耳屏边缘,皮质下与内分泌之间,额穴的上方处,它和子宫(内生殖器)、乳腺共同构成妇科三角,对妇科疾病的诊断和治疗有特殊意义。

(三)耳部全息治疗

　　耳部全息具有诊断和治疗的双层意义,从某种意义上来说,所有可以刺激到耳穴的方法都有一定的治疗作用。在临床上,耳穴的治疗方法并不拘泥于耳针一种,揿针、点刺放血、点压按摩、中药贴敷等多种方法也是常用疗法。在应用耳穴进行治疗时,依据疾病的不同性质和表现形式应采用相适宜的治疗方法,如高热者采用耳尖放血,减肥可采用王不留行籽贴压或中药配方贴敷等。

　　1.耳部全息重点穴位　耳部全息重点穴位见表 4-15。

表 4-15　耳部全息重点穴位

穴位名	定位及意义	操作
交感	在对耳轮下脚末端与耳轮内缘相交处。可协助诊断内脏疼痛病症,如腹痛、胆结石绞痛、肾结石绞痛等,此穴异常也见于脉管炎	毫针、埋针、耳穴压豆、刺血法等进行刺激
神门	在三角窝后 1/3 的上部,对耳轮上、下脚交叉之前。可协助治疗失眠、烦躁、戒断综合征、高血压、全身的各种痛症、炎症(如急慢性阑尾炎)	毫针、埋针、耳穴压豆、刺血法等进行刺激
肾上腺	在耳屏游离缘下部尖端。此穴出现血丝等异常阳性反应时通常提示肾上腺以及血管舒缩的功能异常	毫针、埋针、耳穴压豆、刺血法等进行刺激
胃	在耳轮脚消失处。此穴区出现颜色或形态等异常提示胃及消化道疾病	毫针、埋针、耳穴压豆、刺血法等进行刺激
肾	耳甲艇,对耳轮上、下脚分叉处下方,对耳轮下脚下方后部。此穴区出现异常提示肾虚	埋针法、耳穴压豆、刺血法等进行刺激
肝	耳甲艇的后下部,胃反射区与十二指肠反射区的后方,即耳甲 12 区。此穴区出现异常提示肝的生理功能异常或者肝脏发生器质性病变	一般用埋针、耳穴压豆、刺血法等进行刺激
脾	耳甲腔的后上方,肝穴的下方,耳轮脚消失的部分上后方的下缘处,即耳甲 13 区。此穴区出现异常提示脾的生理功能异常,包括脾的运化功能异常及脾不统血所导致的疾病	一般用埋针、耳穴压豆、刺血法等进行刺激
心	在耳甲腔中心最凹陷处,即耳甲 15 区。此穴区出现异常提示心的生理功能异常	一般用埋针、耳穴压豆、刺血法等进行刺激
肺	心、气管区周围处。此穴区出现异常提示肺的生理功能异常	一般用埋针、耳穴压豆、刺血法等进行刺激
内分泌	屏间切迹内,耳甲腔底部。常用于诊断激素分泌障碍及代谢失衡类疾病	一般用埋针、耳穴压豆、刺血法等进行刺激

2.耳部全息常用疗法

1)耳针　本疗法具有普适性,可用于耳穴治疗的各种病症。

(1)物品准备:28 号一次性毫针(0.5 寸),75％酒精,无菌棉签或棉球。

(2)操作步骤:患者一般采用坐位,选穴后,消毒穴位及周围皮肤,施术者以左手固定患者耳廓,右手持针进针。进针手法可采用捻入法(施术者右手持针将针尖对准耳穴后沿顺时针方向边捻边进针)或插入法(施术者右手持针将针尖对准耳穴后迅速将针刺入耳穴)。关于进针角度,耳甲腔、耳甲艇和三角窝处的穴位可用直刺法进针;耳舟、耳垂处的穴位多采用横刺法以15°进针,横刺也可用于透穴,如面颊区透刺等;对耳轮、耳屏内侧、屏间切迹等处多用斜刺法以45°～60°进针。起针时施术者左手扶患者耳背,右手起针,出针后用无菌棉签或棉球压迫针眼片刻。一般取单耳时两侧交换,或者双耳取穴。

(3)治疗时间:一般留针 30 min。隔天 1 次,7 次为一个疗程,每两个疗程间隔 3 天。

(4)注意事项:严格执行无菌操作;患者过饥、过饱、醉酒、过劳,或精神极度紧张,或严重贫血、体质极度虚弱时,均不宜立即用耳针治疗,以防发生晕针;孕妇、妊娠期不建议针刺;对于有动脉硬化、高血压等较为严重的基础疾病的老年患者,应至少休息 30 min 后再进行针刺,针刺后注意观察,以防发生意外;耳廓有炎症或冻伤破溃时应禁针,以防炎症扩散。

2)揿针　揿针法适用于慢性病,它的刺激量不及毫针,但又强于耳穴压豆,其优点在于能产生较为持久的刺激。适用于不能每天进行毫针治疗的患者以及某些疾病的愈后巩固。

(1)物品准备:一次性揿针,镊子,75%酒精,无菌棉签。

(2)操作步骤:一般取单耳即可,必要时可埋双耳。选穴后,消毒穴位及其周围皮肤。施术者左手固定患者耳廓,暴露埋针处,右手用镊子夹取揿针针柄,轻轻刺入所选取穴位,按压固定。

(3)治疗时间:每次治疗留针 3 天,每 2 次治疗间隔 2 天,7 次为一个疗程。

(4)注意事项:严格执行无菌操作,以防感染;耳廓有炎症或冻伤时不宜埋针;埋针后嘱患者每天自行按压 3 次左右,加强刺激,提高疗效;埋针处禁忌碰水,埋针时间可根据季节调整,如夏季不宜过长,以免感染;若埋针区域出现局部痛胀等不适,应及时检查并进行处理。

3)耳穴压豆　本疗法简便易行,对穴位的刺激量较小,但刺激时间更持久,适合年老体弱者以及不能持续进行耳针治疗的患者。耳穴压豆通常采用王不留行籽,因其大小适中、形状圆润、表面光滑、质地坚硬,故非常适合用于刺激耳穴,也可选用其他合适的药物,需要注意的是,这种疗法只取其刺激作用,而与药物作用无关。

(1)物品准备:贴压药物(多使用王不留行籽),耳穴贴,镊子,75%酒精棉球,无菌干棉球。

(2)操作步骤:双耳取穴。若一侧病变,可取患侧耳穴。用 75%酒精棉球消毒选定贴压的耳廓,右手用镊子夹取粘有贴压药物的耳穴贴,左手固定患者耳廓,然后将耳穴贴附于穴位上,点压局部,粘贴固定后,按揉并询问患者感受,指导患者每天自行按压以刺激穴位。

(3)贴穴疗程:每次贴压可留置 24 h。贴压期间,嘱患者每天自行按摩 2~3 次,每 5 次贴压为一个疗程;一个疗程结束后休息 2 天可进行下一个疗程。

(4)注意事项:耳廓上有湿疹、溃疡、冻疮破溃时,不宜进行耳穴治疗;耳廓贴压穴位不宜过多,耳廓前后部分均可选用穴位贴压;年老体弱者、有严重器质性疾病患者、高血压患者治疗前应适当休息,治疗时手法要轻柔,刺激量不宜过大,以防出现意外;贴压后患者自行按摩时,嘱患者以按压为主,切勿揉搓,以免搓破皮肤造成耳穴感染。

4)点压按摩　对耳穴进行点压按摩是一种更为简便、经济的方法,可用于日常保健及亚健康人群的自我治疗。按压手法有对压法、直压法、点压法、轻柔按摩法四种。

(1)对压法:施术者用食指和拇指指腹置于患者耳廓正、背两面,相对按压,出现得气感。可以食指和拇指边按压边圆形移动找敏感点,持续对压 20~30 s。本法属于泻法,适用于实证、热证、年轻体壮者,对于内脏痉挛性疼痛、躯体疼痛、急性炎症有较好的止痛消炎作用。

(2)直压法:指尖垂直按压穴位,至患者产生胀痛感,持续按压 20~30 s,间隔少许,重复按压,每穴按压 4~6 次,嘱患者每天按压 3~5 次。本法属于泻法,适应证与对压法相同。交感、艇角、大肠等穴位以及耳甲艇、耳甲腔的穴位泻法多用直压法。

(3)点压法:指尖一压一松间断按压耳穴,每次间隔 0.5 s。用力不宜过重,以感到胀或沉重刺痛为宜。每穴可按压多次或视病情而定。本法属于补法,适合虚证、慢性病、体弱久病者。每天可按压数次。

(4)轻柔按摩法:常结合药物贴敷一起使用。每天用手指捏压 3 次,捏压力度适中,防止压破皮肤,以略有痛感为度。每次 2 min,7 天后去除药物,换对侧耳穴继续治疗。

无论哪一种按摩手法,治疗慢性病一般每周治疗 3 天(建议隔天 1 次),急性病可每天治疗 1 次,两耳交替进行。10 次为一个疗程,或视病情而定。

5)耳穴放血　在耳穴放血疗法中,耳尖放血最为常用,也最具代表性。耳尖放血具有退热、醒神、降压的作用,因操作简便、取效迅速,多用于发热、炎症、痛症、高血压等病症的治疗。其他部位放血包括降压沟放血以降压,肺穴放血以治疗皮肤病,扁桃体穴放血以退热、消炎等。

(1)物品准备:一次性采血针或无菌注射针头、三棱针,一次性无菌手套,75%酒精棉球,消毒干棉球。

(2)操作步骤:先对患者耳廓局部进行简单清洁、消毒后,按摩放血部位,使其充血。施术者戴好一次性无菌手套后,再次对耳廓进行常规消毒,着重消毒放血部位,注意需多次放血者应由上到下、由外到内消毒。以左手固定患者耳廓,充分暴露放血部位,右手持一次性采血针或无菌注射针头、三棱针快速点刺 1~3 下以刺破血管,出血即可。视病情放血数滴或数毫升,放血完毕后以消毒干棉球压迫止血,6 h 内避免刺血部位碰水,以防感染。一般采用单耳放血,两耳交替进行。

(3)治疗时间:视病情每天 1 次或 2~3 天 1 次。

(4)注意事项:本疗法属于有创疗法,应严格执行无菌操作;点刺时要把握好进针深度在 2 mm 左右,以免过浅不能刺穿血管,过深则易刺穿耳部软骨造成不必要的伤害;注意进针手法要稳、准、快,以减轻患者疼痛;点刺后以自然出血为主,若出血不畅,可轻挤穴区四周,使之出血,同时控制出血量为 6~10 滴,具体视病情而定;各种出血性疾病患者不宜放血治疗,贫血者、月经期妇女也不宜放血治疗;刺血针应一人一支,以免交叉感染;传染病如艾滋病患者,尽量避免放血治疗。

五、头部全息

(一)头部全息总理论

1.理论基础　《针灸大成》记载:"首为诸阳之会,百脉之宗……百脉之皆归于头。"正如《难经·四十七难》所言:"人头者,诸阳之会也。"手足三阳经均直接与头部联系,而三阴经的经脉通过与三阳经互为表里的关系同样与头部联系密切。此外,奇经八脉与头部也相联系,如阳维脉、阴维脉、督脉均上行于头部,任脉在龈交与督脉相会,经气流转,传输于头。《灵枢·邪气脏腑病形》谓:"十二经脉,三百六十五络,其血气皆上于面而走空窍。"全息生物医学的提出证实了局部诊疗的科学性,在局部诊疗中,头针疗法的疗效确切。顾名思义,头针疗法是指刺激头皮特定的穴区来治疗疾病的方法。中医的理法方论众多,依托于不同的理论体系有多种头针流派,而在众多流派中,方氏头针、王氏头针、朱氏头针、山元氏头针等都与全息相交融,本书中头部全息指的是方氏头针。

2. 头部全息穴位分布　20世纪70年代,方云鹏教授以中医经络理论为基础,结合胚胎发育、解剖、生物全息等理论创立了方氏头针。他认为针刺头部的一些刺激点能够治疗全身有关部位的疾病,并指出头部全息穴区有伏象、伏脏、倒象、倒脏四种分布定位方法(表4-16)。临床进行区域定位前,首先要确定两条标定线的位置:眉顶枕线——眉间(印堂)经头顶矢状缝至枕外隆凸(脑户)的连线,是大脑半球分界线;眉耳枕线——眉间(印堂)和枕外隆凸(脑户)的头侧面连线(图4-5(a))。此外,翼点位于顶骨的前下角,冠状缝和蝶顶缝相交处;顶骨的后下角,人字缝与颞顶缝相交处为星点(图4-5(b))。

表 4-16　头部全息穴区定位及其临床意义

头部全息穴区		定位	临床意义
伏象	头颈部	位于冠矢点前方的区域,长约 3 cm,宽约 2 cm;其中头区的长宽均约 2 cm;颈区的长宽均约 1 cm	为总运动中枢,主治神经系统、血管系统、运动系统疾病,如神经性头痛、三叉神经痛、眩晕、周围神经炎、脑炎后遗症、脑血管病后遗症、脑震荡、神经衰弱、癫痫、自主神经功能紊乱等
	上肢	位于冠状缝(冠矢点)至蝶顶缝(翼点)的一段区域,长约 11 cm;其中由冠矢点至肩约 2 cm,肩至肘约 3.5 cm,肘至腕约 3.5 cm,腕至手指尖约 2 cm	
	躯干	位于冠矢点至人字缝尖的一段区域,共长约 14 cm,分为背、腰、臀三部分;背区长约 6 cm,宽约 3 cm;腰区长约 4 cm,宽约 2 cm;臀区长约 4 cm,宽约 3 cm	
	下肢	位于人字缝尖沿人字缝向下至星点的一段区域,共长约 9 cm,分髋、膝、踝三点;由人字缝尖至髋长约 1.5 cm,髋至膝约 3 cm,膝至踝约 3 cm,踝至足趾尖约 1.5 cm	
伏脏	上焦	上焦区包括横膈以上的胸部内脏、上肢皮肤感觉和大脑思维,长约 3 cm	为总感觉中枢,主治内脏和皮肤感觉异常疾病,如胃脘痛、胆囊炎、腹泻、痛经、月经不调、三叉神经痛、皮肤瘙痒等
	中焦	中焦区包括脐以上、膈以下的内脏及皮肤感觉,长约 1.5 cm	
	下焦	下焦区包括脐以下内脏及皮肤感觉、生殖系统,长约 2 cm	

续表

头部全息穴区		定位	临床意义
倒象	运动中枢	大脑皮质运动中枢在头皮表面的投影区	主治运动中枢功能异常疾病
倒脏	感觉中枢	大脑皮质感觉中枢在头皮表面的投影区	主治感觉中枢功能异常疾病

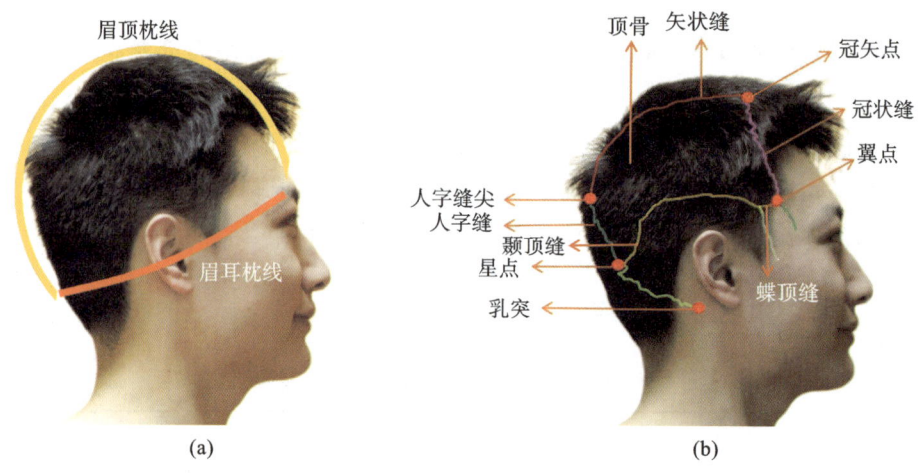

(a)　　　　　　　　(b)

图 4-5　方氏头针定位标志图

伏象是头部的冠状缝、矢状缝、人字缝共同构成的一个人体缩形，即人体伏在头顶上，头部朝前面，为总运动中枢，共一个穴区；伏脏是指横伏于前发际部位的左右半侧人体内脏、皮肤缩形图，从前额正中线向两侧的额角（头朝向额正中线，足朝向额角），各分上、中、下三焦（图 4-6），对应人体左右半侧人体内脏、皮肤，总长约 6.5 cm，为总感觉中枢，是自主神经的反应穴区，又称阴中枢，共两个穴区。

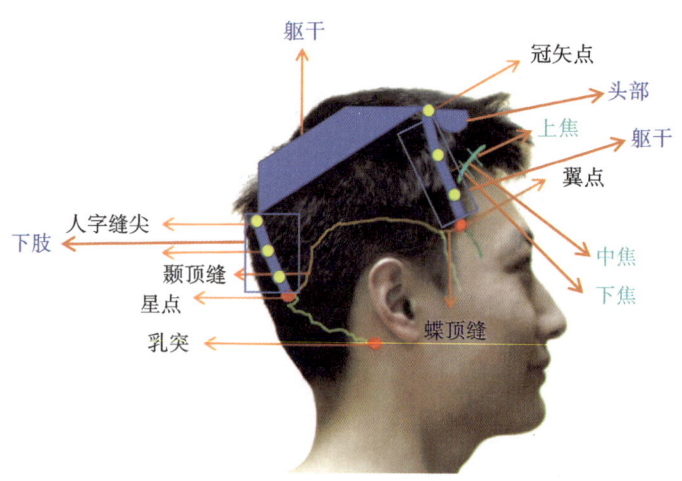

图 4-6　伏脏(蓝色)伏象(蓝绿色)简易图

注：图中上肢部黄色圆圈由上至下依次代表肩、肘、腕关节；同理，下肢部为髋、膝、踝关节

倒象和倒脏穴区似一倒立的小儿,分别是运动中枢与感觉中枢,是大脑额叶的中央前回与顶叶的中央后回在头皮的投影区,各有两个穴区。倒像穴区是大脑皮质的运动中枢在头皮上的投影区,系中央前回在头皮之投影区,基本上按人体倒置排列,如人体倒立缩影,故称倒象。倒脏为大脑皮质和感觉中枢在头皮的投影区,系中央后回在头皮的投影区域,亦与人体部位倒置对应,故称倒脏。此外,颅脑各个皮质功能区的刺激点为特定穴位,其命名主要根据大脑神经系统功能制定,包括思维、记忆、说话、书写、运动平衡、信号、听觉、嗅味、视觉、平衡、呼吸循环(思维是一穴,其余均为二穴)共21个穴位区域。

3. 适应证及禁忌证　用头针治疗肩周炎、腰腿痛等常见痛症多有奇效。脑为髓海,对于中风偏瘫、肢体麻木、眩晕、耳鸣等脑源性疾病以及头痛、脱发、脊髓性截瘫、高血压、精神病、失眠等病位在头部的疾病常可选用头部穴区来治疗。但需要注意的是,婴幼儿及孕产妇忌用;脑部血肿尚未完全吸收或血压不稳定的脑出血患者、凝血功能障碍者以及不能配合的精神病患者禁用;头部外伤、头皮局部炎症、瘢痕等特殊情况禁用头部全息诊疗;饥饿、疲劳、醉酒、精神紧张等情况下禁针。

(二)头部全息诊法

1. 头部全息诊察的方法　望头部主要观察头形、头部动态等情况,以了解整体病变及气血盛衰。正常人头颅端正、颅骨各部匀称,大小适中,无畸形。正常婴幼儿囟门未闭时与颅骨平齐,在婴幼儿哭吵时,囟门可稍有凸起。根据头形可以预判疾病,头形呈上大下小,为倒梯形,提示肾精充足,但易患肾阴亏损、心神不宁类疾病,如郁证、不寐等;头形呈上小下大者,为正梯形,提示脾胃健运,但易患脾胃虚弱性疾病,如泄泻、纳呆等;头形呈两头小、中间宽大者,提示肺气充足,但易患肺阴不足性疾病,如咳嗽、咽痛等;头形呈长方形,上下一致者,提示脾脏健运,但易患脾气虚弱性疾病,如痿证等。

因头皮有头发分布,故头皮部诊察多采用头部刮痧板进行。通过施加一定力度作用于头皮穴区,在梳理头皮穴区过程中,刮痧板下局部的沙砾样触感、结节样触感、异常疼痛等都属于阳性反应,提示经脉气血运行不畅或局部缺血缺氧。不同阳性反应的临床意义也不同。

2. 阳性反应及其临床意义

(1)沙砾样触感:刮痧板下出现沙砾样触感但无异常疼痛,常提示所对应的脏腑器官出现炎症性病变,多为内分泌紊乱所致。

(2)结节样触感:刮痧板下出现结节样触感表明局部气血受阻严重,常提示所对应的全息部位出现病变的时间较长。

(3)异常疼痛:在运用头部刮痧板进行全息穴区诊疗时,若某穴区出现异常疼痛,以酸痛为主,提示头部气血不足,局部缺氧;胀痛提示局部气滞导致气血不畅;刺痛提示局部血液瘀滞,缺血缺氧。

(三)头部全息治疗

1. 头针　头部全息应用范围广泛,其中,在疼痛和脑血管疾病的治疗方面有其独特的优势。

（1）物品准备：一般用 0.5 寸的 28～30 号针（长度 13 mm，直径 0.30～0.35 mm），75％酒精，消毒棉球（或无菌棉签）。

（2）操作步骤：根据病情，选定穴区，患者取舒适体位，充分暴露治疗部位。施术者双手清洗消毒，对选定的穴区进行常规消毒后，垂直进针，快速飞针，针尖刺透皮肤，直达骨膜，可以听到"啪"的一声。进针后行捻转补泻（平补平泻）手法，捻转频率约 160 次/分，使针身发生轻微震颤，然后施术者加重指力，重压针体以增强针感，持续捻转 1～2 min，得气后留针 30 min，留针期间可再操作 1 次行针手法。为提高疗效，留针期间可嘱患者在家属陪同下活动患肢，如行走、提臂、屈指等。起针时施术者左手持消毒棉球置于穴位处，右手起针，出针后立即用消毒棉球压迫针眼片刻，以防出血。

（3）头针疗程：每天 1 次，每周 5 次（期间可间隔休息 1～2 天），10 次为一个疗程。

（4）注意事项：严格执行无菌操作，以防感染；有些患者在针刺后，疾病逐渐恢复；有些患者病情恢复呈波浪式，建议继续治疗以巩固疗效；个别患者可出现晕针，常表现为头晕、目眩、面色苍白、四肢发凉等，应立刻出针，协助患者平卧休息，轻者饮温水即可缓解，重症患者必要时应对症处理。

2. 按摩 按摩头部穴区能够促进气血的运行，有利于调控神经反射及体内激素分泌，常用于治疗头晕、头痛、失眠等疾病。头疗手法主要包括擦、按、揉、叩击四种方法，在进行头部按摩时，一般先用手掌或手指在患者的头皮表面做往返的摩擦，即擦法，动作宜轻柔和缓，力度适中，节奏均匀；头部穴位的按法通常是用拇指的指腹从印堂向后按至大椎，按压时要保持一定的节奏感，逐渐增加力度；也可揉、按结合，刺激枕项部风池、风府、天柱等穴位，注意施术时应沉肩、垂肘、悬腕，指尖或指腹在穴位上吸定；头部按摩结束前进行叩击法，将五指呈爪状，自前往后叩击头皮，力度宜轻，以头部有感觉为宜，用力应适当，节奏要均匀。此外，也可借助牛角梳等头部刮痧工具对头部全息穴区进行按摩。

（1）物品准备：头部刮痧板，刮痧油等。

（2）操作步骤：患者取坐位或仰卧、俯卧位，处于放松状态下进行。施术者对患者头部穴区施以按摩手法，针对不同疾病可在相应穴区略有偏重以增强疗效。若使用头部刮痧板，可采用厉刮法，即将头部刮痧板角部垂直于穴区并紧贴皮肤，在适当的压力下做短距离左右、前后刮拭，每个部位刮拭 10～15 下。在刮拭过程中，可按诊断规律分析对应脏腑器官健康状况，接着对头部穴区出现的阳性反应做针对性按摩。

（3）按摩疗程：每次按摩 20 min 左右，每天 1 次，5 次为一个疗程。

（4）注意事项：头发稀少者可先涂少量刮痧油，头皮有疖肿、毛囊炎者进行按摩或刮拭时要避开患处。避免因操作不当以及手法过重对操作部位造成疼痛、水肿等。头皮局部有皮损、破溃等严重的皮肤病时不做头部按摩。

六、腹部全息

(一)腹部全息总理论

1. 理论基础 腹部指横膈膜以下，骨盆以上部位，包含中、下焦，大体分为五部分：剑突下方称心下，胃脘处是上腹部，脐周称大腹，下腹部为小腹，小腹两侧是少腹。大腹部又名中焦，包括脾、胃、大肠、小肠；小腹、少腹部并称下焦，包括肾、膀胱、大肠、小肠、女子胞等，故腹部为人体内脏的重要外象。腹部有多条经脉循行，腹部不同的区域又分属不同脏腑：上腹属太阴，脐腹属少阴，少腹属厥阴，小腹属冲任奇经。脏腑经络发生病变，必在腹的一定部位有所反映。腹诊作为重要诊法之一，可以诊察内在脏腑的病变和气血的盛衰。

2. 腹部全息分布 薄智云教授提出的薄氏腹针疗法应用于临床疗效显著，可缩短针灸治疗慢性病、疑难病的周期。腹部经络是一个多层次的空间结构，人体在腹部的全息影像犹如一个头在上、尾在下的神龟（图 4-7）。在患者平卧时，中庭（胸剑结合部）至神阙的水平直线距离为 8 寸，神阙至曲骨（耻骨联合上缘中点）为 5 寸，侧腹部的止点至神阙为 6 寸。由此，以神阙为中心，任脉为纵轴，过神阙的水平线为横轴，即可确定腹针穴位。神龟图常用穴位分布及应用见表 4-17。

表 4-17 神龟图常用穴位分布及应用

穴位	定位及应用
中脘	位于脐直上 4 寸处，可以治疗口、鼻、牙部及头面部的各种疾病
下脘	位于脐直上 2 寸处，对应第七颈椎，治疗颈部疾病
水分	位于脐直上 1 寸处，对应第七胸椎，治疗胸椎水平的疾病
神阙	位于脐正中，主治急慢性肠炎、慢性痢疾、臌胀、中风脱证、中暑等疾病
气海	位于脐直下 1.5 寸，对应第二、三腰椎，治疗第二、三腰椎平面的疾病
石门	位于脐直下 2 寸，对应下焦，主治腹胀坚硬、小腹痛等小腹部位的病变，以及小便不利、泄泻等二便疾病
关元	位于脐直下 3 寸，对应第四、五腰椎，可以治疗第四、五腰椎的疾病
商曲	位于下脘旁开 5 分处，对应颈肩结合部，治疗颈肩疼痛等相应部位的疾病
气旁	位于气海旁开 5 分处，对应第二、三腰椎旁，治疗腰肌劳损、腰部疼痛等相应部位的疾病
气穴	位于关元旁开 5 分处，对应第四、五腰椎旁，治疗奔豚痛引腰脊、月经不调等疾病
滑肉门	位于水分旁开 2 寸处，对应肩，治疗肩周疾病
天枢	位于脐正中旁开 2 寸处，对应侧腰，治疗腰肌的各种疾病
外陵	位于阴交旁开 2 寸处，对应髋，治疗髋及股骨头周围疾病

续表

穴位	定位及应用
上风湿点	位于滑肉门外 5 分上 5 分处,对应肘,治疗肘关节周围疾病
上风湿外点	位于滑肉门外 1 寸处,对应腕,治疗腕关节周围疾病
下风湿点	位于外陵下 5 分外 5 分处,对应膝,治疗膝关节的各种疾病
下风湿下点	位于下风湿点下 5 分外 5 分处,对应踝,治疗踝关节的各种疾病

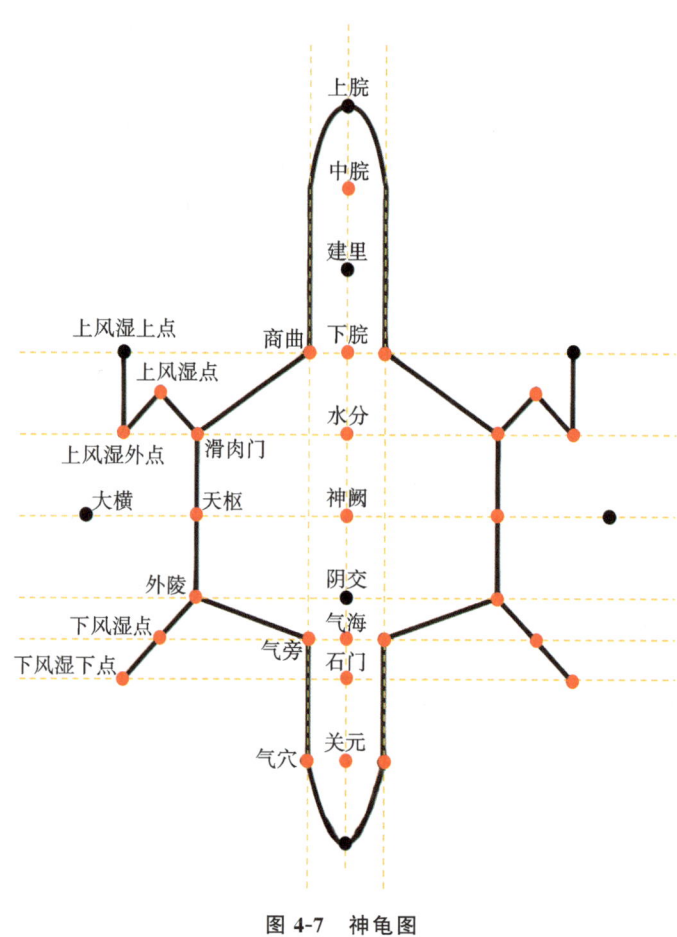

图 4-7　神龟图

3. 适应证及禁忌证　腹部全息擅长治疗坐骨神经痛、关节炎、双腿麻木等与脏腑正气不足相关的疼痛类疾病,不适用于治疗不明原因的急腹症、急性腹膜炎、腹腔内肿瘤广泛转移、妊娠期妇女。长期慢性病而致体质衰弱的患者应慎用腹部全息疗法。

(二)腹部全息诊法

1. 腹穴诊察的方法　正常腹部望诊可见腹部皮肤滋润光泽,腹部任脉两侧肌肉饱满有力,大小腹相称,腰腹紧束;腹部触诊柔软,无硬满积聚。诊察腹部时,嘱患者排空二便,取仰卧位,祖露腹部。检查者立于患者右侧,首先察看腹部的外形、紧张度、皮肤色泽、性质,有无黄疸、皮疹、瘀斑、水肿、溃疡、青筋等异常。然后医者暖手,以手掌或手指按触腹壁,检查腹壁的坚软温凉,依照心下、胃脘、大腹、小腹、少腹的顺序由上而下,先左后右,从轻到重,由表及里地切按腹部,诊察有无痛、硬、急、结等病变征象。腹部脏腑投影区的变化反映了人体内脏的疾病,在诊察腹部时,按压其中的某个区域,若出现疼痛及不适感,则表示其相应的脏腑可能有病变。

2. 阳性反应及其临床意义　腹皮色淡,腰带部位呈褐色者,多为正常,亦可见于肾上腺皮质功能减退之肾阳虚者。腹部和腰部出现不规则斑片状色素沉着,见于多发性神经纤维瘤。妇女妊娠后,在脐下正中线上有褐黑色线为正常,一般持续至分娩后才逐渐消退。腹皮变色分类及其临床意义见表 4-18,腹部变形分类及其临床意义见表 4-19。

表 4-18　腹皮变色分类及其临床意义

腹皮变色	临床意义
红色	主热证。局部皮肤焮红为疮疡或内痈。若全身皮肤只有腹部为红色,且按之褪色,则为热邪壅滞于腹部,常为胃肠溃疡,伴有剧烈腹痛及反跳痛(按腹部出现疼痛且松手后疼痛加重)
黄色	主黄疸或虫积
白色	主正气不足或虚证、寒证
青色	主寒证、痛症及惊风
黑色	主寒证、痛症、劳伤及瘀血;外感时邪,腹部皮肤呈青黑色为危证

表 4-19　腹部变形分类及其临床意义

腹部变形	表现	临床意义
腹部膨隆	腹壁紧绷,仰卧时前腹壁明显高于胸骨与耻骨的连线	臌胀(水臌、气臌),内痈、癥积等实证;若小儿形瘦而腹大如鼓,伴青筋显露、厌食、便溏诸症,为疳积,乃因脾胃久虚、积滞内停所致
腹壁凸起	每于直立或用力后腹壁有半球状物凸起,平卧后可还纳腹腔	属疝气,多因寒滞肝经,或气虚升提无力,气滞脐气不通所致,一般有轻度胀痛感,如平卧不得还纳者,可产生剧烈绞痛
腹部凹陷	腹壁松弛,仰卧时前腹壁明显低于胸骨与耻骨的连线	腹部凹陷如舟者,称舟状腹,多为虚证,属脾胃虚弱,气血不足;若上腹部及右季肋部出现局限性凹陷,并见胃脘胀痛,为胃、十二指肠穿孔的早期征象
腹壁青筋	臌胀重症时可见腹上青筋暴露	肝郁气滞、脾虚湿阻导致脉络瘀阻
	腹上青筋暴露,伴见面颊、颈胸部出现红缕赤痕	血瘀
腹部动气	动气指患者自觉腹中有悸动感,且于腹诊中可触摸到跳动	主虚、主热,其搏动散而不聚为大虚

腹部变形	表现	临床意义
仰卧位蛙腹	体格检查可出现液波震颤(当腹腔内有大量游离液体时,如用手指叩击腹部,可感到液波震颤)	蓄水、痰饮等病证(肝硬化腹水、低蛋白血症等)的外候
腹部包块	包块固定不移	脏器肿大下垂,或脓疡、肿瘤等炎症
	包块时起时无	虫积
	包块冲起,出现有头足	寒痛
腹部疼痛	触按即痛	病位浅在肌肤筋骨之间
	叩击敲弹导致疼痛加重	病位深在胸胁内脏

(三)腹部全息治疗

腹针疗法是针刺腹部穴位以治疗全身疾病的一种方法,腹部与全身脏腑经络均有密切联系,手足三阴经及手三阳经所络属的脏腑均位于腹部,此外,足阳明经别"入于腹里",足阳明之筋"上腹而布",任脉"循腹里""下鸠尾,散于腹"。各脏腑病变在腹部均有一定的反映,针刺腹部穴位,可以通调脏腑气血,从而治疗多种疾病。常用腹穴方名、组成及其功效见表 4-20。

表 4-20 常用腹穴方名、组成及其功效

腹穴方名	组成	功效
天地针	中脘、关元	中脘为天,关元为地,两穴合用补脾肾
引气归元	中脘、下脘、气海、关元	中脘、下脘理中焦,气海、关元固本,四穴含"以后天养先天"之意,此方治心肺、调脾胃、补肝肾
腹四关	滑肉门、外陵	滑肉门治疗躯干上段及上肢的疾病,外陵治疗下腹及下肢的疾病,该二穴可引脏腑之气向全身布散,临床用于治疗全身性疾病,与引气归元或天地针合用时,有通腑之用
调脾气	左右两侧大横	具有调整脾脏功能、祛湿、健脾、滑利关节的作用,常与腹四关合用治疗腰痛及坐骨神经痛,与风湿点合用治疗全身关节炎或肩周炎等症

(1)物品准备:1~2 寸一次性不锈钢针灸针(长度 25~50 mm,直径 0.25~0.35 mm),75%消毒酒精,无菌棉签。

(2)操作步骤:患者取平卧位,施术者双手清洗消毒后,常规消毒选定的穴位,根据不同病情可采用浅刺、中刺、深刺,注意进针长度不能超过针长的 2/3,根据患者的肥瘦、穴位的深浅来选择。浅刺以改善临床症状为主,中刺可调节经脉气血运行,深刺可调节脏腑功能。起针时施术者右手起针,左手用无菌棉签轻按针孔片刻,以防出血。

（3）腹针疗程：每次留针 20～30 min，具体时间取决于患者体质的强弱、病程的长短以及疾病的虚实。可每天治疗 1 次，5 次为一个疗程，完成一个疗程休息 2～3 天再进行下一个疗程。

（4）注意事项：严格执行无菌操作；同一患者选取相同规格的针具；大饥、大渴、腹满、腹胀者不宜用腹针；要保证取穴、进针的准确性，进针手法要熟练，施术要轻，避开血管、毛孔；"先浅后深、宁浅勿深"，进行针刺时，不同深度的手感不同，进针深度以不刺穿腹壁为度；针刺深浅根据患者临床治疗需要来调整。

七、手部全息

（一）手部全息总理论

1. 理论基础　手部有手三阴、手三阳共六条经脉走行，阴阳经脉的经气又在手指交接，故手部的经络联系为手部全息的发展打下了基础。手诊是通过诊察手掌纹路的形态、变化、规律等方式对人体状态做出推理的一种诊断方法。西方医学中也有相关论述，比如对手掌皮纹全息的研究。现代许多研究表明，根据生物全息的原理，手掌和手背均是脏腑的反射区，全身各脏腑在手上均有投影，通过对手掌的诊察可以得知人体各脏腑、组织、器官的病理变化。

2. 手部全息穴位分布　现已出版的关于手掌、手背全息反射区的书籍版本众多，本书综合现行常用版本并简要描绘手部全息图以供参考。手部全息以掌背侧来划分，手掌面反映脏腑及身体前部的疾病，而手背部反映腰背及身体后部的疾病。手掌部的全息定位方法是横分上下，竖分左右。双手均以中指为身体的正中分界线，大拇指及大鱼际为身体左侧，小指及小鱼际为身体右侧，指尖方向为身体上部，掌根方向为身体下部。由于存在个体差异，故以手掌中的四条主要掌纹线为划分部位的标志。手心向上，远心端横纹为"天纹"，由大鱼际向近心端延伸的一条线为"地纹"，中间一条横纹为"人纹"，由掌根竖直向中指方向的一条竖纹为"玉柱纹"。另外，中指根部中点与腕横纹中点的竖直连线是人体从头到会阴部的正中分界线。

（1）手掌面全息定位：手掌面全息分布广泛，其定位呈现分区分布的特点（图 4-8）。以右手为例，大小鱼际方向分别为左右侧，中指为正中分界线，从指根到掌根对应从头顶到会阴部的情况，其中胃脾区域的面积最大；手掌左侧穴区反映了从颈部以下胸胁及腹部的情况；手掌右侧多为全身性症状反映区。手掌面穴区定位及临床意义见表 4-21。

表 4-21　手掌面穴区定位及临床意义

穴区	定位及临床意义
头	位于中指靠手掌的指节至中指根与手掌交界的手纹附近，反映前头部的疾病
鼻	在中指根纹中点的略下方，反映鼻部疾病
眼	头区下，鼻区向右不超过中指与食指的交缝为左眼；鼻区向左不超过中指与无名指的交缝为右眼，反映眼部疾病

穴区	定位及临床意义
面颊	鼻区两侧,眼区与口区之间的位置,反映面颊疾病
口	鼻区下,竖直平分线与"天纹"交点周围,反映口舌部疾病
食管	口区以下,天纹与人纹之间沿竖直平分线为食管区的正中,其下端与胃区交界的部位为贲门,反映食管、贲门、颈项、甲状腺等的疾病
气管	无名指与小指之间的指缝与天纹之间的竖直线,反映气管部疾病
胸(肺)	气管两侧反映两肺及其周围组织器官的疾病
肝	食指与中指缝竖直向下,与人纹、地纹相交的三角区为肝区,反映肝脏疾病
脾	脾区在天纹与人纹之间的区域,过肝区中点作一与掌跟相平行的直线,此直线与气管所在的竖直线相交处为脾区,反映脾脏疾病
胃	范围较大,为手掌的中指根纹与掌根部横纹的竖直平分线的中点及其附近区域,反映胃部疾病
胆	从肝区下端与地纹的相交点向左作腕横纹的平行线,此线与中指、无名指的指缝向下的延长线的交点是胆区的对称中心,胆区的位置略低于脾区,反映胆囊、胆管等情况
腹部	人纹切线向小鱼际延长,与气管区向掌跟延长线的交点是上腹区中点,由此点向掌根纹方向作小鱼际的平分线,从上腹中点将此平分线分为三等份,这两个等份点则为中、下两个腹区的中心点,上、中、下三腹区的中心点及其所在区域共同构成腹部区,反映胰腺、腹膜、结肠、阑尾等腹部的疾病
心	大拇指下的大鱼际处上部为心区,靠近拇指根部的右半边、左半边分别对应左、右心区的疾病,手掌大鱼际上端,大拇指根部与人纹上端之间平行线以上的三角区域为胸痛、胸闷、心慌的手诊区,冠状动脉手诊在大拇指根部的中心区域
肾	胃区中点与掌根横纹中点连线的1/2处为肾区中心,此处右侧为左肾区,左侧为右肾区,反映肾及肾上腺等的疾病
膀胱	膀胱区的中点在中指向下的竖直平分线上,肾区水平线的下方,反映膀胱部的疾病
生殖	生殖区的中点位于肾区中点与掌根横纹中点连线的1/2处,反映生殖相关疾病
大小肠	肠道区域位于胃区下方;此外,食指为大肠的手诊区,小指为小肠的手诊区

(2)手背面全息定位:手背面为人体的整个后背对应区,以左手为例,则中指背侧肌腱对应人体脊柱,从中指背侧肌腱向大拇指方向的手背区域为右侧脊背对应区,从中指背侧肌腱向小指方向的手背区域为左侧脊背对应区(图4-9),全息对应部位提示相关躯干部位患有疾病。手背面穴区定位及临床意义见表4-22。

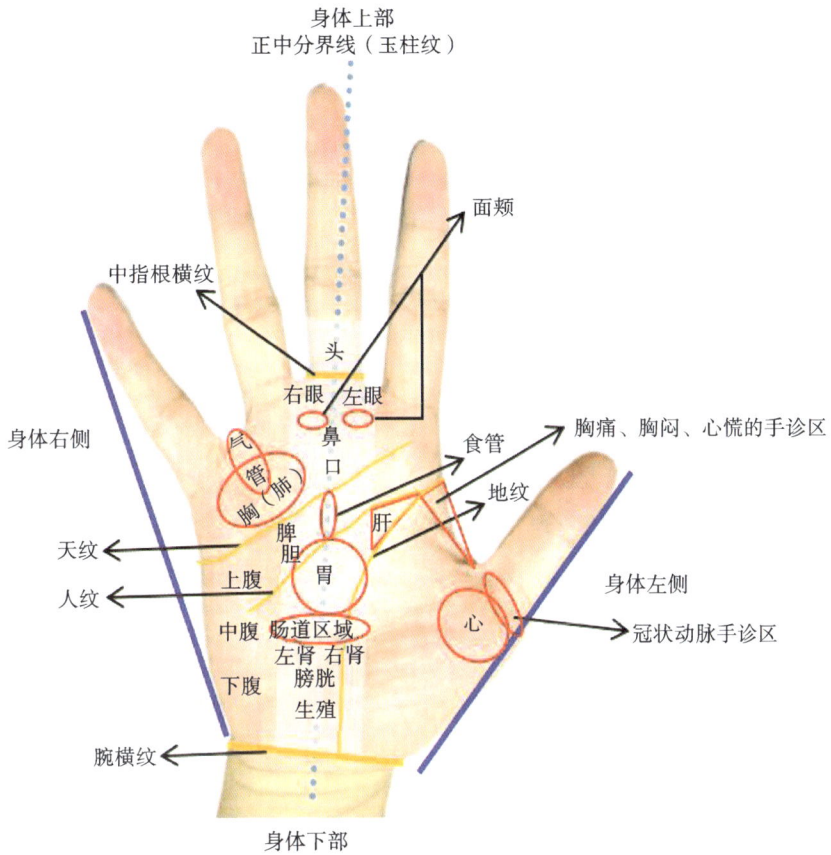

身体上部
正中分界线（玉柱纹）

面颊

中指根横纹

头

右眼　左眼

鼻
口

食管

胸痛、胸闷、心慌的手诊区

身体右侧

气
管（肺）
胸

地纹

天纹

脾
胆

肝

人纹

上腹

胃

身体左侧

中腹

肠道区域

心

冠状动脉手诊区

左肾　右肾

下腹

膀胱

生殖

腕横纹

身体下部

图 4-8　手掌面全息图（右手）

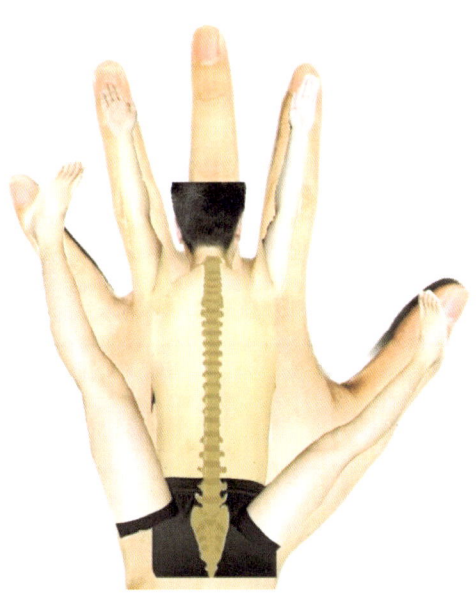

图 4-9　手背面全息图（左手）

表 4-22　手背面穴区定位及临床意义

穴区	定位及临床意义
后头（枕骨）	中指背侧一、二节交界处，反映后头部的疾病
脊椎	手背与中指根相连接的掌骨肌腱，代表督脉。此肌腱光顺平直为正常，若出现弯曲凹凸，则提示相对应部位存在脊椎疾病
颈椎	中指与手背相接的关节凸起处，反映颈椎、左右肩的疾病
胸椎	脊椎定位的上 3/5 部分，反映胸椎疾病
腰椎	脊椎定位的下 2/5 部分，反映腰骶椎疾病

3. 适应证及禁忌证　手指是人体阴阳交会之处，可通过手判断人体阴阳是否失调。根据现代全息生物学理论，人体各组织器官的病变均可在手背、手掌处相对应的部位体现出来。对筋骨闪挫伤、慢性软组织炎症等疾病运用全息手诊，可在对应穴区找到反应点进行治疗。全息手诊的适用范围广泛，临床常见的咳嗽、胸闷等呼吸系统疾病，以及便秘、腹泻等消化系统疾病，此外还有心慌、心悸等心血管系统疾病等均可用全息手诊来治疗。对于手诊区局部出现皮肤破溃、感染等情况，以及精神状态不佳者禁用手诊。孕妇慎用手诊，有出血倾向者应避免进行过重的穴位刺激。

（二）手部全息诊法

1. 手部全息诊察的方法　手部全息诊察应在光线充足处进行，患者应处于安静状态下，左右手的选择多遵循男左女右。诊察时先整体再部分，参照阳性改变的含义，分析判断病位、病性。如胃区出现暗青、暗黄或暗紫色，且皮肤干枯甚或凹陷，其色提示为虚证、瘀血或久病，其形态提示脏器萎缩，可能为慢性萎缩性胃炎。

2. 阳性反应及其临床意义　脏腑气血体现在皮肤的光泽度上，色泽以润为本，指掌的肤纹红润有光泽代表身体健康；若皮肤黯淡无华，表明体质较差；出现晦暗枯槁则提示脏腑病变严重。具体手部颜色分类及其临床意义见表 4-23，手部病形分类及其临床意义见表 4-24。

表 4-23　手部颜色分类及其临床意义

手部颜色	临床意义
白色	主虚证、寒证、痛症，白色提示肺系疾病或体内有炎症，淡白色常见于贫血、营养不良者
黄色	主虚证、湿证，如久病者、慢性病患者，此外提示肝胆疾病或癌症
红色	主热证。色红提示热盛而脉络充盈。浅红色提示脏器功能减弱；深红色提示存在较重的炎症；点状鲜红色常提示相应器官有出血情况，易发生中风；暗红色提示疾病病程较长，若整个掌面有暗红色或紫色的斑点提示肝脏疾病；棕红色提示疾病处于康复阶段；紫红色提示血液瘀滞状态、血液循环障碍性疾病

手部颜色	临床意义
青色	主寒证、痛症、瘀血、惊风。青紫色表示血液受阻严重;青绿色提示血液黏稠度大、血管壁弹性减弱甚至硬化
蓝色	常见于肠道功能障碍
黑色	主肾虚、瘀血(老年斑除外)

表 4-24　手部病形分类及其临床意义

手部病形	临床意义
斑点	浮于皮肤表面者多提示外感表证;隐于皮肤之内者主慢性病或病情重
凸起	病理性凸起主要包括浅表静脉的局部暴露,如胃区皮肤凸起,提示胃黏膜增厚;手掌中见明显青筋者,提示习惯性便秘、静脉瘤、痔疮等疾病;红白相间、呈散状的凸起,提示炎症
结节	茧样结节提示该区所代表的脏器患有慢性病
凹陷	点状、斑片状凹陷提示气血两亏、脏器老化,或相应部位曾行手术
水疱	出现晶莹水疱、破溃流水,属阳虚、水湿内停
脱皮	相应穴区脱皮或角质化,提示肠胃吸收功能不良,或气血不畅、经络不通
丘疹	提示相应组织脏腑有炎症或湿热证
手丘	手掌第2～5掌指根部出现明显凸起,提示血脂异常,此凸起又称"血脂丘"
手足汗出	手足心常有汗,至冬天寒冷尤甚者,多为湿邪内淫;若妇人两手皮肤皲裂、掌红热、汗出淋漓、月经不调,提示久病、失血、心肝阴血亏虚
手指变形	手指关节增粗,呈梭状,有疼痛,多提示风湿痹证;若指端粗大,指甲甲板增宽,并向手指尖弯曲,多属气虚血瘀,提示心阳不足、咳喘、痰饮、积聚、癥瘕等;若手掌浮肿无纹,或手背肿至手腕,手冰冷麻木,多为心阳衰微或阳虚气结
异常感觉	大拇指属肺经,食指属大肠经,中指属心包经,无名指属三焦经,小指属心与小肠经。反复敲击右手5个指点,候其恢复常态,恢复较慢的手指即代表所属经络有病变;最后恢复且有麻木感觉者,或先痛后麻者,多属阳证、热证、腑证,主表、主气;有疼痛感觉者或先麻后痛者多属阴证、寒证、脏证,主里、主血

此外,尚有大鱼际诊法:手掌大鱼际处肤色红,为胃部出现热邪入里;呈青色,多属脾胃虚寒;色青短小者,为元气衰少;色黑者,多为瘀血或气虚;若络脉呈红色而忽变暗红色或近黑色,则为痹证;若青、黑、赤色并相出现,多是寒热往来相兼之证。

(三)手部全息治疗

由于手部穴位众多,全息反射区分布密集,取穴方便,故手部全息治疗的方法有多种,包括针刺、按摩、放血等,可用来治疗头痛、咳嗽、发热、牙痛、头晕等多种疾病,一般在短期内可见效。

1. 手针 手针刺激量较大,一般选1～3穴,以同侧取穴为主,两侧有病变或内脏病可取两侧穴位。取穴方法主要是根据阳性改变的部位,即疾病发生的部位或者疾病所属经络来取穴,亦可联合应用取穴。

(1)物品准备:0.5～1寸一次性不锈钢针灸针(长度15～25 mm,直径0.3～0.35 mm),75%酒精,无菌棉签。

(2)操作步骤:患者取合适体位,充分暴露针刺部位,施术者消毒双手后,押手确定穴位,刺手持毫针,针尖垂直刺入穴位,深度以2～5 mm为宜。而对于某些特殊穴位可在直刺进针后,令针身与皮肤表面成45°角斜刺至骨膜为度,也可以直接斜刺。留针20 min,期间可做小幅度捻转的行针手法,若治疗疼痛性病症,则须用较大幅度捻转结合提插的强刺激手法,持续运针至少2 min,并嘱患者尽量活动病痛处或做局部按摩。起针时施术者左手持消毒棉签置于穴位处,右手起针,出针后立即用无菌棉签压迫针眼片刻,以防出血。

(3)手针疗程:治疗急性病可每天1次,不计疗程;慢性病每天1次或隔天1次,10次为一个疗程。

(4)注意事项:严格执行无菌操作;精神紧张、疲劳、虚弱状态不宜做手针治疗,避免发生晕针;局部皮肤炎症者、孕妇、血液病患者、有出血倾向者禁用;手针针感较强,治疗前宜向患者充分解释;手部血管丰富,针刺时手法宜轻柔,避免引起血肿。

2. 按摩 按摩疗法简单易行,便于实施,多用于慢性病的诊疗。可自我按摩,也可由他人进行,也可借助刮痧板等工具。

(1)物品准备:润肤膏,刮痧板等工具。

(2)操作步骤:洗净双手后,使用少量润肤膏,以手搓揉、点按或借助刮痧板等工具进行刮拭、点按,注意保持一定的节律。

(3)按摩疗程:每次按摩10 min,每天1次,10天为一个疗程。

(4)注意事项:手部有开放性创口、局部炎症者不宜进行按摩,以免发生感染;手部按摩时力度不宜过大;空腹、过度疲劳、过饱等状态均不适宜进行按摩;按摩结束后可饮用温水1杯以促进代谢,增强疗效。

八、掌骨全息

(一)掌骨全息总理论

1. 理论基础 在人体手上第二掌骨桡侧存在对应全身各部位的穴位群,张颖清先生发现后将其命名为第二掌骨全息。由此,开展了全息生物医学这一领域的研究。全息生物学理论认为,在人体的长骨节肢系统中,第二掌骨与第三掌骨、第一掌骨、指骨、桡骨、尺骨以及下肢的各个长骨并没有本质上的不同，都存在对应于全身各部位的穴位群，这就是穴位全息律或穴区全息律。在这一理论的指导下，在临床中最常用到的掌骨全息是第二、五掌骨全息，其中第二掌骨全息穴位群位于桡侧，第五掌骨全息穴位群位于尺侧，除此之外其穴位分布规律皆相同，故以下阐述均以第二掌骨全息穴位群为例展开。

2. 掌骨全息穴位分布　体表穴位与体内脏腑存在对应关系，凡是机体某一组织或器官有病变，就必然会在特定的穴位上有所反映。第二掌骨桡侧的穴位分布恰似胚胎，近心端是足穴，远心端是头穴；头穴与足穴连线的中点为胃穴；胃穴与头穴连线的中点是肺心穴；头穴与肺心穴的连线分为三等份，距头穴端较近的等分点为颈穴，另一个为上肢穴；肺心穴与胃穴连线的中点为肝穴；胃穴与足穴的连线分为六等份，从胃穴至足穴，五个点依次是十二指肠穴、肾穴、腰穴、下腹穴、腿穴（图 4-10）。这些穴位对应的是与穴位名所指出的部位或器官处于同一横截面及邻近的所有部位及器官，反映与其相关的疾病，其具体对应见表 4-25。

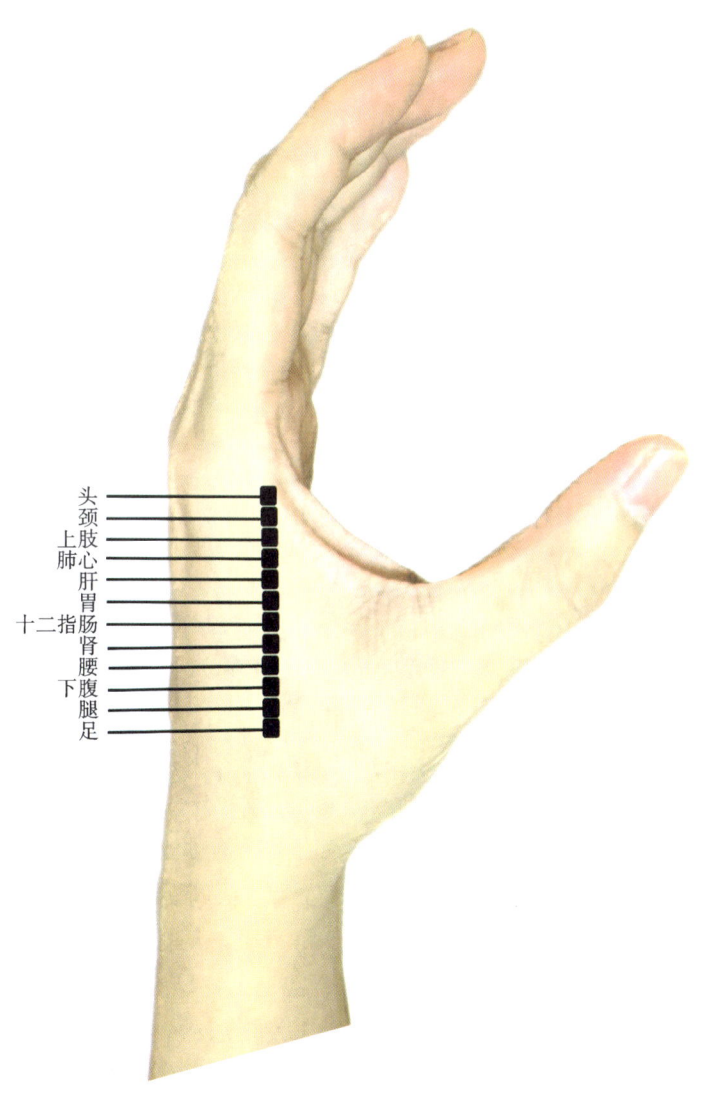

头
颈
上肢
肺心
肝
胃
十二指肠
肾
腰
下腹
腿
足

图 4-10　第二掌骨全息图

第四章　全息诊疗

表 4-25　第二掌骨穴区及其对应躯干部位

穴区	对应躯干部位
头穴	对应头、眼、耳、鼻、口、牙
颈穴	对应颈、甲状腺、咽、气管上段、食管上段
上肢穴	对应肩、上肢、肘、手、腕、气管中段、食管中段
肺心穴	对应肺、心、胸、乳腺、气管下段、支气管、食管下段、背
肝穴	对应肝、胆
胃穴	对应胃、脾、胰
十二指肠穴	对应十二指肠、结肠右曲
肾穴	对应肾、大肠、小肠
腰穴	对应腰、脐周、大肠、小肠
下腹穴	对应下腹、子宫、膀胱、直肠、阑尾、卵巢、睾丸、阴道、尿道、肛门、骶
腿穴	对应腿、膝
足穴	对应足、踝

3. 适应证及禁忌证　掌骨全息诊法运用准确得当可防止漏诊、误诊。以第二掌骨全息诊法为例,在第二掌骨桡侧穴位的同一水平穴位点,近手背侧反映腰背部、四肢病变,近手掌侧反映胸腹部及脏腑病变。若患者多个部位有疾病症状,医者可根据第二掌骨桡侧最敏感压痛点来确定最主要的病变部位进行重点治疗。掌骨全息诊法适用于定位明确的疾病,可用于判断疾病的有无以及疾病部位,但不一定能判断为何种疾病。相应地,掌骨局部有皮损或感染者不适合用掌骨全息诊法。处于过饥、过饱、饮酒后、疲劳等特殊生理状态的患者也不适合用掌骨全息诊法。患严重过敏性疾病者忌用掌骨全息诊法。

（二）掌骨全息诊法

1. 掌骨全息诊察的方法　诊察患者第二掌骨时,以右手为例,患者右手虎口朝上,如握拳状,食指尖与拇指尖相距约 3 cm,呈放松状态;检查者用右手托患者右手,用左手拇指或点穴笔在患者右手第二掌骨的桡侧从头穴至足穴逐个按压,注意按压时要垂直用力,并以第二掌骨长轴为轴,做顺时针方向旋转 30°的揉压,从而使其着力点抵达对应的内脏位置,同时注意观察患者的表情和询问患者在所操作穴位上的感觉,诊察左手方法同右手。

2. 阳性反应及临床意义　如果在诊察某穴位时,患者有明显的麻、胀、重、酸、痛等异常感觉,稍加大刺激时患者表现出皱眉、咧嘴等痛苦表情甚至出现躲闪、抽手等躲避反应,则称这种反应为压痛反应,此穴为压痛点。若一次按压诊察未发现压痛点,可再进行 1～2 次。无压痛反应的穴区代表此处所对应的组织器官无病变,若穴位诊察没有发现压痛点,则表示机体生理功能正常。

根据部位对应原则,压痛点提示其所代表的部位或器官存在病变;根据同侧对应原则,左右手对比诊察时左手对应人体左侧,右手对应人体右侧,若发现左右手同名穴位的压痛反应程度不同,表明反应程度大的一侧存在病变或病重;根据脏腑所主原则,与压痛点相对应的脏腑密切相关的部位也可能存在病变,如肝开窍于目,肝穴压痛不仅提示肝的病变,同时可推断眼可能有病变。

(三)掌骨全息治疗

1. 针刺 根据第二掌骨桡侧穴区诊察结果,针刺压痛点可针对性治疗疾病。

(1)物品准备:1寸的一次性不锈钢针灸针(长度 25 mm,直径 0.3~0.35 mm),75%酒精,无菌棉签。

(2)操作步骤:令患者手自然放松,握空拳竖直放于桌上。常规消毒后,押手确定穴位,刺手持毫针,沿第二掌骨的桡侧面边缘直刺,刺入后会出现针刺的感传现象。如无强针感,可变换针尖方向加以探寻。直刺法适用于多数穴位,而对于某些特殊穴位,也可在直刺进针后,令针身与皮肤表面成45°角斜刺至骨膜,也可以直接斜刺(针头穴时宜采取 30°斜刺)。留针 30 min,可每隔 5~10 min 做小幅度捻转的行针手法,起针时施术者左手持无菌棉签置于穴位处,右手起针,左手用无菌棉签压迫针眼片刻,以防出血。

(3)针刺疗程:每天 1 次,7 次为一个疗程,疗程结束后间隔 2 天再进行下一个疗程。

(4)注意事项:严格执行无菌操作;精神紧张、疲劳、虚弱状态不宜做手针治疗,避免发生晕针;局部皮肤有炎症者、孕妇、血液病患者、有出血倾向者禁用;手针针感较强,治疗前宜向患者充分解释;本法穴位排列集中,取穴尽量准、少、精,在取穴时考虑压痛点与穴位定位。

2. 按摩 按摩疗法操作方便,随时随地都可以进行,多用于疾病的诊察。可自我按摩,也可借助点穴棒、笔芯等端口较为圆润的工具。

(1)物品准备:润肤膏,点穴棒、笔芯等端口较为圆润的工具。

(2)操作步骤:洗净双手后,可使用少量润肤膏,在疾病相应的穴位上,用点穴棒等端口较为圆润的工具点按、揉压穴位。注意点按时以产生麻、胀、酸感为宜。

(3)按摩疗程:每次按摩以 5 min 为宜,每天 1 次,不拘疗程。

(4)注意事项:操作部位有开放性创口、局部炎症者不宜进行按摩,以免发生感染;空腹、过度疲劳、过饱等状态均不适宜进行按摩;按摩结束后可饮用温水 1 杯以促进代谢,增强疗效。

九、足部全息

(一)足部全息总理论

1. 理论基础 目前,国内外很多学者把观足作为诊疗疾病的一种辅助手段。足反射学认为足的各个部位的不同表现可反映出人体不同器官的病变情况。人有四根,即鼻为苗窍之根,乳为宗气之根,耳为神机之根,而足为根中之根,故人体元阳、精气的盛衰最易体现于足部。内脏与体表官窍以经络为联系通道,足三阴、足三阳经均过足部,而阴维脉和阴跷脉都起源于足底,阳维脉和阳跷脉均终止于足底。阴维脉维护诸阴,阳维脉维护诸阳,阴跷脉可通利内侧经气,阳跷脉可通利外侧经气,十四正经存在密切的联系,使其经气环循周身。双足是一个倒立的人体信息投影,人体各个脏腑器官在足底部几乎都有各自的投影反射区,故通过望足底部全息反射区可以为诊断疾病提供依据。

2.足部全息穴位分布 现已出版的有关足反射区书籍版本众多,本书综合现行常用版本并简要描绘足底部全息图(图4-11),以供参考。双足合并在一起的中线与人体从鼻尖到脐部所连中线相对应,将人体从中线分为左、右两部分。中线左右内侧缘的位置对应人体脊椎,外侧缘对应人体上、下肢;足趾部分相当于人体头颈部,前足掌部分对应人体胸腔和上腹部,足心相当于人体下腹部,足跟对应人体的臀部。足内侧反射区对应人体脊椎及盆腔器官;足外侧反射区对应人体肢体及盆腔器官;足底反射区对应人体脏腑器官;足背反射区对应人体面部组织器官。

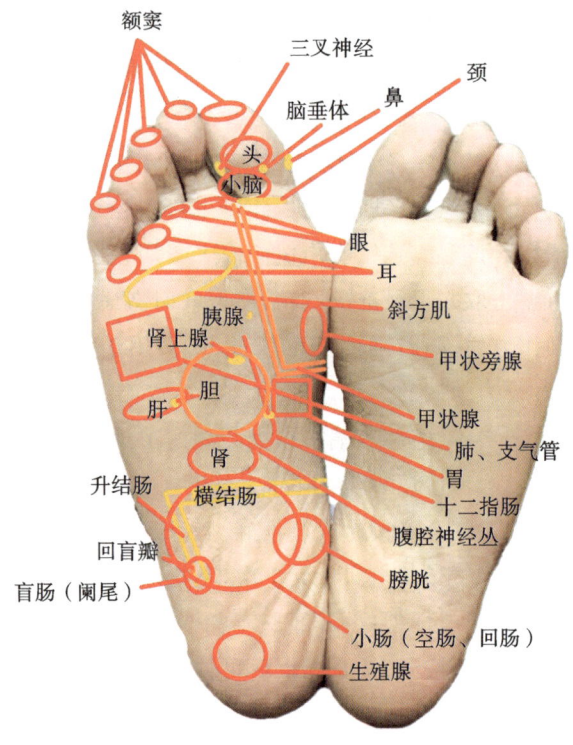

图4-11 足底部全息图(右足)

(1)足底反射区:观察足底反射区时,把双足并拢,可看成是一个坐着的人。足的拇趾相当于人的头部;足底的前半部相当于人体的胸部,其中包括肺与心脏。足底的中部相当于人体的腹部,有脾、肝、胆、胃、肠、胰、肾等器官,足跟部相当于盆腔,有生殖器及膀胱、尿道和肛门等。足底反射区分布见表4-26。

表 4-26　足底反射区分布

穴区	位置
头（大脑）	位于双足足底拇趾趾腹的下部，左、右侧大脑的反射区在足部呈交叉反射
额窦	位于双足拇趾靠尖端 1 cm 的范围及其他 8 个足趾尖端，呈交叉反射
小脑（脑干）	位于大脑反射区的后外侧，左、右侧小脑在足底部呈交叉反射
脑垂体	位于双足拇趾趾腹正中央
三叉神经	位于双足拇趾趾腹的外侧约 45°处，呈交叉反射
鼻	位于双足拇趾第一节趾腹底部内侧，约 45°处，呈交叉反射
颈	位于双足拇趾根部，即小脑反射区下方
眼	位于双足足底第二、三趾根部
耳	位于双足足底第四、五趾根部，呈交叉反射
斜方肌（颈肩部）	位于双足足底眼、耳反射区下方
甲状腺	位于双足足底第一趾骨和第二趾骨之间，呈带状
甲状旁腺	位于双足足底内侧缘第一趾骨与第一趾关节处
肺、支气管	位于双足斜方肌反射区外侧，自甲状腺反射区向外呈带状到足底外侧的肩反射区下方，前后宽约 1 cm
胃	位于双足足底跖骨的中、下部
十二指肠	位于胃反射区的后方，第一趾骨的基底部
胰腺	位于双足足底胃反射区与十二指肠反射区连接处
肝	在肺反射区下方，位于右足底第四趾骨与第五趾骨间
胆	在肝反射区之内，位于右足底第三趾骨与第四趾骨间
肾	位于双足足底中央的深部
腹腔神经丛	位于双足足底中心，分布在肾脏反射区及其周围
肾上腺	位于肾脏反射区上方
膀胱	位于双足足底内侧舟骨下方拇展肌侧约 45°处
盲肠（阑尾）	位于右足足底跟骨前缘靠近外侧，与小肠、升结肠连接
回盲瓣	位于盲肠反射区的上方，右足底跟骨前缘靠近外侧
升结肠	位于右足足底，小肠反射区之外侧带状区域
横结肠	位于双足足底间，横越足掌之带状区域
降结肠	位于左足足底，小肠反射区之外侧带状区域
生殖腺（卵巢或睾丸）	位于双足足底跟骨中央，另一部位在足跟骨外侧区
小肠（空肠、回肠）	位于双足跖骨、楔骨至跟骨的凹下区域，被升结肠、横结肠、降结肠、直肠的反射区所包围

（2）足内侧反射区：足的内侧面相当于一个人的侧面像。拇趾相当于头部，拇趾背侧相当于面部，拇趾跖侧相当于头后部，拇趾根部相当于颈，足内侧构成足弓的线相当于人体的脊柱，

从拇趾向下依次对应颈椎、胸椎、腰椎、骶尾椎。足内侧反射区具体有鼻、颈椎、甲状旁腺、胸椎、腰椎、骶骨、内侧尾骨、前列腺或子宫、尿道及阴道、内侧髋关节、直肠及肛门、腹股沟、内侧坐骨神经等,具体位置见表4-27。

表 4-27　足内侧反射区分布

穴区	位置
鼻	位于双足拇趾远节趾骨内侧,自拇趾趾腹边缘延伸到拇趾趾甲根部,呈"L"形。左鼻反射区在右脚,右鼻反射区在左脚
颈椎	位于双足拇趾根横纹内侧尽头
甲状旁腺	位于双足第一跖趾关节内侧
胸椎	位于双足足弓内侧缘,第一跖骨头下方到第一楔骨前
腰椎	位于双足足弓内侧缘第一楔骨至舟骨区,上接胸椎反射区,下接骶骨反射区
骶骨	位于双足足弓内侧缘,起于舟状骨后方,经距骨下方到跟骨前缘
内侧尾骨	位于双足跟骨内侧,沿跟骨结节后内侧呈"L"形区域
前列腺或子宫	位于双足跟骨内侧,内踝后下方的近似三角形区域
尿道及阴道	位于双足内侧,自膀胱反射区斜向后上方延伸,经距骨至内踝后下方
内侧髋关节	位于双足内踝下缘呈弧形区域
直肠及肛门	位于双足胫骨内侧,踝后沟内,从内踝后方向上延伸四横指的带状区域
腹股沟	位于双足内踝上方凹陷处
内侧坐骨神经	位于双足内踝关节后上方,沿胫骨后缘上行至胫骨内侧髁下

(3)足背反射区:足背反射区有胸部淋巴腺、喉(气管)、上颌、下颌、肩胛骨、扁桃体、胸、肋骨、上身淋巴腺、下身淋巴腺、横膈膜、内耳迷路等,具体位置见表4-28。

表 4-28　足背反射区分布

穴区	位置
胸部淋巴腺	位于双足足背第一跖骨与第二跖骨间缝处
喉(气管)	位于双足足背第一跖趾关节的外侧缘
上颌	位于双足拇趾第一趾间关节背侧近趾甲根部
下颌	位于双足拇趾第一趾间关节的背侧,与上颌反射区相接
肩胛骨	位于双足足背第四、五跖骨间延伸到骰骨处稍向两侧分开的带状区域
扁桃体	位于双足足背拇趾近节趾骨,拇长伸肌的左右两侧
胸	位于双足足背第二、三、四趾蹼至第二、三、四跖骨底的近圆形区域
肋骨	内侧肋骨位于足背第一、二楔骨与舟骨之间;外侧肋骨位于骰骨、舟骨与距骨之间

穴区	位置
上、下身淋巴腺	上身淋巴腺位于双足外踝关节前下方凹陷中,下身淋巴腺位于内踝关节前下方的凹陷中(主治各种炎症、发热、囊肿、踝部肿胀、抗体缺乏、癌症等)
横膈膜	位于双足足背跖骨、楔骨关节处,横跨足背左右侧的一个带状区域(主治呃逆、恶心、腹痛等症)
内耳迷路	位于双足足背第四、五跖骨间(主治头晕、晕车、晕船、高血压、低血压、耳鸣、平衡障碍、昏迷等)

（4）足外侧反射区：足外侧反射区有生殖腺（睾丸或卵巢）、外侧髋关节、外侧坐骨神经、外侧尾骨、下腹部、膝、肘、肩等,具体位置见表 4-29。

表 4-29   足外侧反射区分布

穴区	位置
生殖腺（睾丸或卵巢）	位于双足外踝后下方跟腱前方的类三角形区域。与内踝下前列腺、子宫反射区对称
外侧髋关节	位于双足外踝下缘呈弧形区域,与内踝下的内侧髋关节反射区对称
外侧坐骨神经	位于双足外踝前缘沿腓骨前侧上至腓骨小头处
外侧尾骨	位于双足跟骨外侧,沿跟骨结节后外侧呈"L"形区域
下腹部	位于双足腓骨外后方,自外踝向上延伸四横指的带状区域,与足内侧的直肠及肛门反射区相对应
膝	位于双足外侧跟骨前缘,骰骨、距骨下方形成的半圆形凹陷处
肘	位于双足外侧第五跖骨粗隆前后凹陷处
肩	位于双足外侧第五跖趾关节后方凹陷处

3. 适应证及禁忌证   人体各部的器官在足底的反射区排列恰似一个缩小的人形,足部全息诊法在诊断疾病上有独特的敏感性和超前诊断的优势。然而,由于足底全息疗法的刺激量普遍较大,且多起到活血的作用,故月经期或妊娠期妇女、脑出血等严重出血性疾病患者、肺结核活动期患者、体质弱的患者、足部病变的患者禁用。

（二）足部全息诊法

1. 足部全息诊察的方法   诊察足掌时,患者可取坐位或仰卧位,脱去鞋袜,观察足掌皮肤有无浮肿、红赤、湿烂及枯燥皲裂,足掌有无老茧;用手指或火柴棒按压足掌各部时有无压痛,按压某穴出现酸、麻、胀、痛感,则说明该穴相对应的器官有病变,压痛明显说明病变较重(轻压即有酸、麻、胀、痛感为病变较重,反之则病变较轻);询问患者有无足痛、足冷、足汗等自觉症状。

2. 阳性反应及其临床意义

（1）足部病色分类及其临床意义见表 4-30。

表 4-30　足部病色分类及其临床意义

足部病色	临床意义
红色	多反映炎症,其中淡红色为新发炎症,暗红色为慢性炎症
黄色	多反映脾胃虚弱,或疲劳过度,或湿热内停
青紫色	多反映寒证或阳气亏虚,或经络不通、气滞血瘀
白色	多反映气虚,或阳气虚弱,或血虚精亏

（2）足部病形分类及其临床意义见表 4-31。

表 4-31　足部病形分类及其临床意义

足部病形	临床意义
足背肿胀	一般活动后加重,休息可减轻,多属于脾虚水湿下注
子肿	妇女妊娠晚期出现足掌浮肿,皮薄光亮,压痕不易起。多因水湿泛滥,流于足部而成
脱疽	足趾周围皮肤由紫变黑,渐至腐烂,溃处肉色不鲜,气味剧臭,疼痛异常,夜间更甚,渐见罹病关节坏死,自行脱落,疮面久久不敛。此为一种险恶外证,多因寒凝络痹,血行不畅,阳气不能下达所致,或火毒蕴结,气血凝滞而成
冻疮	足部皮肤先苍白,继则红肿,自觉灼痛或瘙痒,或有麻木之感,多因遭受严寒空气侵袭导致气血瘀滞而引起
鸡眼、丘疹	足生老茧,根陷肉里,顶起硬凸,疼痛,妨碍行走;不同部位所代表意义不同,如右足第二趾与中趾间出现了鸡眼,反映右眼病变
甲疽	俗称"嵌爪",趾甲嵌入肉内,甲旁肿胀,行走疼痛,能引起溃烂,胬肉高突,须待爪甲脱落,方能痊愈。多因正气不足,加之肝气郁结,气血凝滞所致
足底皲裂	足底皮肤枯燥裂开,疼痛,多因摩擦、浸渍所致
水疱	水疱的部位提示相关部位阳气亏虚所致水湿内停
脱皮	根据脱皮部位可以诊断相关部位营养吸收不良,或气血不畅、经络不通
凹陷	足部全息穴区皮肤呈凹陷状态,或按之有空虚感,可诊断相应部位有切除情况或虚弱情况,如胆区按压有空虚感或有凹陷,说明胆囊已切除
凸起	反映骨骼方面的病变,如脊柱骨质增生
血丝	表明存在静脉回流受阻,即气滞血瘀,血丝出现的部位所对应的脏腑器官存在血脉瘀阻性病变
异常触感	颗粒状、砂粒状、条索状触感等异常触觉反映炎性病变,如患慢性肠炎、胃炎、结肠炎等可在双足肠、胃、结肠反射区触诊时感觉到有明显砂粒状或颗粒状触感
僵硬或块状物	反映局部组织、器官失去了正常组织的弹性

（3）足部异常感觉及其临床意义见表 4-32。

表 4-32　足部异常感觉及其临床意义

足部异常感觉	临床意义
足痛	足跟、足心、足趾等部位发生的疼痛。若疼痛独见于足跟,局部不红不肿,不能久立久行,多属肝肾亏虚;若疼痛发于足底涌泉,多因肾虚致命门之火失于温煦所致;若足心痛见于肥胖之人,久立则痛甚,行动则痛缓,多因湿痰流注而成。性质不同的疼痛所代表的意义也不同,如刺痛代表急性炎症,或血瘀,或经络不通,属实证;胀痛代表气滞血阻,多为劳损或慢性损伤
足部温热	足背较热者为外感发热;足心较热者为内伤发热;仅足心热者为阴血不足,虚热内生;足心、足胫亦热且小便黄赤者,多为肾虚湿热下注
足冷	足掌冷,称为清;冷过踝,称为厥。多为阳气虚弱,寒邪内生,不能温煦下肢所致,也可见于血虚患者;腹部疼痛,痛势剧烈时,亦可出现足冷,但痛缓足自温
足汗出	足汗出而足心热者为血虚;足汗出而足不温者为气虚

(三)足部全息治疗

足是人体脏腑组织的缩影,刺激各脏腑组织在足部的反映区可治疗相应组织器官的疾病。研究表明,足针及足底按摩不仅可治疗全身各个系统的疾病,足底按摩还可未病先防,强身保健。

1.足针　足底针刺的刺激量较大,患者不易接受。运用足背、足内侧、足外侧全息时可采用针刺疗法,取穴不宜多,取穴方法主要是根据阳性改变的部位,即疾病发生的部位在足底的反射区或者疾病所属经络来取穴,亦可联合应用取穴。

(1)物品准备:0.5～1寸的一次性不锈钢针灸针(长度 15～25 mm,直径 0.3～0.35 mm),75%酒精,无菌棉签。

(2)操作步骤:患者取合适体位,充分暴露针刺部位,施术者消毒双手后,押手确定穴位,刺手持毫针,垂直刺入穴位,深度以不超过 5 mm 为宜。留针 20 min,期间可做小幅度捻转的行针手法。起针时施术者右手起针,左手持无菌棉签立即压迫针眼片刻,以防出血。

(3)足针疗程:每天 1 次或隔天 1 次,10 次为一个疗程。

(4)注意事项:严格执行无菌操作;精神紧张、疲劳、虚弱状态者不宜做足针治疗,以免发生晕针;局部皮肤炎症者、孕妇、血液病患者、有出血倾向者禁用足针;足针针感较强,治疗前宜向患者充分解释;足部血管丰富,针刺时手法宜轻柔,避免引起血肿。

2.按摩　足底按摩疗法简单易行,便于实施,多用于慢性病的诊疗。可双手进行按摩,也可借助刮痧板等工具进行。其中足部反射区按摩常用三种手法(表 4-33)。

表 4-33　足部反射区按摩常用手法

手法	操作
单食指叩拳法	一手固定足底部,另一手握拳,食指弯曲,其余四指屈曲做握拳状,拇指顶在中指背侧同时固定食指,以食指背侧的近节指间关节为施力点压刮足部反射区。适用于足底较平坦的反射区
拇指指腹按压法	一手握足,以另一手的拇指指腹为施力点,按压足部反射区。适用于心脏等不耐刺激的反射区
单食指刮压法	一手握扶足部,另一手拇指固定,食指弯曲成镰刀状,桡侧缘施力刮压按摩。适用于趾掌边缘的反射区

(1)物品准备:润肤膏,刮痧板等工具。

(2)操作步骤:洗净双手后,可使用少量润肤膏,采取合适的手法或借助刮痧板等工具进行刮拭、点按,注意保持一定的节律。

(3)按摩疗程:每次按摩 30 min,每天 1 次,10 天为一个疗程。

(4)注意事项:足部有开放性创口、局部炎症者不宜进行按摩,以免发生感染;足部按摩时力度应适中;空腹、过度疲劳、过饱等状态者均不适宜进行按摩;按摩结束后可饮用温水 1 杯以促进代谢,增强疗效。

3. 放血　对于足部出现的异常血丝或者疾病所对应的反射区可采用放血的方法进行治疗。

(1)物品准备:一次性采血针或无菌注射针头、三棱针,一次性无菌手套,75％酒精棉球及消毒干棉球,镊子。

(2)操作步骤:患者取合适体位,充分暴露放血部位,施术者穿戴好一次性无菌手套后,常规消毒施术部位,然后右手持一次性采血针或无菌注射针头、三棱针快速点刺 1～3 下以刺破血管出血,左手持消毒干棉球进行擦拭处理。视病情放血数滴,放血完毕后以消毒干棉球压迫止血,6 h 内避免放血部位碰水,以防感染。

(3)放血疗程:视病情每天 1 次或隔天 1 次。

(4)注意事项:严格执行无菌操作;点刺时要把握好进针深度在 2 mm 左右,以免过浅不能刺穿血管,过深则易造成不必要的伤害;注意进针手法要稳、准、快,以减轻患者疼痛;点刺后以自然出血为主,若出血不畅,可轻挤放血部位四周,使之出血,同时控制出血量为 6～10 滴,具体视病情而定;各种出血性疾病不宜放血,若遇贫血、妇女月经期也不宜放血治疗;刺血针应一人一支,以免交叉感染;传染病如艾滋病患者,尽量避免放血治疗;若选取的放血部位在内踝等较平坦处,可加用气罐使出血更顺畅。

十、太极全息

(一)太极全息总理论

1.理论基础 太极全息观源于《周易》。《易传·系辞上》曰:"易有太极,是生两仪,两仪生四象,四象生八卦。"天地大太极,万物小太极,一物一太极,一处一太极。太极的本质表达出了整体观,整体可分为局部,局部又包含整体。"太极全息"是董氏奇穴的指导思想之一,董氏奇穴的创始人董景昌先生指出,太极全息理念的核心在于部位对应,每一个相对独立的部分都可分为上、中、下三部分,分别对应人体的上、中、下三部分,在对应上有顺象、倒象之分,切合穴位的主治。从所选取全息部位的大小来划分,可分为大太极(肘膝太极)、中太极(腕踝太极)、小太极(局部太极)和微太极。微太极相当于局部全息,有相对精准的定位,太极全息的理念进一步扩大了全息的应用范围,是一种按照部位分区对穴位进行归类的方法,在临床运用上更为简便。

2.太极全息分布

(1)大太极。

大太极亦称肘膝太极,即四肢各有一太极,各以肘、膝为太极中心,对应于人身整体之太极——肚脐,有顺对、逆对,又有正象、倒象,包括手躯顺对法、手躯逆对法、足躯顺对法、足躯逆对法、手足顺对法、手足逆对法六种(表4-34、表4-35)。其中,手躯顺对法指的是上肢自然下垂时与躯干呈顺向对置。在手躯顺对法中,肩对应头,上臂对应胸脘(背),肘对应脐(腰),前臂对应下腹(腰骶),手与对应阴部。如下腹有病变,可取前臂穴位治疗,反之前臂病变也可取下腹或腰部穴位施治。而手躯逆对法即上肢与躯干呈逆向对置。在手躯逆对法中,手对应头,前臂对应胸脘(背),肘对应脐(腰),上臂对应下腹(腰骶),肩对应阴部。如胸脘有病变可取前臂穴位施治(如用内关或董氏奇穴火串、火陵治心悸、胸闷等),反之前臂有病变,亦可取胸脘部穴位施治。同理,下肢与躯干顺向对置即为足躯顺对法,下肢与躯干逆向对置即为足躯逆对法。

表4-34 大太极(肘膝太极)全息对应之手躯、足躯表

对应部位	头	胸脘(背)	脐(腰)	下腹(腰骶)	阴部	应用举例
手躯顺对	肩	上臂	肘	前臂	手	肩中治髋病,曲池、尺泽治膝病,五虎穴治手足病,小节治足踝痛
手躯逆对	手	前臂	肘	上臂	肩	董氏以肩部天宗、云白等穴治疗妇科阴道病,手针刺手指治头病
足躯顺对	髋	大腿	膝	小腿	足	大腿部之驷马穴治肺病,三通穴(通关、通山、通天)治心病,门金(陷谷)治痛经,太阳穴跳痛,大敦、隐白治崩漏,三阴交治下腹病

对应部位	头	胸脘(背)	脐(腰)	下腹(腰骶)	阴部	应用举例
足躯逆对	足	小腿	膝	大腿	髋	正筋、正宗治颈项痛,足临泣治偏头痛,门金治阳明头痛,束骨治后头痛,坐骨神经痛取手部灵骨、后溪,大腿酸痛取支沟、外关

表 4-35 大太极(肘膝太极)全息对应之手足对应表

对应部位	肩	上臂	肘	前臂	手	应用举例
手足顺对	髋	大腿	膝	小腿	足	髋病取肩中,膝病取曲池或尺泽,足趾痛取五虎穴,足踝痛取小节
手足逆对	足	小腿	膝	大腿	髋	坐骨神经痛取手部灵骨、后溪,大腿酸痛取支沟、外关

(2)中太极。

中太极又称腕踝太极,即以腕踝为太极中心,对应肚脐,范围从手指或足趾到前臂中段或小腿中段。中太极也有顺对及逆对(表 4-36)。

表 4-36 中太极(腕踝太极)全息对应表

对应部位	头	胸脘(背)	脐(腰)	下腹(腰骶)	阴部	应用举例
顺对	指/趾	掌/跖	腕/踝	前臂前段/小腿下段	前臂中段/小腿中段	水相(太溪)用于治疗肾绞痛
逆对	前臂中段/小腿中段	前臂前段/小腿下段	腕/踝	掌/跖	指/趾	支沟和搏球治疗便秘及尾骶痛

(3)小太极。

小太极又称局部太极,指面部、手、臂、足、腿等局部相对独立,都可分为三部分,对应三焦。上部诊治头部及心肺疾病,中部诊治脾胃、肝胆疾病,下部诊治肾与膀胱、下肢疾病。小太极亦有倒象,中部诊治脾胃、肝胆疾病,上部诊治肾与膀胱、下肢疾病,下部诊治头部及心肺疾病。

人中是面部的元气中枢,眉、人中所在水平面将面部划分为上、中、下三部分。顺象则眉相当于横膈,为上、中焦分界线,如攒竹治疗打嗝;人中线相当于腰脐线,在此一水平线的穴位皆治疗腰病;而腰脐上的位置为肾,如董氏奇穴中马金水治疗肾结石、肾绞痛。倒象则两眉(印堂)为腰脐线,如针刺睛明、攒竹可治腰痛;两眉向上,即额部为肾,眼胞映肾,肾虚则眼圈发乌,肾炎则眼皮浮肿;额顶对应膀胱、子宫,如神庭可治疗膀胱病;此腰脐线稍下即为肠,眉上奇穴四腑一穴、四腑二穴能治小腹胀、肠病;两颧对应肝脾,左颧对应脾,右颧对应肝,肝脾有湿或肝脾不和,则易有黄褐斑,又称肝斑;位于两颧下部的两腮对应肺,肺结核、肺阴虚、肺热均能见两腮部发红;鼻头对应胃,酒渣鼻即胃有湿热;人中线为横膈线,如打嗝时可掐人中;人中对应食管,口对应心,口唇反映心脏,承浆之下对应颈部,承浆可治疗口渴及颈强、落枕、颈部疼痛等症;口角下两边对应支气管,气喘时则对应支气管部位的水金、水通会发青,刺水金、水通可治咳喘。

四肢亦有局部太极,也就是以中段之中央为太极中心,对应中焦脐腹,治疗脾胃、肝胆等相关的中焦疾病,上段治疗头部及心肺相关的上焦疾病,下部治疗肾与膀胱、下肢等相关的下焦疾病。以前臂为例,前臂前部之火串可治疗气短、心悸等上焦疾病,前臂中部肝门治疗肝炎等中焦疾病,前臂后部之心门治疗膝痛及尾椎痛等下焦疾病。整个手掌也是一个太极,三间与后溪的连线是手掌的活动中枢线,对应腰脐,位于这条线的穴位皆能治疗腰痛,如大白、腕顺穴。正象则腰脐线以上至指缝对应心胸胃脘部,如少府、劳宫治胃病;而指缝至指尖间治五官病,如木穴、三叉三;指尖治疗头部及神志病。腰脐线以下至掌根间为小腹少腹部;掌根为阴部,治疗子宫病、坐骨神经痛等。手掌也有倒象,其应用体现在五间治疝气、尿道炎、前列腺炎;掌根大陵治疗口腔炎、口臭;重子、重仙治疗颈肩背痛等。此外,上臂、大腿、小腿等部位也存在局部太极。

按生物全息论,人体任一相对独立的肢节都是整体的缩影,存在与整体相应的穴位,相对于小太极而言,这些小部位的全息对应,可称为微太极,其应用包含掌针、眼针、耳针、足针、头针、腕踝针等多种针法。

3.适应证及禁忌证 太极全息治疗疾病范围广泛,尤善治疗头痛、三叉神经痛、坐骨神经痛、胸痛、腹痛等疼痛性疾病,面神经炎、面肌痉挛、肢体麻木等神经功能异常类疾病,颈肩腰腿痛等外科病。太极全息针法的禁忌证同普通针灸禁忌证,此外,本法刺激量大,情绪紧张、恐惧疼痛者应慎重使用。

(二)太极全息诊法

1.诊察方法 患者取合适体位,根据病情选合适的太极穴区,若病位在四肢,一般避开局部病位取穴。在选定好的太极穴区,定位时按照正象或倒象的对应原则,按寻、体察阳性反应点。

2.阳性反应及临床意义 临床多见的阳性反应包括结节、压痛、局部血丝显露等表现,除了外伤、手术创口等不可逆的改变外,正常情况下,任何不同于正常生理现象的反应,都可视为阳性反应。阳性反应的出现一方面可为施针提供定位依据,另一方面不同的阳性反应所代表的临床意义略有差别,如出现结节表示存在气血阻滞,多为痛证;压痛多为急性病;局部血丝等多见于慢性病及长期反复不愈的疾病。

(三)太极全息治疗

1.毫针 针对诊察到的阳性改变的部位进行取穴,一般情况下一针即可,有时需要联合运用太极全息以增强疗效。即在选用大太极的同时可以再选择中太极或小太极,或者在另一部位选用大太极。

(1)物品准备:0.5～1 寸的一次性不锈钢针灸针(长度 15～25 mm,直径 0.3～0.35 mm),

75%酒精,无菌棉签。

(2)操作步骤:患者取合适体位,充分暴露针刺部位,施术者消毒双手后,押手确定穴位,刺手持毫针,垂直刺入穴位,以针感取效为宜(一般深度为2～5 mm)。留针20 min,期间可嘱患者尽量活动病痛处。起针时施术者左手持无菌棉签置于穴位处,右手起针,左手持无菌棉签压迫针眼片刻,以防出血。

(3)毫针疗程:一般每天1次,4次为一个疗程,治疗需要2～3个疗程。

(4)注意事项:严格执行无菌操作;精神紧张、疲劳、虚弱状态者不宜做毫针治疗,以免发生晕针;局部皮肤炎症者、孕妇、血液病患者、有出血倾向者禁用;本法针感较强,治疗前宜向患者充分解释。

2. 放血 诊察发现血丝显露时,一般采取放血治疗,可与毫针联合应用。此外,对于气滞血瘀类的痛证,也可采用本法。

(1)物品准备:一次性采血针或无菌注射针头、三棱针,一次性无菌手套,75%酒精棉球及消毒干棉球,镊子。

(2)操作步骤:先对穴位局部进行简单消毒、清洁后,按摩放血部位,使其充血。施术者戴好一次性无菌手套后,再次对穴位局部进行常规消毒,着重消毒放血部位。以左手固定穴区,充分暴露放血部位,右手持采血针或无菌注射针头、三棱针快速点刺3～5下以刺破血管,出血即可。视病情放血数滴至数毫升,放血完毕后以消毒干棉球压迫止血,6 h内避免放血部位碰水,以防感染。

(3)治疗时间:视病情每周1～2次。

(4)注意事项:本疗法属于有创疗法,应严格执行无菌操作;点刺时要把握好进针深度在2 mm左右,以免过浅不能刺穿血管,过深则易造成不必要的伤害;注意进针手法要稳、准、快,以减轻患者疼痛;点刺后以自然出血为主,若出血不畅,可轻挤穴区四周,使之出血,同时控制出血量,具体视病情而定;各种出血性疾病患者不宜放血,若遇贫血、妇女月经期也不宜行放血治疗;刺血针应一人一支,以免交叉感染;传染病如艾滋病患者,尽量避免放血治疗。

十一、八字全息

(一)八字全息总理论

1. 理论基础 湖北李柏松先生创建的八字疗法以"阴阳、相对、平衡、反应"为指导思想。其中,"阴阳""相对""平衡"确定大概的治疗位置,"反应"确定精准的针刺点。"阴阳"表明方位,指上下、前后、左右、内外分阴阳;"相对"是指病点与治疗点相对,其总原则是"阴病治阳、阳病治阴",即上病下治,下病上治,左病右治,右病左治,后病前治,前病后治;"平衡"是指在"阴阳"与"相对"的原则中,病点与治疗点同本体的重心点在一条直线上(图4-12)。八字治疗法中的本体可分为四个部分:头为一个本体,以耳尖根部为中心点;颈部为一个本体,以颈部的前正中线的中点和后正中线的中点作为中心点;躯干为一个本体,以躯干的前后正中线的中点作为中心点;四肢为一个本体,上肢与下肢不等长,故按比例来确定中心点。"反应"是指当人体发生疾病后,除了在病灶区会发生疼痛、麻木、肿块等变化外,还可能在疾病病灶"相对""平衡"的"治疗点"部位出现异常反应。

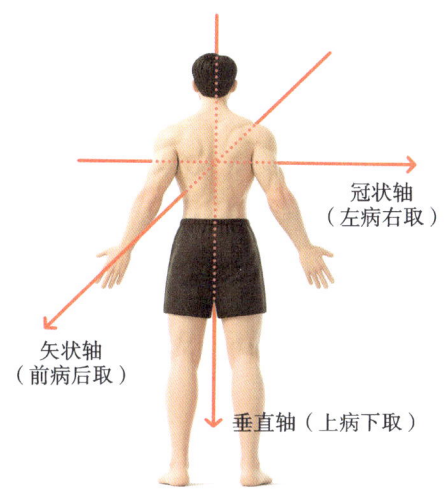

图 4-12　八字疗法示意图

注:矢状轴、冠状轴和垂直轴三者之间互相垂直。其中,矢状轴平行于地面,是指从
前至后穿过人体前后两侧的水平轴线。冠状轴指的是从左至右穿过人体左右两侧
的水平轴线。垂直轴是指自上而下穿过人体头顶到足底之间的竖直轴线。

2. 八字全息穴位分布　治疗点可分为阳性点、辨证点、能量点三类。阳性点即在疾病病灶"相对""平衡"的"治疗点"部位发现异常反应的穴点;能量点即调节人体阳气、提高免疫力的穴区,包括内四穴、外三穴(图 4-13)、大椎、命门、长强等;辨证点即通过辨证、审查所寻找到的疾病的病根处,如左腿后侧疼痛按八字全息应选右手掌心侧的阳性点取穴针刺,而单取阳性点的缺点在于易复发,应考虑引起腿疼的病因是腰椎问题还是坐骨神经痛,并根据病因选取病根处进行治疗。

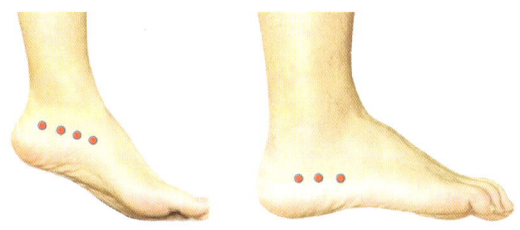

图 4-13　内四穴、外三穴

3. 适应证及禁忌证　本疗法应用范围广泛,只要出现"病感"或"病型"就可采用本法治疗。过劳、过饥、过饱、醉酒、精神过度紧张者不宜针刺,有出血倾向或凝血功能障碍者不宜针刺,局部皮肤感染、开放性创口、肿瘤等特殊部位禁止针刺,孕妇禁用本法。

(二)八字全息诊法

1.诊察方法 在"阴阳""相对""平衡"的指导下,有如下对应关系:颈椎对应耻骨联合,肩关节对应对侧髋关节,肩胛区对应对侧腹股沟及小腹外侧区,肘关节对应对侧膝关节,腕关节对应对侧踝关节,指关节对应对侧趾关节,腰椎对应胸骨体(将胸骨体均分成5份,由上至下倒立对应于第五至第一腰椎),胸椎对应腹部(从耻骨联合至胸骨剑突下均分成12份,倒立对应于第一至第十二胸椎)。八字全息疗法的关键在于阳性点的定位(即找与疾病病灶相对应的反应区),再结合能量点和辨证点(病根点)的应用。当人体发生疾病后,可根据对应关系,在疾病病灶"相对""平衡"的"治疗点"直接检测到结节、压痛或观察到颜色异常等反应。

2.阳性反应及临床意义 在八字全息疗法中,其阳性反应可归纳为"病感"和"病型"两类。其中,"病感"指疼、胀、酸、麻、痒五种特殊感觉,"病型"指肿、硬、色、疣、僵五种特殊病理表现。阳性反应表现形式的不同多由所在部位的结构、组织相异而造成,其实质都是人体气血不和、阴阳失衡的外在反应。

(三)八字全息重点穴位

八字全息重点穴位见表4-37。

表4-37 八字全息重点穴位

穴位	定位
百会	头部正中线上,两耳尖连线之中点处。该能量点的实质部位涵盖百会、四神聪等穴
大椎	第七颈椎棘突下凹陷处。该能量点的实质部位涵盖大椎及其周边穴位,如第七颈椎上下及左右华佗夹脊穴等
腰二	第二腰椎棘突下凹陷处。该能量点涵盖其周边如第二腰椎棘突、第三腰椎棘突及左右华佗夹脊穴等部位
长强	尾骨尖端与肛门连线的中点处。直接针刺到尾骨端,叩刺3～5下,使针感传到巅顶。该能量点以长强为主,涵盖整个肛门全息区
曲骨	确切位置指的是耻骨联合上缘中点。该能量点的实质涵盖整个耻骨联合治疗区
天突	胸骨上窝正中处。该能量点的实质涵盖整个胸骨上窝治疗区
感冒三针	风府、风池向上,枕骨下缘处,均分为2份,共3个治疗点
内四穴、外三穴	内踝下赤白肉际处,均分为3份,共4个治疗点;外踝下赤白肉际处,均分为2份,共3个治疗点

(四)八字全息常用疗法

八字全息常用针刺法,要求有骨则刺骨膜,无骨则刺筋膜,按照部位选取九针中不同的针具,施针时以刺透网状物为目的,瞬间改善病变部位平衡状态,达到"低刺激、高反应"的效果,也可根据具体病情选择相应的进针层次。对于怕针以及体质虚弱的患者,可采用穴位按摩、点穴、刮痧等方式代替针刺,一般也能收效。

(1)物品准备:一次性不锈钢针灸针(根据不同部位选取合适规格的针刺用具),75%酒精,无菌棉签。

(2)操作步骤:选择适当的体位,使既有利于穴位的定位又便于针刺操作和长时间留针。令患者自然放松,暴露施针部位。施术者清洗双手后对穴区进行常规消毒,押手确定穴位,刺手持针,根据所选穴位直刺或斜刺,使针尖朝向骨膜(筋膜)或平刺贴骨膜(筋膜)进针。取得针感后,留针 30 min,如果针感逐渐减弱,可每隔 5～10 min 做小幅度捻转的行针手法,留针期间嘱患者缓慢活动患处,以加强气血运行。起针时施术者左手持无菌棉签置于穴位处,右手起针,左手用无菌棉签立即压迫针眼片刻,以防出血。

(3)针刺疗程:每天或隔天 1 次,3 次为一个疗程。

(4)注意事项:针刺局部有严重感染、溃疡和创伤者,妊娠早期和临产孕妇,危重症患者以及血友病等凝血功能障碍者禁用;注意严格执行无菌操作;此法针感较强,治疗前宜向患者充分解释;取穴尽量准确。

第五章 经穴局部诊察

一、经络系统概述

经络是经脉和络脉的总称,是人体内运行气血、联络脏腑、沟通内外、贯穿上下的通路。经络系统由经脉、络脉和连属于体表的十二经筋、十二皮部组成,其中经脉包括十二经脉、十二经别、奇经八脉,络脉包括十五络脉(十二经脉和任督二脉各自别出一络,再加上脾之大络)和难以计数的浮络、孙络等。《灵枢·脉度》载:"经脉为里,支而横者为络,络之别者为孙。"按脉的大小、深浅差异将其分为"经脉""络脉""孙脉"等,它们纵横交错,遍布全身,将人体内外、脏腑、肢节联络成一个有机的整体。其中十二经脉是经络系统的主体,具有表里经脉相合、与相应脏腑络属的特征,包括手三阴经(手太阴肺经、手厥阴心包经、手少阴心经)、手三阳经(手阳明大肠经、手少阳三焦经、手太阳小肠经)、足三阴经(足太阴脾经、足厥阴肝经、足少阴肾经)、足三阳经(足阳明胃经、足少阳胆经、足太阳膀胱经),也称为"十二正经"。十二经脉在体内与脏腑连属,其中阴经主里属脏络腑,阳经主表属腑络脏。十二经脉之间存在表里配对关系。《素问·血气形志》言:"足太阳与少阴为表里,少阳与厥阴为表里,阳明与太阴为表里,是为足阴阳也。手太阳与少阴为表里,少阳与心主为表里,阳明与太阴为表里,是为手之阴阳也。"互为表里的经脉在生理上有密切联系,病变时会相互影响,治疗时亦可相互为用。经络具有联系脏腑、沟通内外、运行气血、营养全身、抗御病邪、反映病候、传导感应、调和阴阳的作用。《灵枢·海论》记载:"夫十二经脉者,内属于腑脏,外络于肢节。"《灵枢·本脏》记载:"经脉者,所以行血气而营阴阳,濡筋骨,利关节者也。"《灵枢·经脉》记载:"经脉者,所以能决死生,处百病,调虚实,不可不通。"

二、经穴诊察的意义

《素问·调经论》曰:"五脏之道,皆出于经隧,以行血气,血气不和,百病乃变化而生。"经隧即经络,与五脏六腑气血盛衰变化关系密切,是脏腑生理状态及病理变化的感受器。当脏腑受到刺激时,刺激就会沿着经络传导至体表从而出现各种异常表现。经穴诊察在临床上常用于辅助诊断和治疗疾病。经穴诊察法可溯源至《灵枢·经水》中"审、切、循、扪、按,视其寒温盛衰而调之,是谓因适而为之真也",阐述了经穴诊察操作的具体方法,即以经络系统为核心,运用审、切、循、扪、按等方法诊察疾病病性寒温、气血盛衰的不同,观察分析人体经络、经穴的气血、经气状态及组织结构的变化,以发现有异常变化的经脉或阳性反应明显的经穴,从而判断及定位疾病。《灵枢·刺节真邪》曰:"用针者,必先察其经络之实虚,切而循之,按而弹之,视其应动者,乃后取之而下之。"故经穴诊察是诊断和治疗疾病的重要依据。

三、经穴诊察具体方法

（一）审

审即审视、审查，即观察经络循行区域及经穴部位皮肤色泽及络脉显浮等异常变化，包括审视体表皮肤和审视络脉。络脉是从经脉分出的位置较浅的分支，纵横交错，网络周身，其中分布于皮下浅表且浮而易现的络脉称为浮络，即体表的浅表静脉。审视络脉时首先观察浅表静脉形状和颜色变化等异常，如《灵枢·经脉》曰："凡诊络脉，脉色青，则寒且痛；赤则有热。"说明通过观察络脉颜色可以判断病变的寒热性质。其次审视络脉时要审视体表多个部位、同一部位不同颜色的络脉，如鱼际、四肢肘膝关节部位。《灵枢·经脉》曰："胃中寒，手鱼之络多青矣；胃中有热，鱼际络赤，其暴黑者，留久痹也；其有赤有黑有青者，寒热气也。"说明血络诊察有助于临床具体疾病的诊断，特定部位异常血络的颜色变化可以辅助辨别相关的病证情况，且疾病病理性质不同，在体表显现的络脉颜色也不同，如鱼际络脉颜色为青色说明胃中有寒，鱼际络脉颜色为红色表明胃有实热。若体表某一部位出现异常血络，则提示相应经络气血瘀滞或脏腑病变。这种异常血络与正常络脉区别明显，一般呈暗紫或紫红色，短小且不规则，常出现在较固定的部位，沿经脉循行路线出现异常血络，如脾胃功能紊乱患者可在小腿外侧足三里附近发现颜色紫红的细小血络，胆囊有病变时可在胆囊穴处或下肢胆经循行路线上出现血络。对于异常血络的治疗常采用刺络放血疗法，可快速起效。审视皮肤即观察经络循行区域及经穴部位皮肤色泽和形态，如皮色红晕、苍白等。异常血络、皮疹、丘疹、痈疽疮疖、毛发异常、肌肤凹陷或隆起等形态改变均属于皮肤望诊范畴。

（二）切

切即切脉、诊脉，指在十二经浅表络脉搏动处感知脉动以辨别经络寒热虚实状态的诊察方法，按切脉部位可分为三部九候诊法、三部诊法和寸口诊法。三部九候诊法的切脉部位有头部、上肢、下肢三部，每部又各分上、中、下三处的动脉，《素问·三部九候论》中详细描述道："上部天，两额之动脉；上部地，两颊之动脉；上部人，耳前之动脉……天以候头角之气，地以候口角之气，人以候耳目之气。"

常切诊的经脉搏动处有额角动脉、耳前动脉、颊部脉动、人迎脉、寸口脉、冲门脉、太溪脉、冲阳脉、太冲脉。额角动脉即颞浅动脉浅支，相当于头维、悬厘等处，以候头气，了解头部气血的虚实；耳前动脉即颞浅动脉，位于手少阳三焦经之下关附近，《灵枢·厥病》曰"耳鸣，取耳前动脉"，在耳前动脉处可候耳目气血虚实，诊治耳部疾病；颊部脉动即面动脉，位于足阳明胃经之大迎处，切颊部脉动可了解口齿部气血虚实情况；人迎脉即颈总动脉搏动处，位于足阳明胃经之人迎处，以候胃气；寸口脉即桡动脉，为手太阴肺经经气流注和经气渐旺的特殊反应点，十二经脉脉气流注于肺而汇聚于寸口，故诊寸口脉可了解全身营卫气血的盈亏；冲门脉即髂外动脉,位于足太阴脾经之冲门处,可了解脾经气血之盈亏;太溪脉即胫后动脉,位于足少阴肾经之太溪处,刘完素《伤寒直格》曰:"太溪脉,则肾气如经也,弱则微烦,涩则厥逆",故切太溪脉可候肾气之虚实;冲阳脉即足背胫前动脉,位于足阳明胃经之冲阳处,以候胃气;太冲脉动即第一跖背动脉搏动处,位于足厥阴肝经之太冲处,以候肝疾。

三部诊法首见于张仲景《伤寒论》,即诊察颈人迎、手寸口、足跌阳三部脉象变化以测知病情。以寸口候十二经及脏腑之气变化,以人迎、跌阳分候胃气变化。现代中医学独候寸口,其切脉部位在桡骨茎突内侧桡动脉搏动处。寸口又称脉口,位于手太阴肺经原穴太渊处,气血循环流注皆起始于肺经,十二经脉气汇聚于寸口,且寸口处肌肤薄嫩,脉位显要,方便诊察。《难经·六十六难》曰:"五脏六腑之有病者皆取其原也。"故诊寸口易感知机体脏腑气血盛衰变化,为诊治疾病提供依据。

(三)循

循即循推、循按,指医者用拇指指腹沿经络循行路线向心方向循推以感知经络缝隙中出现的结节、结块、结络、脆络或指下滞涩、松软下陷、局部肌肉紧张等异常变化。王居易认为结节由痰湿所致经络瘀阻而成,大小不一,小者如米粒,大者如绿豆,边界较清晰,质地较硬,多出现在四肢部尤其是肘膝以下的经络缝隙处,常提示病程较久;结块边缘光滑,小者如豆,大者如枣,多出现在肌肉丰满处的经络缝隙中;结络为经络中或纵或横或斜向的细小条状物,多出现在关节处及络穴分布部位;脆络较结络更细、更短,指下有脆碎的感觉,大多在络脉较浅的部位出现,如原穴处常可触摸到,多见于急证;指下滞涩是在循按时指下出现如触摸砂纸样拘涩凝滞、不顺畅的感觉,说明该经气血瘀滞,运行不畅,或因病程较长,气血虚损、津亏液耗所致;松软下陷是指在经络缝隙中感觉指下松散绵软,常提示气血亏虚,如足三里松软下陷,常提示脾胃亏虚。局部肌肉紧张常表现为某一部位肌肉僵硬、胀痛,常在肌肉丰厚处出现,提示气血瘀积或寒热湿邪留滞于内,如按压梁丘疼痛提示阳明寒凝、瘀血,可能有胃痉挛或胃溃疡;风市上下肌肉紧张提示少阳气机不畅。

(四)扪

扪即扪抚、抚摸,用手掌触摸患者皮肤感知该部位皮肤润燥和温度变化,常用于较平坦的部位,如前额、胸腹、胃脘、肩背部等,运用扪法时应持续一段时间以观察所接触部位的寒热变化。《灵枢·邪客》曰:"必先明知十二经脉之本末,皮肤之寒热,脉之盛衰滑涩。"指出运用针刺治病前需辨别皮肤寒热及脉象滑涩的情况,提示皮肤寒热情况对于针刺治病起重要的指导作用,如寒凉感提示机体阳气不足或相关脏腑虚寒,如肾阳不足导致四肢部皮肤冷凉,可取补阳穴位或烧山火等补法进行治疗。《黄帝内经》中的尺肤诊法也属于扪法范畴,该诊法以诊察腕横纹至肘横纹前臂尺侧部位皮肤的润泽、粗糙、冷热等情况,根据尺肤分布所主的脏腑胸腹以测知病情。《素问·脉要精微论》道:"尺内两傍,则季胁也;尺外以候肾,尺里以候腹;中附上,左外以候肝,内以候膈;右外以候胃,内以候脾;上附上,右外以候肺,内以候胸中;左外以候心,内以候膻中。"从生物全息理论角度来看,尺肤为全身脏腑器官小投影,可以反映相应脏腑虚实盛衰变化。《素问·平人气象论》曰:"尺热曰病温,尺不热脉滑曰病风。"指出尺侧皮肤的温度变化对诊断疾病有积极意义。

（五）按

按即按压,即用按压手法按压相应部位或经穴,以了解肌肉松紧程度或经穴是否有疼痛、酸胀、麻木等异常感觉,判断各经的变化,其力度较循法大且层次更深。按法分为指按和掌按,指按适用于全身各部经穴,以了解经穴处是否存在压痛或阳性反应物等情况;掌按适用于体表面积大且较为平坦的部位,如腰背部、腹部,以了解该部位肌肉软硬、松紧等情况,从而判断各经的异常。《灵枢·背腧》曰:"欲得而验之,按其处,应在中而痛解,乃其腧也。"若某经穴出现异常反应,则提示相应脏腑的功能病变,如在胃俞、中脘或其附近部位按压到阳性反应物,并伴有此处压痛、酸胀感等异常变化,常提示胃肠疾病;长期月经量少的患者,按压血海时可感到空虚下陷感,并伴有此处压痛、酸胀感等异常变化,提示血虚、脾虚。

四、经穴诊察异常表现

（一）望诊

1. 皮色变化　审查皮肤和络脉的颜色变化可以判断脏腑经络的盛衰虚实。《素问·皮部论》曰:"其色多青则痛,多黑则痹,黄赤则热,多白则寒,五色皆见,则寒热也。"青为肝木之色,肝病则气机失于疏泄,气滞血瘀,不通则痛,可见对应部位皮色发青;黑为肾水之色,肾阳不足、寒凝血脉,好发拘急疼痛之症,可见对应部位皮色发黑、拘急挛缩;黄为脾土之色,脾土不运,气血不足,可见对应部位皮色萎黄,水谷积滞,湿邪内蕴,可见对应部位皮色黄或橘黄;赤为心火之色,心火上炎、相火旺盛,可见对应部位皮色发红;白为肺金之色,肺气虚寒,血行迟滞,水道不调,水饮内聚,可见对应部位血色少而色白,水饮多而浮肿;若五色皆有则为错乱之象,主寒热并见。

2. 皮毛变化　皮毛变化是指毛发分布、数量、颜色和结构上的改变。《灵枢·五音五味》曰:"圣人视其颜色,黄赤者多热气,青白者少热气,黑色者多血少气。美眉者太阳多血,通髯及须者少阳多血。"依据毛发的色泽与荣枯可窥探经络气血的盛衰,如血虚可出现头发生长速度慢、干枯易断、毛色发黄或早白、脱落;脾气虚,气血生化乏源可见毛发枯萎、色泽减退、脱发等表现。

3. 凹凸变化　观察局部皮肤是否出现凹陷、隆起、皮疹、水疱等,也是经络望诊的重要内容。如足三里凹陷提示脾胃气虚,太溪凹陷提示肾气亏虚,复溜处皮肤出现红色丘疹水疱则提示阴虚热盛,肺俞处有隆起则提示胸肺有热。《素问·五脏生成》曰:"脾之合肉也,其荣唇也。"若脾失健运,水湿内停,外壅肌肤,则容易产生疱疹类皮肤病,如口唇周围见丘疹、疱疮、银屑。

4. 异常血络　血络是邪气侵入经脉之前或久病后邪气滞留络脉形成的瘀血，主要表现为体表颜色、充盈度异于周围正常小血管。《灵枢·血络论》曰："血脉者，盛坚，横以赤，上下无常处，小者如针，大者如筋。"血络没有固定部位，可出现在身体各处，常充盈于皮下，色红或暗紫，如腰痛患者可在委中、合阳、腰骶部等部位出现异常浮络。

（二）触诊

1. 皮下结节　皮下结节指在经穴上可按压触摸到大小、形状、硬度不一的"物体"。不同结节可代表不同的病证，临床常见有圆形结节、扁平形结节、椭圆形结节、梭形结节、条索状结节、气泡样结节、链珠状结节。圆形结节圆滑如珠，软硬不一，如黄豆大小，与周围组织粘连较紧，推之移动性不大，按压时常感觉酸痛，多见于疼痛症状，如在偏头痛患者风池或天柱两侧或单侧常可触及圆形结节；扁平形结节形如圆饼，表面平滑，质软不移动，位于浅表部位，易于触及，检查时用力宜轻，多见于慢性病，如肾虚者肾俞、志室可出现扁平结节；椭圆形结节形态卵圆，表面平滑，软硬皆有，推之易移动，如耳鸣患者可在肾俞一侧或双侧触及椭圆形结节；梭形结节两头尖、中间大、表面光滑，质感稍硬，在皮下常可移动，多见于急性炎症、痛症或气滞血瘀证，如急性肝炎患者可在肝俞触及梭形结节；条索状结节形如绳索，粗细不一，质感较硬，富有弹性，推之可动，多见于慢性病，如风湿性关节炎患者可在膝关节周围痛点触及条索状结节，慢性肝炎患者可在肝俞触及条索状结节并有压痛；气泡样结节具有空洞感，多见于皮下，好发于恶性肿瘤，如胃癌、食管癌患者可在第八胸椎两侧触及气泡样结节；链珠状结节为几个圆形结节相连如珠串，形如锁链，多见于慢性消耗性疾病，如结核病患者可在结核穴下触及链珠状结节。

2. 润燥变化　皮肤的润滑与燥涩可以反映机体气血津液盈亏。皮肤润滑提示气血充盛；皮肤枯涩提示气血不足；新病皮肤多润滑且有光泽，提示气血未伤；久病肌肤枯涩为气血两伤；血虚失荣或血瘀可致肌肤甲错。

3. 感觉变化

（1）压力变化：压力变化是指按压诊察经穴时产生酸、麻、胀、痛的敏化程度，以按压时的压力轻重来划分。轻轻按压即感觉疼痛难忍者为三级，说明病情较急较重，对于小刺激疼痛较为敏感；以正常压力按压时疼痛可忍者为二级；重压而轻微疼痛者为一级，说明病情较缓或处于潜伏期。

（2）温度变化：疾病状态下的经穴温度变化是经穴功能变化的异常表现之一，当机体处于病理状态时，相应部位的皮肤温度可出现异常变化，如脐周发凉反映小肠吸收功能异常，女性则可能是卵巢子宫病变；脐下发凉反映机体状态低下，多见于虚证。脏腑发生病变时，其对应背俞穴、原穴处可出现温度异常，如肝实证患者的肝俞、太冲皮肤温度较健康人明显升高，肺病患者双侧肺俞可出现不同程度的皮肤温度升高，阳虚体质患者的肾俞部位常感发凉。

日本针灸学家赤羽幸兵卫提出，当脏腑经络处于病理状态时，相应经脉的井穴对温热刺激的敏感程度也会随之变化，因此提出经络知热感度测定法，亦属于经穴诊察中经穴温度变化范畴。即用点燃的灸用线香，按照先手后足、同名经先左后右的顺序，依次熏烤各经四肢末端的井穴，运用雀啄手法对准井穴上下来回熏烤，要求速度、节律均匀，以至患者不耐灼热，达到温痛阈值时停止操作并记录灼烤次数,将其作为知热感度数值,并对同名经左右两侧数值进行比较,生理状态下左右两侧井穴知热感度是相对恒定的,其数值应当保持一致,若左右两侧数值相差过大,即为病态。数值高者表明该经井穴对热刺激敏感度较差,该经病证相对"虚";数值低者表明该经井穴对热刺激较敏感,该经病证相对"实",左右两侧数值差距一倍或数倍则表明相应经脉产生病变。根据各经井穴对知热感度的数值变化及左右失衡状态分析井穴对温热刺激的敏感程度变化,分析脏腑经络虚实盛衰,以作为诊断病性和选穴的参考依据。

现代学者在赤羽氏测定法的基础上进行改良,将点燃的线香与所测井穴保持同一水平,垂直距离 2 mm 左右,记录从开始灼烤到出现疼感的时长,以此作为测定值,将十二井穴同一时间测定的数值进行比较,数值高者表明该经病性属实,数值低者病性属虚。知热感度测定法操作简单,其作为经络诊察法的一个分支,在临床上优势突出。刘炳权常采用此法分析虚实夹杂辨证困难的病证,如虚实表现不明显的坐骨神经痛患者用此法测定为膀胱经虚证、胆经实证,治以秩边施烧山火补法、阳陵泉施透天凉泻法效果显著。俞云在赤羽氏测定法原理基础上制定出一种将经络与体质检测技术相结合的检测方法以治疗慢性疲劳综合征,即根据知热感度测定结果,分析经络气血虚实,从而选取相应背俞穴及补泻手法进行治疗,取得了一定疗效。

井穴在诊断和治疗上均有较大意义。井穴位于四肢末端,位置极浅,皮下分布着丰富的毛细血管和神经末梢,对温度敏感,通过测量知热感度变化来分析经络的异常变动,能够侧面反映脏腑经络气血的盛衰。《灵枢·动输》中说"夫四末阴阳之会者,此气之大络也",可知井穴为阴阳经经气交接汇合的部位,具有交通阴阳气血的作用,《难经·六十五难》曰"然所出为井,井者东方春也,万物之始生,故言所出为井也",此处借具有"万物始生"特点的"东方"和"春"来说明井穴是各经气血的起源之处,可调顺脏腑,疏通各经气血。

(3)疼痛变化:疼痛是皮肤或内脏疾病在体表的反应,在一定程度上反映了机体某些功能障碍,但由于病因、病理性质不同以及病程长短不一,所以疼痛的表现形式也不一样,一般包括皮肤表面痛、特定体位痛、体表压痛及舒适痛。皮肤表面痛即患者主诉有疼痛症状且能明确指出疼痛部位,通常疼痛范围较大,常因软组织炎症、关节炎或外伤性损伤等引起;特定体位痛即患者主诉有疼痛症状或不适,但在一般体位时疼痛不明显或不痛,只有处于某一特定体位或做某动作时疼痛明显或加剧,常因软组织炎症所致;体表压痛即患者自觉无明显疼痛,但在经穴诊察时发现经穴或局部肌肉存在压痛、酸胀等阳性反应,提示所属脏腑功能失调或局部经络气血瘀滞;舒适痛是指对某一经穴进行诊察时患者没有不适感或者疼痛,反而感到轻松舒适,通常提示内脏器官的功能性变化。

五、压痛点分布特点

(一)病变相邻部位及经脉循行路线

内脏发生病变时常可在相应特定的解剖位置寻找到压痛点或阳性反应点。如冠心病心绞痛患者常在左侧背部心脏投影区有压痛;阑尾炎患者常在右下腹麦氏点处有明显压痛及反跳痛。这些压痛点均出现在病变脏器体表投影区。针灸学认为,在病变部位相应经脉的循行路线上能找到相应的压痛点,尤其是特定穴处。《灵枢·背腧》曰:"欲得而验之,按其处,应在中而痛解,乃其腧也。"利用压痛点诊治颈椎病时,发现其压痛点多位于腕骨附近,《灵枢·杂病》曰:"项痛不可俯仰,刺足太阳,不可以顾,刺手太阳也。"腕骨为手太阳小肠经之原穴,可舒筋通络止痛。胆囊炎患者在阳陵泉直下 1～2 寸处有明显压痛,阳陵泉是足少阳胆经之下合穴,可用以诊察和治疗胆腑病。以上都与脏腑经络理论相符合。

(二)全息分布

《素问·离合真邪论》曰:"气之盛衰,左右倾移,以上调下,以左调右。"指出机体出现病变时,体内阴阳失衡,可出现气血盛衰偏移变化,因此可在病灶上下、左右对称点部位探查到压痛。

临床上也常在第二掌骨全息、耳部全息、面部全息等与人体相对应的全息元探查到阳性反应点。《灵枢·口问》曰:"耳者,宗脉之所聚也。"耳穴是指耳廓上的刺激点、反应点,与人体脏腑经络气血相通,在机体有病变时,耳穴特定部位就会出现各种阳性反应,如皮色改变、压痛,耳穴形态改变(出现凹陷、结节)等。

(三)触发点

触发点是骨骼肌纤维紧张带上高度敏感的压痛点,又称激痛点或扳机点。从临床表现上可将触发点分为两类,即活跃型和潜伏型。活跃型触发点始终会引起肌肉自发性疼痛、局部或远处放射痛等症状。而潜伏型触发点一般隐匿于肌肉中,未激活时无特殊临床表现、无疼痛感,当受到过度负重、创伤、疲劳、抵抗力下降、体态姿势长期失衡等因素刺激时,潜伏型触发点会被激活转化为活跃型触发点,引起肌肉疼痛、运动受限等相关症状。触发点主要分布于肌肉起止点区域,其诊察目前以触诊和超声检查为主,按压触发点时具有深层组织敏感、结节、放射痛的典型特征。

六、寻找压痛点的方法

(一)分部寻找

1. 病灶局部取穴　在患病所在部位寻找压痛点是《黄帝内经》中"以痛为腧"理论的运用,《灵枢·经筋》曰:"治在燔针劫刺,以知为数,以痛为腧。"指出经筋病的治疗以选取局部压痛部位针刺为基本原则,历代医家对此观点基本认同。如明代医家张景岳在《类经》中提出:"以痛为输,即其痛处是穴也。"明代医家马莳曰:"其所取之腧穴,即痛处是也,素云天应穴者。"隋代医家杨上善更是在《黄帝内经太素·经筋》中阐述了经筋病治疗重在以痛为腧的缘由:"输,谓孔穴也。言筋但以筋之所痛之处,即为孔穴,不必要须依诸输也。以筋为阴阳气之所资,中无有空,不得通于阴阳之气上下往来,然邪入腠袭筋为病,不能移输,遂以病居痛处为输。"经筋病的病机主要为邪入腠理,侵袭经筋,导致气血阻滞不通,发为疼痛,在病灶局部取穴可直达病所,疏通瘀滞。

2. 经脉循行取穴 根据患处部位,确定病变所在脏腑经络,在相对应经脉循行路线上选取穴位。《难经·六十九难》曰:"以经取之者,是正经自病生不中他邪也,当自取其经,故言以经取之。"经络内属脏腑,外络肢节,历代医家都强调"宁失其穴,勿失其经",说明了循经的重要性。明代汪机《针灸问对》言:"病随经所在,穴随经而取。"《医学入门》亦言:"因各经之病,而取各经之穴者,最为要诀。"循经取穴包括循经近取、循经远取、循经首尾取穴和两端循经取穴法。

循经近取者选取距病所较近的本经穴位,《灵枢·终始》曰:"治病者,先刺其病所从生者也。"如肝区疼痛选章门、胃脘疼痛选梁门、天枢;远取者选取病所远端的本经穴位,尤其是四肢肘膝关节以下具有远治作用的特定穴。

循经首尾取穴即分别取经脉的首穴或尾穴治疗经脉尾端或首端病变,如病变部位在经脉尾端处,则取该经脉的首穴进行针刺,反之亦然,因取穴在经脉的起止端,因此也称为循经起止取穴。《灵枢·根结》中说:"九针之玄,要在终始,故能知终始,一言而毕,不知终始,针道咸绝。"说明了经脉首尾穴应用的重要性。十二经脉的起止部位是各经脉相交汇聚之处,同名阳经相交于头面部,同名阴经相交于胸腹部,阴阳两经相交于四肢末端的井穴,因此循经首尾取穴可以使相交经脉气血交接贯通,沟通上下,协调阴阳。根据《黄帝内经》中"病在上者下取之,病在下者高取之"原则,对于病变在经络首尾端的疼痛、麻木、疗毒等均可使用此法,如取手阳明大肠经首穴商阳针刺或放血以治疗尾穴迎香处的红肿热痛;取手少阳三焦经尾穴丝竹空以治疗无名指疼痛等。

两端循经取穴即同时针刺病变经脉的首尾穴以治疗本经病症的方法,主要用于本经循经路线上的局部疼痛。此法首次见于《马丹阳天星十二穴主治杂病歌》中的担截法,即取经脉病变处同一端穴位以阻断疾病进展为截法,属上文所述的循经近取范畴;取病变处两端穴位治疗为担法。如肩前部位疼痛,属手阳明大肠经循行路线,可取肩髃,也可取首穴商阳配合尾穴迎香治之。由于许多痛症是由肌肉紧张痉挛引起,因此治疗痛症时除了选取病变经脉起止两端穴位外,还可针刺病变区域所属肌肉的起止两端。

3. 脏腑对应取穴 中医学认为人体的五脏六腑及其组织器官互相关联,如心藏神,主血脉,其华在面,在窍为舌,所以神志、血脉、舌方面的疾病可在手、足等部位的心脏全息反射区进行取穴;肝藏血,其华在爪,在窍为目,所以血液、筋、眼睛方面的疾病可在肝脏全息反射区进行取穴;脾主肌肉,其华在唇,在窍为口,所以肌肉、口唇方面的疾病可在脾脏全息反射区进行取穴;肺主皮毛,其华在毛,在窍为鼻,所以皮毛、鼻等方面的疾病可在肺脏全息反射区进行取穴;肾主骨,其华在发,在窍为耳,所以骨骼、头发、耳部疾病可在肾脏全息反射区进行取穴。

4. 全息对应取穴 先确定病灶位置,以脐为参照点,在病灶上下、左右交叉对称部位取穴。《灵枢·终始》有"病在上者下取之,病在下者高取之"的记载。《素问·阴阳应象大论》曰:"故善用针者……以右治左,以左治右。"《素问·缪刺论》也说道:"邪客于经,左盛而右病,右盛而左病……如此者,必巨刺之。"取之左右经脉对应原则,即左病取右,右病取左。也可上下左右交叉对应取穴,即关节对应取穴法,如肘对膝,腕对踝,肩对髋,左右交叉对应,主要用于四肢肘膝关节附近的疼痛。如《素问·缪刺论》曰:"邪客于臂掌之间,不可得屈。刺其踝后,先以指按之痛,乃刺之。"即在对侧踝关节处寻找对应压痛点进行针刺以治疗腕关节疾病。

(二)特定穴寻找

1. 五输穴　五输穴是四肢肘膝关节以下,包括井、荥、输、经、合五类一组的特定穴位,对治疗脏腑病症有着重要作用。《难经·六十八难》曰:"井主心下满,荥主身热,俞主体重节痛,经主喘咳寒热,合主逆气而泄。"指出五输穴在临床治疗上各有重点。

井穴为五输穴之首,为十二经经气源泉。《灵枢·动输》曰:"夫四末阴阳之会者,此气之大络也。"井穴位于四肢末端,阴阳之气在此处交接,可用于神志病的急救。明代医家杨继洲《针灸大成》曰:"凡初中风跌倒,卒暴昏沉,痰涎壅盛,不省人事……急以三棱针,刺手十指十二井穴,当去恶血。"说明了井穴用于急救的特殊作用,如针刺心井少冲、小肠井少泽、心包井中冲均能醒脑开窍,祛邪泻实,治中风猝倒、不省人事。井穴也用治肝病,《难经·六十五难》曰:"然所出为井,井者东方春也,万物之始生。"《难经·七十四难》说道:"春刺井者,邪在肝。"可知井穴具有万物始生之特性,然肝属木,主生发,春天刺井有助于肝的升发疏泄,预防肝气郁结等病。井穴还用于治疗"心下满",若为脾气不升,胃气不降所致脾胃胀满症候,根据"阴井木,阳井金",木主升发,金主沉降,一升一降,刺脏、腑相应井穴可使脾胃中枢之气升降相因,协调通畅。

荥穴多分布在指(趾)、掌(跖)关节附近。"荥主身热"说明临床上荥穴常用于治疗发热病证,"阴荥火,阳荥水"说明荥穴既可清实热,也能清虚火。

输穴位于腕踝关节附近,"主体重节痛"。阳经输穴属木,木属肝主筋,能舒筋通络,常用于治疗各种痹症、痛症;阴经输穴属土,土属脾主肌肉,能祛湿通络,《针灸集成》曰:"输主体重节痛,脾邪也。"常用于治疗脏腑病症。

经穴"主喘咳寒热",如《针灸甲乙经》曰"胸中彭彭然,甚则交两手而瞀,暴痹,喘逆,刺经渠及天府""热病寒(当为汗)不出,胸痛不得息,颌肿,寒热,耳鸣,聋无所闻,阳谷主之。"可知经穴主治特点。

合穴"主逆气而泄",凡因脏腑不合所致逆气、泄泻等疾病,均可取合穴治疗。

2. 俞穴和募穴　背俞穴是脏腑之气输注于背腰部的特定穴,分布于足太阳经背部第1侧线上,多用于诊断和治疗相应脏腑疾病;募穴是脏腑之气汇聚于胸腹部的特定穴,分布于胸腹部相关经脉上,多用于治疗六腑病证,五脏六腑的病变均可通过其分属的穴位出现异常反应进行诊断。《难经·六十七难》的"阴病行阳,阳病行阴。故令募在阴,俞在阳"以及《素问·阴阳应象大论》的"善用针者,从阴引阳,从阳引阴"等论述说明腑病可多与募穴联系,故临床上常将病变脏腑相对应的俞穴和募穴配合使用以增强疗效,此为俞募配穴法。《素问·奇病论》曰:"病名胆瘅……此人者,数谋虑不决,故胆虚气上溢,而口为之苦,治之以胆募、俞。"此为俞募配穴法的具体运用。

3. 原穴和络穴　原穴是脏腑原气输注、经过、留止于十二经脉四肢部的特定穴,《灵枢·九针十二原》曰："五脏有疾,当取之十二原。十二原者,五脏之所以禀三百六十五节气味也。五脏有疾也,应出十二原。"指出脏腑病变会在原穴部位出现异常变化,以此推知脏腑功能盛衰变化。络穴是十二经脉在四肢肘膝关节以下别出部位的穴位,可加强表里两经的联系。在临床上常将原穴和络穴配合使用,称为原络配穴法。取原络相配,原穴调治脏腑经络虚实各证,络穴可"一穴通两经",治表里两经病证,两者一表一里,可通达内外,沟通上下,达到调整脏腑功能的作用。

4. 下合穴和八脉交会穴 下合穴是六腑在足三阳经的一组特定穴,是六腑气血汇聚于下肢三阳经的部位,《灵枢·本输》指出:"六腑皆出足之三阳。"说明下合穴与六腑关系密切。八脉交会穴是十二经脉与奇经八脉脉气相通的八个特定穴,均分布于四肢肘膝关节以下的部位,临床配穴时多将八穴上下相配使用,以发挥协同作用。

5. 郄穴 郄穴是十二经脉在四肢气血汇聚的部位,大多位于四肢肘膝关节以下,阳经郄穴多治急性痛症,阴经郄穴多治血证。当脏腑发生病变时,相应郄穴常会发生疼痛或出现相性反应物,在临床中可通过郄穴异常反应诊断脏腑病变。

6. 八会穴 八会穴是脏、腑、气、血、筋、脉、骨、髓的精气所分别会聚的部位,与其所属的脏腑、组织联系密切,具有特殊治疗作用。《难经·四十五难》曰:"经言八会者,何也? 然,府会太仓(中脘)、藏会季胁(章门)、筋会阳陵泉、髓会绝骨(悬钟)、血会膈俞、骨会大杼、脉会太渊、气会三焦一筋直两乳内(膻中)也。"在临床与此八者有关的病证均可取八会穴治疗。

第六章 巨刺或缪刺治疗常见病

第一节　诊疗思维

一、临证思维

在传统针灸治疗中,辨病、辨证、辨经三者紧密结合,不可或缺,运用八纲辨证、脏腑辨证、经络辨证等辨证思维分析疾病的病位、病性,判断病位在脏、在腑、在经、在络、在表、在里,病性属阴、属阳、属虚、属实、属寒、属热。在疼痛方面,人体各部分组织往往相互牵连,脏腑疾病可表现为形体官窍部位的疼痛症状,筋骨关节疾病亦能引发与脏腑关联的疼痛,故临证治疗时需注意鉴别。

奇穴巨刺缪刺治痛症的辨证思路亦是在此基础上发展的,其创新点主要在于三个方面。第一,诊疗思维新:融合了《黄帝内经》巨刺缪刺理论及刺法,传统针灸辨病、辨证、辨经络的诊疗思维,同气相求理论原则,全息诊疗理论,经络诊察法等内容;第二,取"穴"新:所取之"奇穴"为广义部位之称,不仅包括传统穴位、经外奇穴,还包括阿是穴(异常疼痛点)、异常络脉;第三,治疗方法灵活:针刺方法不仅局限于传统巨刺缪刺的深、浅刺法,还常用刺络放血法、火针等方法。

奇穴巨刺缪刺治痛症的诊断思路将"诊病发所在"与"诊病源所在"相结合。若为脏腑病源,取穴则辨其病在何脏何腑,属何证候,进而结合穴位特点进行选穴;同时应辨其病变所在部位,有何发作特点,进而结合穴位特点进行配穴。若为经络肢节病源,则辨其病变所在经络,经络诊察有无异常、经络证候表现,进而结合穴位特点进行选穴;同时应辨其病痛发作特性,八纲辨证有何特点,有何脏腑关联,进而结合穴位特点进行配穴。综合而言,奇穴巨刺缪刺治痛症主要通过全息诊疗、经络辨证、脏腑辨证,结合经络诊察或局部特色诊察,判断病位和病症发展状态,选取针灸治疗的主穴,以远端取穴为主;通过八纲辨证联系疾病发作特点,判断疼痛性质,辅助选择恰当的治疗方式,或配伍适宜的辅助治疗穴位。因此,病情越单一者,取穴越精简、迅捷而有效。

如急性腰扭伤患者,若为单纯小关节错位、软组织扭伤,则辨病源所在为经络肢节,辨疼痛病位在督脉,表现为疼痛不可俯仰,经络诊察人中、后溪、太冲、太溪、昆仑等穴位有异常压痛反应,委中可能出现异常血络,则此时可取委中进行刺络放血拔罐以祛瘀通络,针刺远端穴位人中、后溪,以通督行气止痛,针刺时需配合腰部活动,常常能够起到立竿见影的效果。

此外,由于腰为肾之府,肝主筋而肾主骨生髓,肝肾亏虚、筋骨不荣、腰脊骨坏者更易频发扭伤或疼痛迁延不愈,尤其是中老年人群,此时可通过更具体的望诊、问诊,辨舌象、脉象,判断患者是否存在肝肾亏虚、精少髓亏之证,从而决定在软组织损伤的恢复期治疗时是否要配伍太溪、肾俞、悬钟等补益肝肾、强筋壮骨的穴位,以促进身体恢复,减少扭伤复发。

而慢性腰痛患者,多由外感风寒湿邪、内在肝肾亏虚所致,或兼血瘀气滞、气血痹阻,此时可根据病位、穴位特点选取远端穴位,如飞扬、承山、昆仑、束骨、金门、太溪、大钟、太冲等;以寒湿为甚者,取穴可配伍腰阳关、命门、风市、承山,并可采用温针灸治疗;以肝肾亏虚为甚者,取穴可配伍肾俞、志室、阳陵泉、悬钟、太冲;以瘀血为甚者,可配伍委中、阿是穴进行刺络放血、拔罐。

上述临证思维的发展皆离不开"辨病论治""辨证论治""辨经论治"三大基础。

(一)辨病论治

痛症种类虽多,若按照部位划分,主要可分为肢体关节病痛、内科病痛、头面官窍病痛三大类。经络运行气血,外络于形体肢节、官窍,内通于脏腑,如《灵枢·海论》所云:"夫十二经络者,内属于腑脏,外络于肢节。"在针灸临床诊治时,应通过辨病,分辨疼痛的病因为肢体、脏腑还是官窍本身,从而结合穴位特点取穴。

若四诊所得提示病源在脏腑,则以脏腑辨证、八纲辨证为主,结合经络诊察(脏腑之原穴、背俞穴异常压痛、红疹、血络)的方法,辨其病在何脏、何腑,继而根据疼痛所在部位,辨其发病经络。若四诊所得提示病源在经络肢节、头面官窍,则以辨经脉、辨络脉的方法为主辨病位,辅以八纲辨病性。

(二)辨证论治

针灸临床治疗疾病时,不论病在脏腑、在肢节还是在官窍,都应辅以八纲辨证以明辨阴阳、表里、寒热、虚实,从而更加准确地选穴以及选择更对症的操作方法。

(1)辨阴阳:阳证多用针刺,阴证或阴阳两虚证多用灸法。《灵枢·官能》言:"针所不为,灸之所宜……阴阳皆虚,火自当之。"

(2)辨表里:《素问·刺要论》言"病有浮沉,刺有浅深,各至其理,无过其道",《灵枢·终始》言"在骨守骨,在筋守筋"。带状疱疹痛在皮肤,宜浅刺、放血;腰椎间盘突出病在筋骨,则宜深刺。

(3)辨寒热:寒为阴邪,易伤阳气,多用灸法或温针灸法;热为阳邪,多用毫针针刺法或刺络放血法。

(4)辨虚实:《灵枢·经脉》云"盛则泻之,虚则补之"。辨虚实主要通过脉诊、经络诊察、针下变化而定。《灵枢·九针十二原》言:"凡将用针,必先诊脉,视气之剧易,乃可以治也。"《灵枢·经脉》言"实则必见,虚则必下",提示我们在对经脉进行"审、切、循、扪、按"时,可发现相应的异常变化,如脾胃虚弱者,足三里可出现凹陷;肾气亏虚者,太溪可出现凹陷;肝胆火旺者,肝俞、胆俞可出现隆起或紫红色血络、红疹;乳腺结节者,公孙可出现条索、米粒状物。《灵枢·终始》言"邪气来也紧而疾,谷气来也徐而和"及上文所述"实则必见,虚则必下",都提示我们临证时一要观察针下穴位局部变化,针身有无下陷或凸起于皮肤水平面,二要感受针刺得气感,是为紧张、滞涩,或为徐缓、匀实。

（三）辨经论治

窦材《扁鹊心书》言："学医不知经络，开口动手便错。"经络辨证具体可分为辨经络病候、辨经脉、辨络脉。

辨经络病候主要是依据《灵枢·经脉》所记载"是动则病……"和"是主……所生病"的证候具体内容辨经络。此中证候包含了经络循行相关联的脏腑的病症和循行所过外经病症。例如"肝足厥阴之脉……是动则病腰痛不可以俯仰，丈夫㿉疝，妇人少腹肿，甚则嗌干，面尘，脱色。是肝所生病者，胸满，呕逆，飧泄，狐疝，遗溺，闭癃"，肝经病变可表现为腰痛不能俯仰、胸胁逆满、呕吐、下利清谷、疝气、遗尿、小便不利，出现上述症状时，可以考虑从肝经治疗。

辨经脉主要是通过经络循行辨病位，"经络所过，主治所及"，例如腹痛，腹部主要有任脉、肾经、胃经、脾经、肝经循行经过，若痛在左少腹，则考虑从脾经、肝经取穴进行治疗，如三阴交、太冲、地机、中都；再如腰痛，腰部主要有督脉、膀胱经、胆经、带脉循行，若腰痛在脊柱正中或夹脊，可选取督脉人中治疗，若在旁开 1.5～3 寸，则可取束骨、金门治疗，若腰痛在两侧或绕腰一周痛，则可取胆经足临泣（胆经之输穴，通带脉）治疗。

辨络脉主要是通过刺络放血治疗疾病，常用于久病瘀血入络、痹症疼痛，如《灵枢·寿夭刚柔》言"久痹不去身者，视其血络，尽出其血"，《灵枢·周痹》言"故刺痹者，必先切循其下之六经，视其虚实，及大络之血结而不通，及虚而脉陷空者而调之"，提示治疗顽固痹症疼痛需要找准血络"尽出其血""去宛陈莝"。

辨经络论治一定要结合经络诊察的方法。脏腑病症常常诊察原穴、背俞穴、募穴。颈肩腰腿等肢节病痛常常切寻病变部位相关经脉。诊察出的异常反应出现在哪条经脉，不一定就是循行所过或脏腑所属经脉（例如脊柱周围的腰痛也常可在肝经太冲出现异常压痛反应，心源性牙痛可能在心俞出现异常压痛，胃痛可能足三里没有出现压痛而在灵台、至阳出现剧烈压痛），同时观察异常反应的具体表现，包括异常压痛、米粒条索状物、红疹、皮屑、凹陷、隆起、血络等。

（四）选穴原则

针灸临证选穴原则主要包括近部选穴、远部选穴、辨证选穴、对症选穴。奇穴巨刺缪刺治痛症以远取四肢穴位为主。

为何要远取四肢穴位治疗疼痛呢？

针刺治疗痛症的应用范围很广，内科、骨伤科、五官科、皮肤科、妇科、儿科、外科均可涉及。笔者根据多年临床经验与文献学习，发现在针灸治疗疼痛取穴中，五输穴、原穴、络穴、八脉交会穴、八会穴等特定穴的应用频率非常高。善用针者，手不过肘，足不过膝，特定穴虽然主要分布在肘膝以下，但能主治全身疾病。元代窦汉卿《针经指南·流注通玄指要赋》总结了 50 余种疾病针灸治疗取穴经验，肘膝以下的五输穴占大多数。

根据"标本根结"的理论，经气在根结、标本处生发、聚结，在气街部交汇、扩散，加强了人体前后、左右、上下、内外的联系，人体"根""本"部的特定穴，常用于治疗病变远隔部位或全身性疾病,且疗效显著。例如《难经·六十八难》概括五输穴的作用为"井主心下满,荥主身热,俞主体重节痛,经主喘咳寒热,合主逆气而泄",能够治疗位于"结""标"的头颈、躯干部位的病症。《灵枢·九针十二原》言:"凡此十二原者,主治五脏六腑之有疾者也。"原穴既能够反映脏腑病变,又能治疗脏腑病变。络穴沟通表里经脉,能主治表里两经病变。郄穴可治疗本经循行部位及所属脏腑的急性疼痛。下合穴可治疗腑病。八脉交会穴的配合使用,能够进一步增强奇经八脉与十二经脉之间的联系。

《针经指南·标幽赋》记载:"拘挛闭塞,遣八邪而去矣;寒热痛痹,开四关而已之。"开四关可搜剔四肢百节风气,拘挛闭塞、寒热痹痛症可以通过开四关、驱散八风邪气来治疗。根据开四关理论,肘、膝附近穴位配伍可增强疏通气血、开通经脉滞涩的作用。开四关是一种治疗方法:"开"意为开通或打开,"四关"并非固定穴对(合谷、太冲)。《灵枢·小针解》曰,"粗守关者,守四肢而不知血气正邪之往来也",意指"关"为四肢。隋代杨上善,明代马莳、张景岳,清代张志聪等医家均认为"四关"与肘膝关节相关。马莳《灵枢注证发微》言:"四关者,即手肘足膝之所,乃关节之所系也。"张景岳《类经》言:"四关者,即两肘两膝,乃周身骨节之大关也。""四关"在十二经脉本部,是气血阴阳出入的要道,若"四关"受邪气阻滞而闭塞,气血运行障碍则发为痹痛。明代吴昆《针方六集》言:"言为寒为热,为痹为痛,皆四关闭塞所致。宜开通四关而已之。"高树中教授在《一针疗法》中提出下列观点:"四关"之"关"可理解为关节、关口、机关、枢纽、人体中起转折关联作用的部位,"四关"指人体中4个重要的关键部位——腕、踝、膈、脐,这4个部位都是原气经过、留止和汇聚的人体要塞。风寒湿热诸邪阻滞经络,皮、肌、脉、筋、骨气血凝滞不行,气机闭塞不通,枢机开阖不利,则肢体筋脉拘急作痛,不通则痛。特定穴治疗特点明确,针刺得气感强,选取特定穴可更好发挥穴性治痛特点、穴对配伍作用,开通四关以疏达闭塞气机,通利滞涩关节,活血行气而止痛。

"气位相关"理论也解释了远端穴位治疗躯干、肢体、内脏疼痛的机制,双肢内侧面相向并拢与躯干"同气",刺激四肢立体区域可在躯干部相应位置产生调治效应。例如内关与外关,内关治疗躯干内侧病症,如《针方六集》言其"主心腹一切痛苦",外关治疗头躯之外侧病症,如偏头痛、胁肋痛;位于小腿上方内、外侧的阴陵泉与阳陵泉,分别对应头躯内外,因此可治"疾高"之病;以列缺与后溪为例,列缺穴通于任脉,对应躯干前正中线,可以调理躯体前正中部位疾病,后溪通于督脉,对应躯干后正中线,可以调理躯体后正中线尤其是脊柱的疾病,如《针灸大全·千金十一穴歌》云:"胸项如有痛,后溪并列缺。"

研究表明,人体各部位在大脑皮质投影面积的大小与该部位的功能复杂程度呈正相关,功能越复杂的部位在大脑皮质投影面积越大,肢体远端部位的灵活性、敏感性、功能复杂程度比近心端部位更高,其对应的大脑皮质投影区面积更大,绝大多数特定穴分布在肘膝以下,比其他部位对大脑皮质的影响更大,神经通路的传导与功能调节更加活跃,且四肢远端神经血管分布丰富,故接收到的刺激作用更为明显。

因此运用远端穴位治疗疼痛时,可采取循经远取法、巨刺缪刺法;亦可在局部进行经络诊察、配伍取穴,以痛为腧,尤其是经筋病,如《素问·调经论》言"病在筋,调之筋;病在骨,调之骨;燔针劫刺其下及与急者",筋骨病在选取穴位治疗的同时,宜在经络诊察的基础上,有的放矢地配伍局部取穴,以加强止痛效果。总之,依据辨病、辨证、辨经络、辨病性,结合穴位特点,精准而合理地进行取穴组方,可充分发挥穴位治疗优势,提高针灸临床治疗效果。

二、取穴思维

下文所述取穴思维,是在上述辨证基础上,结合缪刺与巨刺理论、临床诊疗思维模式所拟出的有助于快速取穴的思维体系。

(一)首辨部位

辨病以明病源后,辨疼痛所在部位,可知其全息对应部位、循行所过经络、同气相求所在部位。

1. 从全息辨病位 联系全息对应理论、《黄帝内针》三焦同气相求理论可推知以下对应规律。

(1)将人体第二掌骨桡侧与人体全身(头、颈、上肢、肺心、肝、胃、十二指肠、肾、腰、下腹、腿、足)各部位对应,则对应关系大致为:三间(即董氏奇穴大白)对应头颈肩部,合谷对应胸脘腹部,董氏奇穴灵骨对应腰骶腿足部(图4-10)。

(2)将手掌(心或背)举起与人体躯干或面部顺向对应,则对应关系如下:手指及手掌远端1/3段(约三间与后溪连线)对应头面颈肩部及胸部,手掌中段(约合谷与后溪连线)对应心胸胃脘部,手掌近腕段1/3及手掌根(约灵骨与后溪连线)对应腰骶下腹部及阴部。总体来说,可以将手掌以三等分点划线分为上、中、下三焦区,具体见图6-1、图6-2。

(3)将手掌(心或背)自然下垂与人体躯干或面部顺向对应,则对应关系如下:手指及手掌远端1/3段(约三间与后溪连线)对应腰骶下腹部及阴部,手掌中段(约合谷与后溪连线)对应心胸胃脘部,手掌近腕段1/3及手掌根(约灵骨与后溪连线)对应头面颈肩及胸部(图6-1、图6-2)。

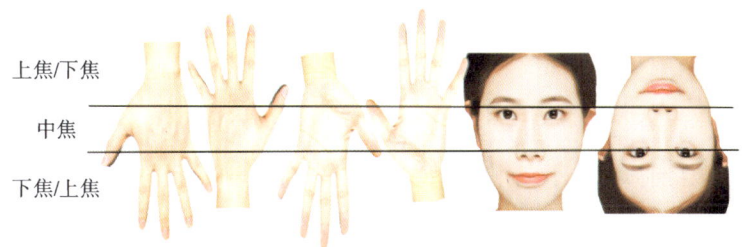

上焦/下焦
中焦
下焦/上焦

图 6-1 手掌面部全息对应图

(4)以腕踝部为活动中心,对应于人体躯干活动枢纽腰脐部,将手(或足)掌及前臂(或小腿)举起与人体躯干顺向对应,则对应关系如下:手指(或足趾)对应头部,手(或足)掌对应胸脘背部,手腕(或足踝)对应腰脐部,前臂(或小腿)前段对应腰腹部,前臂(或小腿)中段对应阴部(图6-3)。

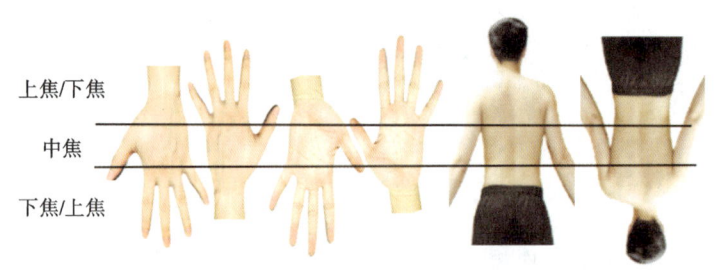

上焦/下焦

中焦

下焦/上焦

图 6-2　手掌躯干全息对应图

（5）以腕踝部为活动中心,对应于人体躯干活动枢纽腰脐部,将手(或足)掌及前臂(或小腿)举起与人体躯干逆向对应,则对应关系如下:手指(或足趾)对应阴部,手(或足)掌对应腰骶腹部,手腕(或足踝)对应腰脐部,前臂(或小腿)前段对应胸脘背部,前臂(或小腿)中段对应头部(图 6-3)。

（6）以肘膝关节为活动中心,对应人体躯干活动枢纽腰脐部,将上、下肢自然下垂分别与人体躯干顺向对应,则对应关系如下:手(或足)对应阴部,前臂(或小腿)对应腰腹部,肘关节(或膝关节)对应腰脐部,上臂(或大腿)对应胸脘背部,肩部(或髋部)对应头部(图 6-4)。

（7）以肘膝关节为活动中心,对应人体躯干活动枢纽腰脐部,将上、下肢自然下垂与人体躯干逆向对应,则对应关系如下:手(或足)对应头部,前臂(或小腿)对应胸脘背部,肘关节(或膝关节)对应腰脐部,上臂(或大腿)对应腰骶腹部,肩部(或髋部)对应阴部(图 6-4)。

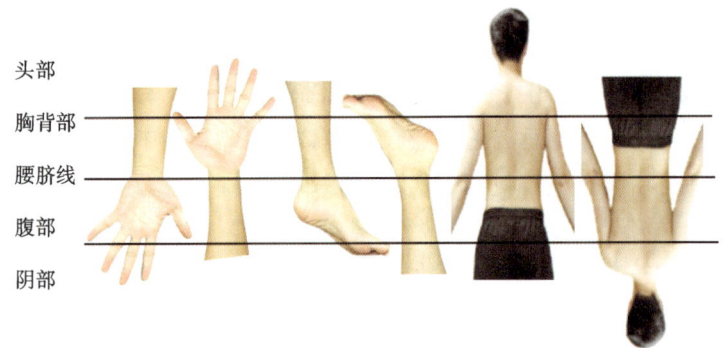

头部

胸背部

腰脐线

腹部

阴部

图 6-3　前臂(小腿)躯干全息对应图

（8）手、臂、腿、足、面部均可划分为与人体上、中、下各部位相对应的区段,分别治疗所对应部位的疾病。例如,将前臂(或小腿)自然下垂分别与人体躯干顺向对应,则对应关系如下:肘部或膝部对应人体头颈部,前臂或小腿依次对应人体胸背部、腰腹部、髋骶部,手腕部或足踝部对应人体足踝部;逆向则对应关系如下:手腕部或足踝部对应人体头颈部,前臂或小腿依次对应人体胸背部、腰腹部、髋骶部,肘部或膝部对应人体足踝部。

（9）将面部与人体三焦部位相对应,则对应关系如下:两眉连线为上、中二焦分界线,人中水平线为中、下二焦分界线,则额头对应上焦,眉下唇上面颊及鼻梁对应中焦,口唇下颌部对应下焦,故印堂可治疗肩颈痛,人中可治疗腰痛;反之,人中水平线为中、上二焦分界线,两眉连线为中、下二焦分界线,则口唇下颌部对应上焦,眉下唇上面颊及鼻梁对应中焦,额头对应下焦,

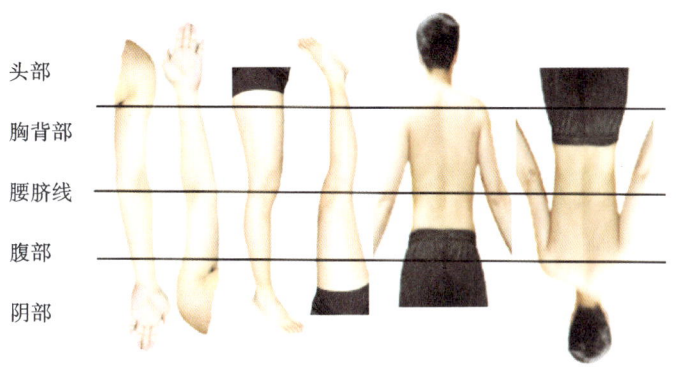

头部
胸背部
腰脐线
腹部
阴部

图 6-4　四肢躯干全息对应图

故人中可治疗落枕,印堂可治疗腰扭伤。此外,另有精细划分的全息对应关系,详见第四章"全息诊疗"(图 4-1)。

(10)穴位在面、手、肘、臂、腿、足的哪一区段,决定了治疗身体上、中、下不同区段的疾病。人体的这些部位皆能分为上、中、下三部,上部治疗上焦病,中部治疗中焦病,下部治疗下焦病。人体四肢各部位相互对应,颈部对应骶骨,肩关节对应髋关节,上臂对应大腿,肘关节对应膝关节,前臂对应小腿,腕关节对应踝关节,手对应足。根据《黄帝内针》三焦同气理论、"阴阳倒换求"理论,上区段治疗心肺颈肩等上焦部位病症,中区段治疗胃脘胸椎等中焦部位病症,下区段治疗肝肾腰骶等下焦部位病症;反之,上区段亦能治疗肝肾腰骶等下焦部位病症,下区段亦能治疗心肺颈肩等上焦部位病症。将上、下肢自然下垂分别与人体躯干顺向对应,则对应关系如下:上臂上段(或大腿上段)对应上焦心肺颈肩,上臂下段、肘关节、前臂上段(或大腿下段、膝关节、小腿上段)对应中焦胃脘胸椎,前臂下段及手(或小腿下段及足)对应下焦肝肾腰骶;逆向对应,则对应关系如下:上臂上段(或大腿上段)对应下焦肝肾腰骶,上臂下段、肘关节、前臂上段(或大腿下段、膝关节、小腿上段)对应中焦胃脘胸椎,前臂下段及手(或小腿下段及足)对应人体上焦心肺颈肩。

此外,另有耳部全息。1951 年法国医生 P. Nogier 在大量临床观察基础上,提出形如倒置胎儿的耳穴分布图,引起了医学界的轰动,推进了耳针疗法的发展。耳穴既能用于诊断,又能用于治疗。其诊断的最基本依据是病理形态学的改变。当人体患病时,与疾病相关的耳穴部位上,会出现各种阳性反应。耳穴的阳性反应点可随着疾病的发生、发展、转归而发生变化,能够反映目前主要疾病、病程的不同时期、疾病既往史、未来可能出现的疾病。耳穴在耳廓的分布有一定的规律:头面——耳垂,上肢——耳舟,躯干(脊柱)和下肢——对耳轮体部和对耳轮上、下脚,内脏——耳甲,胸腔内脏——耳甲腔,腹腔内脏——耳甲艇。1973 年张颖清教授提出生物全息律,促进了耳针的全息诊疗发展,目前全息耳穴图与常用的标准化耳穴图差异不大,但全息耳穴分布是否等同于形如倒置胎儿的耳穴分布尚未明确,全息理论指导下的耳穴分布规律还有待发展探索。

2. 从经络辨病位　主要依据辨经络病候、辨经脉循行判断病位。辨经络病候主要是依据《灵枢·经脉》所记载"是动则病……"和"是主……所生病"的证候具体内容进行辨经络。辨经络循行则为"经络所过,主治所及"。

3. 从脏腑辨病位 通过四诊信息、经络诊察综合判断进行脏腑辨证,与全息、经络辨证相结合,有助于精准配穴,提高疗效。例如肾虚腰痛,可取足少阴肾经穴位、肾之原穴太溪。

(二)次辨证候与症状特点

筋骨关节疼痛,多属中医学"痹症"范畴。以颈椎病为例,颈椎病属于中医学"项痹"的范畴,治疗着眼于"痹"的特点及"筋、肉、骨"的联系。依据痹症表现,可配用祛风、祛湿、温阳散寒、清热穴位,采取针对性的针刺手法(巨刺深刺久留之、缪刺浅刺疾发之)或刺络放血疗法;依据筋肉劳损症状特点,颈项不可转摇、回顾者,刺手太阳经(后溪);颈项俯仰不利者,刺足太阳经(束骨);颈部扭伤、筋痛及扭转不灵,可针刺外劳宫、悬钟、外关、内关、手三里,董氏奇穴之重子、重仙、正筋、正宗。

再如头痛,头痛主要与内在脏腑气血状态、外感邪气相关,除了分经论治选穴外,更要注重头痛性质的区别:若伴有头部昏沉、空痛,则宜配伍补气升阳的至阳、中脘、气海;若病程日久、头部刺痛,则宜配伍活血化瘀的血海、昆仑,局部进行点刺放血;若为偏头痛伴有目眩、耳鸣,则宜配伍疏肝利胆的支沟、阳陵泉、太冲、足临泣;若头痛伴有目赤、头重脚轻,则宜配伍平肝潜阳的风池、行间、侠溪、风市、涌泉、太溪、曲池。

根据国医大师贺普仁的临床经验及理论总结,依据疼痛的性质、发作时间、范围、痛处的形态、疼痛的喜恶、疼痛的程度,疼痛可以分为33种类型。

按照疼痛的性质,主要分为15种:酸痛、重痛、满痛和痛胀、绞痛、纽痛、痞痛、痛涩、支痛、切痛、引痛、跳痛、刺痛、掣痛、隐痛、空痛。

按照疼痛发作时间,主要分为5种:卒痛、缓痛、时痛、乍痛、持续痛。

按照疼痛的范围,主要分为5种:搐痛、偏痛、皆痛、尽痛、窜痛。

按照痛处的形态,主要分为2种:坚痛、肿痛。

按照疼痛的程度,主要分为2种:小痛、痛甚。

按照疼痛的喜恶,主要分为4种:痛而拒按、痛而喜按、痛而喜暖、痛而恶热喜冷。

酸痛,好发于肢体关节肌肉组织,或酸而胀痛,或酸而发软、无力,多为虚证。

重痛,好发于头部、四肢、脊柱关节,多与寒、湿等因素关联。

满痛和痛胀,好发于躯干部位,可由气滞、水饮、寒湿、痰食积滞导致,多与脏腑、经络之气机运行密切相关。《灵枢·胀论》记载:"胆胀者,胁下痛胀。"

绞痛,痛如绞索,是一种多发于内脏器官的剧烈疼痛,如《素问·至真要大论》云"少腹绞痛"。多与由寒邪入里,痰浊瘀血阻滞导致。

纽痛,患者自觉筋脉抽掣拘急作痛,多与经筋病变相关,如《灵枢·经筋》云"足太阳之筋……肩不举,腋支缺盆中纽痛"。

痞痛,痞满胀痛,好发于心胸胃脘,主要由邪聚心下胃脘,气机升降失常导致。

痛涩,即艰涩疼痛,《素问·气穴论》记载:"背胸邪系阴阳左右,如此其病前后痛涩,胸胁痛而不得息,不得卧。"表现为胸背间气血往来艰涩,痛而闷重如胸痹。

支痛,似有物横撑其中而满胀作痛,多为肝胆、脾胃病变,表现为胸胁支满疼痛。《素问·六元正纪大论》云:"厥阴所至,为支痛。"

切痛,疼痛急切而剧烈,多为肠中病变。

引痛,多个部位互相牵扯作痛,如《素问·缪刺论》云"邪客于足太阳之络,令人拘挛背急,引胁而痛",《素问·举痛论》云"心与背相引而痛"。

跳痛,有节律、一跳一跳的疼痛,如太阳穴跳痛。

刺痛,痛处固定,针刺样疼痛,如《灵枢·厥病》云"厥心痛,痛如以锥针刺其心",主要与瘀血阻滞相关。

掣痛,四肢筋肉牵掣作痛,与肝的病变相关。

隐痛,隐隐作痛,痛势绵绵,不知痛处,时作时止,按之缓解,得温则减。多由阳虚、气虚、精血不足所致。

空痛,疼痛时有空虚之感。多为气血亏虚、精髓不足、官窍失养所致。

卒痛,疼痛突然发作,疼痛剧烈,进展迅猛。多为阴寒证,如寒邪直中中焦发作胃痉挛。

缓痛,疼痛缓缓而来,时痛时止。多为久病体虚、气血不足所致。

时痛,疼痛为阵发性,多见于气滞、气虚之证。

乍痛,疼痛突然发作,持续时间短暂。

持续痛,痛而不休,多为瘀血所致。

揝痛,为局限性疼痛,疼痛部位聚集在一处。多为瘀血、痰湿凝结为有形实邪所致。

偏痛,偏侧疼痛,主要由于阴阳不和、气血不调、营卫失调所致。

皆痛,指身体多部位甚至全身作痛。《灵枢·经脉》记载足太阳膀胱经病候:"项、背、腰尻、腘、腨、脚皆痛。"

尽痛,遍身部位疼痛,如《灵枢·经脉》云"脾之大络,名曰大包……实则身尽痛,虚则百节尽皆纵",多为脾虚、血虚之证。

窜痛,疼痛部位游走不定,多为气滞、风邪或风寒湿夹杂所致。

坚痛,痛处固定,压之坚硬。为痰瘀等有形实邪积聚的实证。

肿痛,疼痛而肿胀,可伴有局部发热,或瘀血积聚,或水肿。多见于外伤、气滞血瘀、水饮内停。

小痛,痛势轻微。

痛甚,痛势剧烈,难以忍受,如《灵枢·厥病》云"头痛甚"。

痛而拒按,按之痛剧。多为瘀血、痰食积聚之实证。

痛而喜按,按之痛减。多为虚证。

痛而喜暖,得温则减,遇寒则重。为寒证、虚证。

痛而恶热喜冷,得寒则减。为热证。

(三)再察异常表现

异常表现包括病位局部以及其相关经络存在的异常反应,如穴位异常压痛点、阿是穴疼痛异常反应点、异常血络、异常汗毛分布、皮屑、结节、条索等,治疗以疏通筋肉阻塞、血脉瘀滞为主。例如颈椎病局部望诊可发现皮色变暗、青紫色血络、隆起肉包;触诊可发现筋结、条索、米粒状物、异常压痛点、穴位敏感点;远端对应穴位(如腕骨、外劳宫、中渚、手三里、阳陵泉、悬钟)部位可出现异常压痛或异常血络;耳穴颈椎区域可出现皮色变红、皮屑、串珠样条索、凹陷或凸起等异常反应。

(四)选穴特点

上下左右前后取穴,先考虑左右交叉针刺,兼顾上下前后针刺,以循经远取为主,且针刺后活动患处。手足部位取穴时,以同名经脉为主。取穴以肘、膝、腕、踝关节、输穴、原穴附近穴位为主。《难经·六十八难》记载:"俞主体重节痛。"原穴为脏腑原气输注、经过、留止于十二经脉四肢部的穴位。穴位以敏感点为主,可以不是十四经穴位。《素问·缪刺论》云:"邪客于臂掌之间,不可得屈,刺其踝后,先以指按之痛,乃刺之。"见络刺络,疏通瘀结。异常血络部位可点刺放血,出现筋结、条索可在其附近松解。《素问·缪刺论》云:"视其脉,出其血……因视其皮部有血络者尽取之,此缪刺之数也。"

第二节 筋骨关节痛症

一、筋骨关节特点

颈椎病、肩周炎、腰椎病、膝关节炎等各类筋骨疾病痛症属于中医学"痹症"范畴,其疼痛表现性质具有相似的特点,取穴主要依据其病因、病位、病程、局部结构特点、所过经络、临床表现特征、局部病理反应,确定所选"奇穴"的依据、治疗部位、治疗工具和方法。

《灵枢·经脉》记载:"人始生,先成精,精成而脑髓生,骨为干,脉为营,筋为刚,肉为墙,皮肤坚而毛发长,谷入于胃,脉道以通,血气乃行。"骨为"干",《说文解字·木部》记载:"榦(幹,干),筑墙耑木也。"段玉裁注"耑,谓两头也……幹所以当墙之两边障土者也",意为骨骼是人体的支架,起到"主干""支撑"的作用,既支持形体,又保护脏腑组织,乃筋之起止部位;脉为"营",营有领域的意思,脉为营,意为脉如同营房彼此相连,环周于身;筋为"刚"、肉为"墙",意为筋肉如同刚墙、筋条、绳索,起到支撑辅助、防御,维持张力、重力、稳定性、平衡性的作用;皮肤在外,受气血濡养而外生毛发,内护骨肉筋脉。人体关节部位的疼痛与筋、肉、皮的特点和功能密不可分。

陈日新教授基于多年研究与实践创新性提出骨性膝关节炎(膝痹)"筋病为先,骨病为果""痛在关节,病在经筋"的观点,为各类筋骨关节痛症的临床诊治提供了新的思维。有学者认为,骨性膝关节炎不仅反映了关节软骨破坏和修复之间的平衡失调,还反映了骨、滑膜、关节囊、韧带、肌腱、肌肉等组织的破坏和修复之间的平衡失调。不仅"膝痹"如此，"项痹"（颈椎病）"腰痹"（腰椎病）"肩痹"（肩周炎）亦有如此机制，均可依此思维进行治疗，筋骨并重，内外协调，骨正筋柔，气血以流。

何为"筋"？

"筋"是会意字，《说文解字·竹部》记载："筋，肉之力也。从力，从肉，从竹。竹，物之多筋者。凡筋之属皆从筋。"筋可理解为"肉之力也"，即产生力量的来源，如同竹一样能勒东西，坚韧而有力，能够约束骨骼，促使关节灵活运动。筋本义为附着于骨头、肌腱上的韧带，又引申包含皮下静脉血管脉络之意。人体经络系统包括"十二经筋"，"筋"又可指人体筋肉系统，具有"束骨而利机关"的作用。《素问·痿论》记载："阳明者五脏六腑之海，主润宗筋，宗筋主束骨而利机关也。"骨包括骨和关节，利机关即运转关节；宗，众也，张志聪注"宗筋为诸筋之会"，宗筋意为诸筋汇聚之处，泛指全身筋膜。《杂病源流犀烛》亦记载："筋之也，所以束节络骨，绊肉绷皮，为一身之关纽，利全体之运动者也。"

从解剖来看，筋肉属于软组织，软组织损伤可引起相关韧带松弛或紧张、肌肉萎缩或紧张僵硬、关节不稳定、关节骨化、损伤性关节炎、关节游离体等病理变化，导致人体平衡失调，而人体是一个有机整体，"力学状态"的异常改变不仅可导致局部病理变化，引起筋脉拘挛、转动不灵、疼痛，还可通过对周围的神经、血管、骨关节等组织产生不良影响从而诱发更多病症。

《灵枢·经筋》记载："经筋之病，寒则反折筋急，热则筋弛纵不收，阴痿不用。阳急则反折，阴急则俯不伸。"经筋病主要表现为经筋分布部位的肌肉拘急、疼痛、强直、弛缓、萎软不用等，从而导致疼痛、运动功能障碍，涉及现代医学所讲的退行性骨关节炎、风湿性关节炎、类风湿性关节炎、周围神经病变等疾病。

何为"痹"？

痹者，闭也，闭塞不通的意思，华佗《华氏中藏经》记载："痹者闭也。五脏六腑，感于邪气，乱于真气，闭而不仁，故曰痹。"秦景明《症因脉治》记载："痹者闭也，经络闭塞，麻痹不仁，或攻注作疼，或凝结关节，或重着难移，手足偏废，故名曰痹。"痹症指风、寒、湿、热等邪气侵袭人体皮肤肌腠、筋骨、经络，导致经络脉道拘急闭塞、气血凝滞不通，从而引起关节运转不灵、僵硬拘急、肌肉沉重酸痛、肢体麻木、屈伸不利，甚则关节肿大、灼热疼痛等症状的一类病症。《素问·痹论》记载，"风寒湿三气杂至，合而为痹也。其风气胜者为行痹，寒气胜者为痛痹，湿气胜者为着痹也""痹在于骨则重，在于脉则血凝而不流，在于筋则屈不伸，在于肉则不仁，在于皮则寒"，治疗需辨风、寒、湿、热邪之主次、轻重，患者体质。

风性善行而数变，风邪具有善动、游移不定、变化无常的特性，风邪侵袭为主的疾病多表现为病位（疼痛、瘙痒）走窜、行无定处、时作时止，如游走性关节疼痛。寒为阴邪，易伤阳气，阻碍阳气的温煦和布散，阳气受损则经脉气血运行滞涩不畅，甚则闭阻不通；寒性凝滞，易凝结气血津液、阻滞经脉而生痰停饮；寒性收引，可使人体腠理毛窍、筋脉、肌肉收缩而拘急痉挛，《素问·举痛论》言："寒气客于脉外则脉寒，脉寒则缩踡，缩踡则脉绌急，则外引小络，故卒然而痛。"寒邪所致筋骨关节疼痛多表现为冷痛不仁、酸楚、屈伸不利、筋肉拘急痉挛，疼痛较为剧烈。湿性重浊，具有沉重、附着难移、缠绵黏滞的特性；湿为阴邪，易流滞关节，胶着不解，凝滞气血,阻遏并耗伤阳气,使阳气不得布散,湿邪所致疼痛多表现为关节沉重、困重难举、肢体酸楚、肌肤不仁、屈伸不利,病位固定而附着难移。

风为百病之长,易以与寒邪、湿邪相合而成风寒湿痹;邪气入里郁久可化热而成风湿热痹。风湿热痹以关节红肿热痛为主要表现;风寒湿痹以寒邪为盛者,主要表现为关节沉重酸痛、冷痛、得温则减、遇冷加重,无红肿灼热感,为痛痹;风寒湿痹以湿邪为盛者,主要表现为关节沉重、困重难举、肢体酸楚、肌肤不仁,为着痹;疼痛游走不定者以风邪为盛,为行痹;若表现为局部刺痛、痛处固定者为有瘀血内阻。因此对于筋骨关节类痛症的治疗,在辨经络的基础上,还需辨证选穴,采取具有针对性的治疗工具和方法。

二、颈痛症

(一)概述

颈痛症以颈椎病为多见。颈椎病又称颈椎综合征,是颈椎椎间盘退行性改变及其继发病理改变累及周围组织结构,刺激或(和)压迫神经根、脊髓、椎动脉、交感神经等组织,出现相关一系列临床表现的疾病,属于中医学"痹症"(项痹)范畴。常表现为颈项部及肩背部肌肉僵硬、疼痛、活动不利(左右转摇、屈伸、俯仰不利),可伴有眩晕、头沉、恶心、呕吐、上臂手指麻木甚至脚踩棉花感等症状。根据病损部位和症状,主要可分为五大类:颈型(软组织型)颈椎病、椎动脉型颈椎病、交感型颈椎病、神经根型颈椎病、脊髓型颈椎病,两种以上类型同时存在为混合型颈椎病。其发病因素除先天因素、外伤外,主要与慢性劳损有关,例如长时间伏案工作、固定体位、不良姿势、超过正常承受范围的发力或持续用力、负重劳动等。长期劳损可导致筋肉拘急、粘连或松弛,肌肉力量不平衡,进而对骨骼造成不平衡的牵拉作用,促使韧带钙化、小关节紊乱,加速椎间盘的退变、椎体代偿性增生,引起一系列临床症状。此外,落枕也是颈部僵硬疼痛的常见病因,主要由于睡眠姿势不当、枕头过高、肩部受风、汗出受凉,或颈部劳累过度、发力不当、关节扭转不当等因素,导致局部肌肉紧张、痉挛、劳损、功能障碍而发病。各种急慢性软组织损伤所致颈部疼痛均可参考本症进行治疗。另外,内科疾病也可导致与颈椎病症状类似的症状,例如肩部疼痛、胸闷、心悸、背痛,需注意鉴别。

(二)取穴思维

1. 首辨部位 从全息辨病位。联系全息对应理论、《黄帝内针》三焦同气相求理论,针灸治疗颈项疼痛最常选取的部位有面部两眉连线以上及人中水平线以下、第二掌骨上端、手掌背远端1/3段(外劳宫水平线上下)、手腕及前臂远端1/3段、前臂近端近肘1/3段、脚背远端1/3段(太冲水平线上下)、踝关节及小腿下1/3段、小腿上端近膝1/3段、耳穴对耳轮下段颈椎区。任何类型颈项部软组织疼痛,均可参考选取上述部位的敏感点进行治疗。

从经络辨病位。从经络循行看,颈项部疼痛主要涉及的经脉为手阳明经、手足少阳经、手足太阳经、督脉。《灵枢·经脉》记载,"大肠手阳明之脉……上肩,出髃骨之前廉,上出于柱骨之会上……是动则病齿痛颈肿。是主津液所生病者……肩前臑痛,大指次指痛不用。气有余则当脉所过者热肿,虚则寒栗不复""小肠手太阳之脉……上循臑外后廉,出肩解,绕肩胛,交肩上……其支者,从缺盆循颈上颊……是动则病嗌痛,颔肿,不可以顾,肩似拔,臑似折。是主液所生病者,耳聋、目黄、颊肿,颈、颔、肩、臑、肘、臂外后廉痛""膀胱足太阳之脉……从巅入络脑,还出别下项,循肩髆内,挟脊……是动则病冲头痛,目似脱,项如拔,脊痛,腰似折……是主筋所生病者……头囟项痛,目黄泪出,鼽衄,项、背、腰、尻、腘、腨、脚皆痛""三焦手少阳之脉……循臑外,上肩,而交出足少阳之后,入缺盆……是主气所生病者……耳后、肩、臑、肘、臂外皆痛,小指次指不用""胆足少阳之脉……循颈行手少阳之前,至肩上,却交出手少阳之后,入缺盆;其支者,从耳后入耳中,出走耳前,至目锐眦后;其支者,别锐眦,下大迎,合于手少阳,抵于𬈑,下加颊车,下颈……是主骨所生病者,头痛,颔痛,目锐眦痛,缺盆中肿痛"。

《素问·骨空论》记载:"督脉为病,脊强反折……上额交巅上,入络脑,还出别下项,循肩髆内,挟脊抵腰中……督脉生病治督脉,治在骨上,甚者在脐下营。"《难经·二十九难》记载:"督之为病,脊强而厥。"

从脏腑辨病位。从脏腑病位来看,由于肝主筋、肾主骨,故颈项部软组织疼痛主要与肝肾相关。

2. 次辨证候与疼痛特点 颈椎病属于中医学"项痹"的范畴,其发病主要与外感风寒湿邪、肝脾肾气血亏虚相关,治疗着眼于"痹"的特点、"筋、肉、骨"的联系及内伤气血的调补,扶正祛邪。依据痹症疼痛表现,可配用具有祛风、祛湿、温阳散寒、清热功效的穴位,采取针对性的针刺手法(深刺久留之、浅刺疾发之)或刺络放血疗法。

颈部酸软伴头部空痛,可取太溪、悬钟;颈部酸痛伴气虚头晕,可取中脘、昆仑;颈部僵硬伴头沉、头重可配伍丰隆、阴陵泉,董氏奇穴之正筋、正宗;颈椎病伴偏头痛可配伍液门、中渚、风市、足临泣;依据症状特点,项不可回顾者,刺手太阳经后溪(输穴);颈项俯仰不利者,刺足太阳经束骨(输穴);颈部扭伤,筋痛及扭转不灵,取外劳宫附近压痛点、手三里,董氏奇穴之正筋、正宗;落枕常用外劳宫、悬钟、外关、内关、手三里,董氏奇穴之重子、重仙。

3. 再察异常表现 颈椎病患者的大椎处若出现"富贵包"(脂肪增生性包块),可点刺放血拔罐。其夹脊部位、四肢远端对应部位经络路线上若出现异常压痛、异常血络、异常汗毛分布、皮屑、结节、条索等表现,常见反应点有腕骨异常压痛、外劳宫异常压痛等,可进行针刺松解。耳穴颈椎区域若出现皮色变红、皮屑、串珠样条索、凹陷或凸起等反应,可进行耳针、耳穴压豆治疗。

4. 选穴原则 上下左右前后取穴,先考虑左右交叉针刺,兼顾上下前后针刺,以循经远取为主,且针刺后活动患处。手足部位取穴时,以同名经脉为主。取穴以肘、膝、腕、踝部位的五输穴、八会穴、八脉交会穴、络穴为主。《难经·六十八难》记载:"俞主体重节痛。"原穴为脏腑原气输注、经过、留止于十二经脉四肢部的穴位。穴位以敏感点为主,可以不是十四经穴位。《素问·缪刺论》云:"邪客于臂掌之间,不可得屈,刺其踝后,先以指按之痛,乃刺之。"见络刺络,疏通瘀结。异常血络部位可点刺放血,出现筋结、条索等表现可在其附近松解。《素问·缪刺论》云："视其脉，出其血……因视其皮部有血络者尽取之，此缪刺之数也。"

（三）取穴简表

颈痛症取穴见表 6-1。

表 6-1　颈痛症取穴简表

病位	特点	取穴部位	取穴依据	治法补充
颈项	后枕及项部后正中央疼痛（督脉）	督脉——印堂/人中 任脉——承浆	面部全息顺向/倒向对应；前后对应	针刺，艾灸
		肺经——列缺	上肢躯干全息逆向对应；通任脉，任督对应；络穴联系大肠经	针刺，艾灸
		小肠经——后溪	第五掌骨全息对应；手掌躯干全息逆向对应；通督脉；输穴特性	针刺，艾灸
	项部左右旁开1.5寸疼痛（足太阳膀胱经）；项背肩胛骨周围痛（手太阳小肠经）	小肠经——后溪	第五掌骨全息对应；手掌躯干全息逆向对应；脚背躯干全息对应；手足太阳经同气相求；循经远取；输穴特性；《灵枢·杂病》云"项痛不可俯仰，刺足太阳；不可以顾，刺手太阳也"	针刺，艾灸
		膀胱经——束骨		针刺，艾灸
		小肠经——腕骨	上肢躯干全息逆向对应；循经远取；手足太阳经同气相求	针刺
		小肠经——养老	上肢躯干全息逆向对应；循经远取；手足太阳经同气相求；郄穴特性	针刺，艾灸
		膀胱经——至阴/金门	《素问·缪刺论》云"邪客于足太阳之络，令人头项肩痛，刺足小指爪甲上，与肉交者各一痏，立已，不已，刺外踝下三痏，左取右，右取左，如食顷已"	刺血，针刺
		膀胱经——昆仑/申脉 肾经——涌泉	下肢躯干全息逆向对应；循经远取；《灵枢·口问》云："目眩头倾，补足外踝下留之。"《灵枢·五邪》云"邪在肾，则病骨痛，阴痹。阴痹者，按之而不得，腹胀，腰痛，大便难，肩背颈项痛，时眩。取之涌泉、昆仑。视有血者，尽取之"	针刺，艾灸，刺络放血
		膀胱经——委中	小腿躯干全息顺向对应；循经远取；《灵枢·杂病》云"厥，挟脊而痛者，至顶，头沉沉然，目晄晄然，腰脊强。取足太阳腘中血络"	刺络放血，针刺

病位	特点	取穴部位	取穴依据	治法补充
颈项	项部左右旁开1.5寸疼痛（足太阳膀胱经）；项背肩胛骨周围痛（手太阳小肠经）	大肠经——手三里	前臂躯干全息逆向对应；循经远取；手阳明经筋循行绕肩胛夹脊	针刺
		董氏奇穴重子、重仙	上肢躯干全息逆向对应	针刺
		董氏奇穴正筋、正宗	下肢躯干全息逆向对应	针刺
	颈项左右侧方疼痛（手少阳三焦经，足少阳胆经）	三焦经——液门（或平衡针法颈痛穴）	手臂躯干全息逆向对应；循经远取；手足少阳经同气相求	针刺
		三焦经——中渚	手臂躯干全息逆向对应；循经远取；手足少阳经同气相求；输穴特性	针刺
		三焦经——阳池	上肢躯干全息逆向对应；循经远取；手足少阳经同气相求	针刺
		三焦经——外关	上肢躯干全息逆向对应；循经远取；络穴特性；通阳维脉；手足少阳经同气相求	针刺
		胆经——悬钟	下肢躯干全息逆向对应；循经远取；髓会；手足少阳经同气相求	针刺
		胆经——足临泣	足背躯干全息对应；循经远取；输穴特性；手足少阳经同气相求	针刺
		胆经——阳陵泉	小腿躯干全息顺向对应；循经远取；筋会；手足少阳经同气相求；《灵枢·九针十二原》云"疾高而外者，取之阳之陵泉也"	针刺
		胆经——足窍阴（或足无名指末端）	《素问·缪刺论》云"邪客于足少阳之络，令人胁痛不得息，咳而汗出。刺足小指次指爪甲上，与肉交者，各一痏，不得息立已，汗出立止。咳者温衣饮食，一日已。左刺右，右刺左，病立已；不已，复刺如法"	刺血，针刺（交经缪刺）
		董氏奇穴足三重	下肢躯干全息逆向对应；循经远取；手足少阳经同气相求	针刺，倒马针
	颈项部左右前侧方疼痛（手阳明大肠经）	大肠经——三间	第二掌骨全息对应；循经远取；输穴特性	针刺
		大肠经——手三里（兼治夹脊疼痛）	前臂躯干全息逆向对应；循经远取；手阳明经筋循行绕肩胛夹脊	针刺
		经外奇穴外劳宫（治落枕）	手背躯干全息顺向对应；与手阳明经循行相关；经外奇穴	针刺
		胃经——解溪	下肢躯干全息逆向对应；循经远取	针刺
		胃经——陷谷	足背躯干全息对应；循经远取；输穴特性	针刺

配穴：

①颈部酸软,伴头部空痛——太溪,悬钟;针刺,艾灸。

②颈部酸痛,伴气虚头晕——中脘,气海,关元;针刺,艾灸。

③颈部僵硬,伴头沉、头重——丰隆,阴陵泉,昆仑,飞扬;针刺,艾灸。

④偏头痛——液门,中渚,风市,足临泣;针刺,艾灸

补充：

穴位以敏感点为主。远端取穴时患侧与健侧皆可运用,首选健侧或经络诊察有异常压痛的一侧。针刺得气后,可施行一定手法,促使经脉气血传导至患处,同时嘱咐患者在留针期间和行针时间断活动患处,以增强疗效。若疼痛和功能障碍范围较大,治疗时首先解决疼痛涉及的主要经脉。一次治疗不宜用过多穴位,否则会分散气血,疗效不佳。

根据颈项疼痛的发病因素及特点,针刺远端取穴的同时,亦可在局部穴位或阿是穴处施行温灸、火针点刺、刮痧、拔罐、刺络放血等方法,以辅助增强疗效。对于病位远端对应穴位压痛点、经络穴位敏感点,采用毫针深刺或浅刺;对于病位局部及其关联经络的结节、条索,采用以痛为腧、针刺解结法;对于项部"富贵包"、项部异常血络、对应穴异常血络,采用点刺放血、拔罐法;耳穴颈椎区有异常反应者,采用针刺、埋针、耳豆刺激等方法。

国医大师贺普仁提出"三通法",即毫针微通、火针温通、出血强通。《灵枢·经筋》言:"治在燔针劫刺,以知为数,以痛为腧。"火针疗法集祛风散寒、温阳活血、通筋散结的功效于一体。对于风寒湿痹严重者,可在局部阿是穴、筋结条索处进行火针温通。

(四)重点穴位详解

承浆,人中

【定位】承浆:在面部,颏唇沟的正中凹陷处。人中(水沟):在面部,人中沟的上 1/3 与中 1/3 交点处。

【探析】《素问·阴阳应象大论》言:"故善用针者,从阴引阳,从阳引阴,以右治左,以左治右。"承浆为任脉的最后一个穴位,为手足阳明经、任脉、督脉交会穴,能够疏通多经气血,亦与督脉风府前后对应,项部为督脉循行处,故针刺承浆能调节阴阳,调和气血,缓解项强筋急,常用于治疗头项强痛(如落枕),常搭配风府一同使用。明代杨继洲在《针灸大成·玉龙歌》中言:"头颈强痛难回顾,牙疼并作一般看,先向承浆明补泻,后针风府即时安。"明代凌云在《得效应穴针法赋》中亦言,"风伤项急始求于风府,应在承浆""头项强承浆可保,应在风府""头项强宜后溪而安然,应在承浆"。李平教授运用承浆治疗落枕、呃逆、牙疼、痛经等诸多疾病,效果均好。人中归督脉,位于口唇上方,与承浆对称,病在督脉,项部正中部位疼痛,头俯仰困难时,可取人中治疗,以前治后之意。元代窦汉卿所著《针经指南·流注通玄指要赋》记载:"人中除脊膂之强痛。"《针灸大成·玉龙歌》中亦云:"强痛脊背泻人中,挫闪腰酸亦可攻。"人中常配伍后溪,用于颈项疼痛、腰扭伤。

【适应证】人体后正中督脉循行部位的头项强痛,俯仰不利。

【操作方法】承浆:取 1 寸毫针,针刺 0.3~0.5 寸,得气后小幅度快速捻转。人中:取 1 寸毫针,向上斜刺 0.3~0.5 寸,捻转强刺激;或指甲掐按。得气后行针时,嘱患者前后活动颈部。

【参考文献】

咸培伟.李平运用承浆穴经验举隅[J].辽宁中医杂志,2010,37(8):1586-1587.

列缺

【定位】在前臂,腕掌侧远端横纹上 1.5 寸,拇短伸肌腱和拇长展肌腱之间,拇长展肌腱沟的凹陷中。

【探析】《针灸大成·四总穴歌》载"头项寻列缺",是穴位循经远治的经典代表。在全息对应上,列缺位于腕关节部位,与颈项部对应。在经脉联系上,列缺为手太阴肺经络穴,能沟通手阳明大肠经。手阳明大肠经"上出于柱骨之会上""从缺盆上颈",列缺可通过手阳明大肠经治疗颈项部不适;肺与膀胱脏腑别通,气化相关,列缺可调治足太阳经"还出别下项"循行所过头项病症。在穴位特点上,列缺为八脉交会穴,通于任脉,依据《黄帝内经》从阴引阳之法,列缺可用于治疗督脉头痛;任脉行于咽喉,故又可用于治疗颈椎病所致咽喉梗阻感等不适。明代徐凤所著《针灸大全·灵光赋》载"偏正头疼泻列缺",明代高武所著《针灸聚英》载"头部寻列缺"。列缺亦可与后溪相配伍,列缺、后溪对穴是吕景山教授临证经验,可治疗各种颈项强痛。《针灸大全·千金十一穴歌》云:"胸项如有痛,后溪并列缺。"针刺列缺、后溪可通调任、督二脉,疏通太阴经、阳明经、太阳经气血,增强舒筋活络止痛之功,治疗头项肩胛部疼痛。吕景山教授治疗头痛,取列缺、后溪,令针感向肘部传导,效果良好。

【适应证】项部后正中(督脉循行部位)疼痛;颈项前侧方(手阳明大肠经循行部位)疼痛;落枕;颈椎病所致肩内侧痛及前臂内侧、手指麻木疼痛;颈椎病所致咽喉梗阻感等不适。

【操作方法】列缺:取 1.5 寸毫针,向上斜刺 0.5~1 寸,施捻转手法,以针感传至肘部为佳,同时嘱患者活动颈项部。后溪:取 1.5 寸毫针,直刺或向手臂斜刺 0.5~1 寸,施提插或捻转手法,以针感向手臂扩散为佳,同时嘱患者活动颈项部。

【参考文献】

[1] 钟婷,潘毅,邓柏颖.肺与膀胱关系的易象阐发[J].广州中医药大学学报,2016,33(3):419-422.

[2] 田佩洲.吕景山对穴列缺—后溪临证举隅[J].世界中西医结合杂志,2013,8(11):1097-1098.

三间(或邻近反应点),手三里

【定位】三间:在手背,第二掌指关节桡侧近端凹陷中。手三里:在前臂,肘横纹下 2 寸,阳溪与曲池连线上。

【探析】在全息对应关系上,三间位于第二掌骨上端,全息对应头颈肩部。手三里位于前臂近肘端 1/3 段,在全息对应关系上,将前臂下垂与人体对应,肘关节对应头部,手腕对应足踝,手三里则与颈肩部对应。在经脉联系上,二者均归手阳明大肠经。《灵枢·经脉》记载:"大肠手阳明之脉,起于大指次指之端,循指上廉,出合谷两骨之间……上肩,出髃骨之前廉,上出于柱骨之会上……是动则病,齿痛,颈肿。是主津液所生病者……肩前臑痛,大指次指痛不用。"柱骨即大椎,手阳明大肠经在此与督脉相交。由此可知,三间与手三里既能用于颈椎后正中部位、椎骨局部疼痛及颈项部前侧方疼痛,亦能缓解颈椎病所致颈肩背、手臂麻木疼痛。《灵枢·经筋》亦言:"手阳明之筋,起于大指次指之端,结于腕;上循臂,上结于肘外;上臑,结于髃。其支者,绕肩胛,挟脊;直者,从肩髃上颈……其病当所过者,支痛及转筋,肩不举,颈不可左右视。"元代窦汉卿所著《针经指南·流注通玄指要赋》云:"肩背患,责肘前之三里。"在穴位特点上,三间为输穴,输穴主治体重节痛,因此是治疗头颈肩部疼痛、大肠病症的重点穴位之一。手三里则多用于治疗急性颈部扭伤、落枕、颈部旋转功能障碍、手臂麻痹痛、肘挛不伸,有祛风散寒、舒筋活络的作用。梁锦连针刺患侧手三里治疗60例落枕,针刺透皮后抬举患侧手臂,再刺入1.5寸深,予以提插泻法强刺激,同时让患者活动颈部,活动范围逐渐增大,总有效率为100%,其中47例治疗1次即愈,疼痛完全消失,活动自如。

【适应证】项部后正中(督脉循行)部位疼痛;大椎局部疼痛;颈项部前侧方疼痛;落枕;急性颈部扭伤;颈椎病所致肩背和手臂麻木疼痛。

【操作方法】三间:取1寸毫针,直刺0.3~0.5寸。手三里:前臂置于胸前,屈肘关节90°,取1.5寸或2寸毫针,直刺1~1.5寸;亦可调整针尖方向,分别向上、向下斜刺。得气后行提插或捻转手法,并嘱患者活动颈项部。

【参考文献】

梁锦连.针刺手三里治疗落枕60例[J].实用中西医结合临床,2003(1):40.

后溪,束骨

【定位】后溪:在手内侧,第五掌指关节尺侧近端赤白肉际凹陷中。束骨:在跖区,第五跖趾关节近端,赤白肉际处。

【探析】在全息对应关系上,后溪位于手掌远端1/3段尺侧,束骨位于足外侧远端1/3段,均与人体颈项肩部相对应。在穴位特点上,后溪、束骨均为太阳经之输穴,输穴主治体重节痛,五行均属木,木应肝主风主筋,可调和筋脉,善治痛症,阳经输穴多用于治疗头面五官、四肢部位的疼痛。后溪又为八脉交会穴,通于督脉,因此可宣通足太阳膀胱经与督脉两经气血。在经脉联系上,手太阳小肠经循行"出肩解,绕肩胛,交肩上",足太阳膀胱经"从巅入络脑,还出别下项,循肩髆内",督脉行于人体背部正中,"督脉之别……别走太阳",主司一身之阳气,足太阳膀胱经行于督脉两旁,手足三阳经与督脉交会于大椎,手足太阳经交会于睛明。因此,后溪、束骨既可用于治疗太阳经病变,亦可用于治疗督脉病变,能激发督脉之阳气,疏散瘀滞部位,使阳气得以温煦,风寒湿邪可除,有宣通阳气、温经通脉、舒筋缓急、通络止痛之功,可用于各类颈项部疼痛。

在症状特点上,《灵枢·杂病》谓"项痛不可俯仰,刺足太阳;不可以顾,刺手太阳也"。颈项疼痛不可俯仰,可针刺足太阳经束骨;不可以回顾,可以针刺手太阳经后溪。此二穴常搭配使用以增强疗效。后溪配伍束骨,为手足太阳经之上下配伍法,一上一下,一手一足,同经相应,同气相求,可疏通太阳经气而祛风散寒、通经止痉、活血止痛,为治疗颈椎病的经典对穴。后溪亦常配伍三间。《经络腧穴原始》记载,后溪配伍三间有消肿止痛之功,常用于风湿性、类风湿性关节炎之指腕关节挛急疼痛变形者。《针灸甲乙经》云,"颈项强,身寒,头不可以顾,后溪主之""寒热颈颔肿,后溪主之"。《西方子明堂灸经》云,灸后溪一壮"主目泪出……肩臑痛,臂肘挛……颈项强,不得回顾,癫疾"。金元窦汉卿在《针经指南·流注通玄指要赋》中言:"头项痛,拟后溪以安然。"《针灸大成·肘后歌》言:"胁肋腿叉后溪妙。"李雁强曾用后溪、束骨治疗一中年患者夜卧不慎所致颈项强痛,不能俯仰、不能左右回顾,行针 1 次,病去大半,翌日复刺,活动自如。孟庆良等针刺后溪、束骨治疗落枕 120 例,其中 80 例 1 次痊愈。

【适应证】项部后正中及两旁(督脉及手足太阳经循行部位)疼痛;大椎局部疼痛;落枕。束骨又治项痛不可前后俯仰;后溪又治项痛不可左右回顾。

【操作方法】后溪:取 1.5 寸毫针,直刺 0.5～1 寸;亦可向腕部斜刺、透刺腕骨,或向指端斜刺、透刺三间。束骨:取 1 寸毫针,直刺 0.3～0.5 寸。得气后行提插或捻转手法,并嘱患者活动颈项部。

【参考文献】

[1] 李雁强.吕景山对穴的临床应用[J].基层医学论坛,2012,16(17):2251-2252.

[2] 孟庆良,孟凡辉.针刺后溪、束骨穴治疗落枕 120 例[J].中国针灸,2009,29(2):144.

腕骨

【定位】在腕区,第五掌骨底与三角骨之间的赤白肉际凹陷中。

【探析】在全息位置上,腕骨位于手腕部,与头颈部相应。在经脉联系上,腕骨归手太阳小肠经,为小肠之原穴。《灵枢·经脉》言:"小肠手太阳之脉……出肩解,绕肩胛,交肩上……是动则病嗌痛,颔肿,不可以顾,肩似拔,臑似折。是主液所生病者,耳聋,目黄,颊肿,颈、颔、肩、臑、肘、臂外后廉痛。"腕骨主治手太阳小肠经循行所过部位疾病;手太阳小肠经与足太阳膀胱经为同名经同气相求,手足三阳经与督脉交会于大椎,手足太阳经交会于睛明,因此腕骨既可用于治疗手足太阳经循行部位疼痛,亦可用于治疗督脉病症。在气血津液代谢上,小肠主液,受纳胃中消化的饮食物,进一步分清别浊,将水谷精微物质上输至脾,水谷精微与津液经脾的运化输布作用而布散于周身,小肠功能失常则水液运化不利,津液转运失职,谷滞湿聚饮停,内伤脾胃,而脾胃主四肢肌肉的营养与功能,中焦湿困则肢体懈惰、关节沉重。《素问·至真要大论》言:"诸痉项强,皆属于湿。"故腕骨可用于治疗项强。《针灸甲乙经》云:"头痛,涕出,肩臂颈痛,项急烦满……腕骨主之。"《西方子明堂灸经》言,灸腕骨三壮主治"颈项痛不可顾"。陈宁采用腕骨针刺联合颈夹脊温针灸,治疗颈型颈椎病,每灸 1 壮,施雀啄刺法 1 次,共灸 3 壮,效果较好。

【适应证】项部后正中及两旁(督脉及手足太阳经循行部位)疼痛;大椎局部疼痛;落枕;颈项疼痛不可回顾;头项部沉重、僵硬感。

【操作方法】取 1.5 寸毫针,直刺 0.5 寸;或针尖指向三间,斜刺、透刺 1～1.5 寸。得气后施行小幅度、高频率提插(雀啄刺法)或捻转手法,并嘱患者活动颈项部,范围逐渐增大。

【参考文献】

陈宁.针刺腕骨穴联合温针灸颈夹脊穴治疗颈型颈椎病 76 例临床观察[J].江苏中医药,

2013,45(11):55-56.

养老

【定位】在前臂后区,腕背横纹上1寸,尺骨头桡侧凹陷中。

【探析】在全息对应关系上,养老位于手腕部,与人体头颈部相对应。在穴位特点上,养老为手太阳小肠经之郄穴,郄有孔隙之意,为经气深聚之处,阳经郄穴多用于治疗经脉所过的病症,尤其是急性痛症。在经脉联系上,手太阳小肠经与足太阳膀胱经为同名经同气相求,手足三阳经与督脉交于大椎,手足太阳经交会于睛明,因此针刺养老可疏通手足太阳经气,激发巨阳之气以散寒蠲痹止痛,既可用于手足太阳经循行部位疼痛,亦可用于督脉病症。张宏图、王守平运用养老治疗落枕均获得满意疗效。此外,养老亦是临床上治疗急性腰扭伤、踝扭伤的重点穴位。

【适应证】项部后正中及两旁(督脉及手足太阳经循行部位)疼痛;大椎局部疼痛;落枕;颈椎病所致肩胛骨周围疼痛。

【操作方法】取1.5寸毫针,针尖指向肘部斜刺0.5～1寸,以针感传至肘尖为佳。得气后行捻转手法,并嘱患者活动颈部。

【参考文献】

[1] 王守平.养老穴治疗落枕[J].中国针灸,2000(6):34.

[2] 张宏图.缪刺养老穴为主治疗落枕[J].山东中医杂志,2000(11):680.

董氏奇穴重子、重仙

【定位】重子:在虎口下约1寸,即大指掌骨与食指掌骨之间。重仙:在大指掌骨与食指掌骨夹缝间,离虎口2寸,与手背灵骨正对相通。

【探析】在全息对应上,重子、重仙二穴位于手腕部,与人体头颈部对应。在脏腑经脉联系上,根据明代李梴之《医学入门》所载脏腑别通理论,可知"心与胆相通,肝与大肠相通,脾与小肠相通,肺与膀胱相通,肾与三焦相通"的关系,重子、重仙二穴位于肺经所过大鱼际部位,肺经经气布散于此,肺与膀胱相别通,因此重子、重仙可用于治疗膀胱经循行部位颈项痛,二穴并用为倒马针法。王文炎等研究发现,针刺董氏奇穴相对于常规穴位改善颈型颈椎病症状的远期疗效更加明显。陈杰研究发现,针刺重子、重仙二穴止痛效果确切,且对颈型颈椎病急性期的治疗效果优于夹脊。

【适应证】项后部(膀胱经循行)疼痛;落枕;两穴常合用,治疗颈项痛、肩胛骨疼痛。

【操作方法】取1寸毫针,针刺0.3～0.5寸,此处针感强烈,可不做行针手法,或得气后酌情施行捻转手法,同时嘱患者活动颈部,范围逐渐增大。留针30 min,约每10 min行针1次。

【参考文献】

[1] 陈杰.针刺重子、重仙为主迅速缓解颈型颈椎病急性期症状40例[J].江西中医药,2013,44(10):58-59.

[2] 杨维杰.董氏奇穴穴位诠解[M].北京:人民卫生出版社,2018.

[3] 王文炎,马志毅,熊源胤,等.董氏奇穴重子重仙穴治疗颈型颈椎病30例[J].中医研

董氏奇穴正筋、正宗

【定位】正筋:在足后跟筋中央上,距足底 3.5 寸,两踝尖连线与跟腱相交处。正宗:在正筋上 2 寸处。

【探析】从全息对应关系来看,二穴位于足踝部大筋,与项部大筋相对应,因此常用于颈项部疼痛牵扯头部之症。从穴位位置特点与经络联系来看,正筋位于昆仑与太溪之间的大筋上,即足太阳膀胱经附近。足太阳膀胱经行经颈项,经脉主治筋病,又有"以筋治筋"(尝见正筋穴位之大筋割断者,头颈立刻歪垂)之说,根据"以筋治筋""在筋守筋"之理,二穴并用(倒马针法)可治疗颈项强硬或疼痛,效果极佳。正宗上 2 寸为正士,三穴并称"三正穴",临床上正筋、正宗合用较多,病情严重时,三穴并用成为一组倒马针法,是"以筋治筋"的典型代表穴。狄长青等研究发现,针刺正筋、正宗治疗 60 例颈型颈椎病患者,总有效率达 100%,比局部为主取穴治疗效果更好。

【适应证】头项后部(督脉及膀胱经循行)疼痛;颈项部筋肉拘急疼痛,或扭转不利;落枕;脊椎骨闪痛;腰脊椎痛。

【操作方法】取 1.5 寸毫针,针刺 0.5~1 寸;针刺强度不可太过,以免导致晕针或耗气;此处针感强烈,可不做行针手法,得气后嘱患者活动颈部。

【参考文献】

[1] 狄长青,尚斌.针刺正筋正宗穴治疗颈型颈椎病 60 例[J].陕西中医,2008(8):1056-1057.

[2] 杨维杰.董氏奇穴穴位诠解[M].北京:人民卫生出版社,2018.

昆仑,太溪

【定位】昆仑:在踝区,外踝尖与跟腱之间的凹陷中。太溪:在踝区,内踝尖与跟腱之间凹陷中。

【探析】在穴位特点上,昆仑为足太阳膀胱经之经穴,太溪为足少阴肾经之输穴、肾之原穴,二穴表里相对,阴阳相应,可互相透刺,活血补肾,常用于治疗肝肾不足、气滞血瘀、筋肉拘急之症。在症状特点上,《灵枢·口问》云:"故邪之所在,皆为不足。故上气不足,脑为之不满,耳为之苦鸣,头为之苦倾,目为之眩……补足外踝下留之。"《针灸大成》记载,昆仑主治"腰尻脚气,足腨肿不得履地,觥衄,腘如结,踝如裂,头痛,肩背拘急,咳喘满,腰脊内引痛";在经脉联系上,足太阳膀胱经"从巅入络脑,还出别下项,循肩髆内",行于督脉两旁,主治筋病,且手足三阳经与督脉交会于大椎,手足太阳经交会于睛明,手太阳小肠经与足太阳膀胱经为同名经同气相求,足少阴肾经与足太阳膀胱表里相系。因此针刺昆仑、太溪不仅可疏通手足太阳、督脉、足少阴经气,散寒舒筋止痛,还可用于治疗肾虚髓亏之脊背强痛。《灵枢·经筋》言,"足太阳之筋……上挟脊上项。其支者,别入结于舌本。其直者,结于枕骨……其病……脊反折,项筋急,肩不举,腋支,缺盆中纽痛,不可左右摇""足少阴之筋,起于小指之下……与足太阳之筋合,而上结于内辅之下……循脊内挟膂,上至项,结于枕骨,与足太阳之筋合"。从经筋联系来看,二者皆可用于项背部筋急之症。魏瑞仙等研究发现,针刺昆仑具有较好的改善椎基底动脉供血的作用,可用于治疗颈性眩晕。

【适应证】项部后正中及两旁(督脉及手足太阳经循行部位)疼痛;大椎局部疼痛。昆仑又治颈椎病所致头晕目眩;太溪又治肾虚髓亏之项脊背酸痛。

【操作方法】昆仑:取 1.5 寸毫针,直刺 0.5～0.8 寸;或透刺太溪。孕妇禁用,经期慎用。得气后行提插或捻转手法,并嘱患者活动颈部。太溪刺法不同于传统方法:取 1.5 寸毫针,进针点高于标准定位处约 1 寸,与皮肤成 45°进针;针尖向下可出现放电感传至足尖(刺中胫神经);针尖向上以胀感为主,针感强烈者可以放射到膝关节。得气后嘱患者活动颈项部。

【参考文献】

魏瑞仙,巴艳东.针刺昆仑治疗颈性眩晕的疗效观察[J].针灸临床杂志,2011,27(12):27-29.

至阴,金门

【定位】至阴:在足趾,足小趾末节外侧,趾甲根角侧后方 0.1 寸(指寸)。金门:在足背,外踝前缘直下,第五跖骨粗隆后方,骰骨下缘凹陷中。

【探析】在全息对应关系上,至阴位于足小趾末端,金门位于人体足踝附近,均与人体头部相对应。《素问·缪刺论》言:"邪客于足太阳之络,令人头项肩痛。刺足小指爪甲上与肉交者,各一痏,立已,不已,刺外踝下三痏,左取右,右取左,如食顷已。"原文意为邪气侵袭足太阳膀胱经络脉后,可使人体头项肩部产生疼痛,可针刺足小趾爪甲上与皮肉交接处各一次,病情可以马上缓解,若不缓解,再针刺外踝下三次,病变在左侧刺右侧,病变在右侧刺左边,大约一顿饭的时间疾病就可以治愈。依据这段原文,可选取至阴、金门进行缪刺法治疗。缪刺包括交经缪刺和刺络放血,金门、至阴可采用毫针缪刺,至阴亦可点刺出血,可用于治疗颈项肩部疼痛、落枕。《针经指南·针经标幽赋》言:"交经缪刺,左有病而右畔取;泻络远针,头有病而脚上针。"且十二经脉之根本在四肢末端,标结在头、胸、腹,故可选取肢体末端穴位治疗头项部病症。

在穴位特点上,至阴为足太阳膀胱经之井穴,五行属金,为脉气所发,金能克木,故可用于肝木不舒而筋肉拘急之症;至阴为井穴,位于足小趾末端,而肢体末端是阴经、阳经交会之处,是经气通行之大络。《灵枢·动输》云:"夫四末阴阳之会者,此气之大络也。"由此可知,至阴作为井穴,有通经接气、通络行气、调和阴阳的作用。《素问·金匮真言论》言"腹为阴,阴中之至阴,脾也",《素问·水热穴论》言"肾者,至阴也,至阴者,盛水也",由此可知至阴与脾肾有联系,肾为先天之本,脾为后天之本,至阴在五行中,一为极阴之水,一为坤象之土,故至阴又有补先天而养后天之功;至阴针刺或点刺放血,针感强烈,对经气流通的作用强,可用于治疗膀胱经循经远端部位病症,如头项疼痛、背腰强痛。根据金门之穴名,肺属金,含肺气肃降之性,门为出入之门户,肺金之气与少阴之气交接,有肃降、收敛、泻邪之意;金门为足太阳膀胱经之郄穴,郄有孔隙之意,为经气深聚之处,善于治疗急性痛症,多用于治疗头项肩痛、背腰痛、足踝痛等。

在经脉联系上,至阴、金门均归足太阳膀胱经,足太阳膀胱经"从巅入络脑,还出别下项,循肩髆内",行于督脉两旁,主治筋病,手足三阳经与督脉交会于大椎,手足太阳经交会于睛明,手太阳小肠经与足太阳膀胱经为同名经同气相求,金门又通于阳维脉,阳维脉"起于诸阳会,从头至肩,经胁肋,抵外踝",故针刺至阴、金门可疏通手足太阳、督脉之经气,可治疗项部后正中及两旁疼痛。

【适应证】项部后正中及两旁(督脉及手足太阳经循行部位)疼痛;大椎局部疼痛;落枕;颈椎病所致头痛。

【操作方法】至阴:浅刺患处对侧至阴0.1寸,可行捻转手法;或点刺出血。金门:取1寸毫针,直刺0.3～0.5寸,得气后行捻转手法。并嘱患者活动颈部。

【参考文献】

董婉莹.缪刺至阴穴、金门穴治疗落枕的临床疗效观察[D].长春:长春中医药大学,2021.

液门(平衡针法颈痛穴),中渚

【定位】液门:在手背部,第四、五指间,指蹼缘上方赤白肉际凹陷中(平衡针法颈痛穴亦在此处,以穴位功能命名,治疗颈椎病为主)。中渚:在手背,第四、五掌骨间,第四掌指关节近端凹陷中。

【探析】在全息对应关系上,液门、中渚均位于手掌背远端1/3段,与人体头颈部相对应。在穴位特点上,液门与董氏奇穴中白、王文远平衡针法颈痛穴位置相近;中渚为输穴,主治体重节痛,与董氏奇穴下白位置相近;二者均可用于少阳经病变及肾虚所致各类筋骨关节痛症,如肩颈痛、腰背痛、腕踝痛等。在经脉联系上,液门、中渚均归手少阳三焦经。《灵枢·经脉》言:"三焦手少阳之脉……上贯肘,循臑外,上肩,而交出足少阳之后……上项……是主气所生病者……耳后、肩、臑、肘、臂外皆痛。"《灵枢·经筋》言:"手少阳之筋……上肩,走颈,合手太阳……"液门透刺中渚针感强烈,具有显著的疏利少阳、柔筋缓急之功。于翔研究发现,普通针刺方法加液门透刺中渚治疗颈型颈椎病疗效显著,能够显著缓解颈项部疼痛,缓解肌肉紧张,改善活动功能。李晓昊等采用对侧或液门透刺中渚治疗颈型颈椎病,得气后行泻法快速捻转,使酸胀感扩散至头、颈、背部,同时嘱患者活动颈肩部,其有效率高于普通针刺方法且疗程更短。单刺中渚也可治疗多种痛症,如偏头痛、肩周炎、急性腰扭伤等。

【适应证】头项部侧方少阳经循行部位疼痛;颈项部左右侧弯活动障碍。

【操作方法】液门(或平衡针法颈痛穴):取1寸毫针,直刺0.3～0.5寸;或用3寸毫针透刺中渚。中渚:取1寸毫针,直刺或斜刺0.3～0.5寸。得气后行捻转手法,并嘱患者活动颈部。

【参考文献】

[1] 周勇,吴玮.中渚穴的临床应用[J].针灸临床杂志,2001,17(2):46-47.

[2] 高海波,姜琪.针刺中渚穴治疗急性腰扭伤76例[J].针灸临床杂志,2002,18(4):46.

[3] 李晓昊,谢珠蓉,徐木创,等.液门透刺中渚穴治疗颈型颈椎病临床疗效观察[J].颈腰痛杂志,2009,30(1):79-81.

[4] 于翔.液门透中渚治疗颈型颈椎病的临床观察[J].中国社区医师,2018,34(32):101-102,104.

阳池

【定位】在腕后区,腕背侧远端横纹上,指伸肌腱的尺侧缘凹陷中。

【探析】在全息对应关系上,阳池位于手腕部,与人体头颈部相对应。在穴位特点上,阳池归手少阳三焦经,为三焦之原穴,是原气经过和留止之处。《难经·六十六难》言:"三焦者,原气之别使也,主通行三气,经历于五脏六腑。"三焦通行元气,宣通上下,输布水液,针刺阳池有扶正祛邪、通行阳气之功。在经脉联系上,手少阳三焦经与手太阳小肠经、手阳明大肠经、足少阳胆经交会于秉风,与足少阳胆经交会于肩井,与督脉交会于大椎。《灵枢·经脉》言:"三焦手少阳之脉……上贯肘,循臑外,上肩,而交出足少阳之后……上项……是主气所生病者……耳后、肩、臑、肘、臂外皆痛。"《灵枢·经筋》言:"手少阳之筋……上肩,走颈,合手太阳……"故针刺阳池有助于疏通多条阳气之气,宣通颈项部气血,有散寒通阳、柔筋缓急之功。《针灸甲乙经》云:"肩痛不能自举,汗不出,颈痛,阳池主之。"鄢路洲、陈明玉通过针刺阳池治疗多例落枕之颈项强痛,均取得满意效果。

【适应证】头项部侧方少阳经循行部位疼痛;颈项部左右侧弯活动障碍。

【操作方法】取 1 寸毫针,直刺或针尖指向肘部斜刺 0.3~0.5 寸,得气后行捻转泻法,并嘱患者活动颈部,留针期间间歇运针。

【参考文献】

[1] 鄢路洲.独取阳池穴治疗落枕 50 例[J].中国针灸,2005(7):482.

[2] 陈明玉.针刺阳池穴治疗落枕[J].中国针灸,2007(9):706.

外关,内关

【定位】外关:在前臂后区,腕背侧远端横纹上 2 寸,尺骨与桡骨间隙中点。内关:在前臂前区,腕掌侧远端横纹上 2 寸,掌长肌腱与桡侧腕屈肌腱之间。

【探析】在全息对应关系上,外关、内关均位于前臂远端近腕 1/3 段,与人体上焦头项部相对应。在穴位特点和经脉联系上,外关、内关分别为手少阳三焦经、手厥阴心包经之络穴,均为八脉交会穴,外关通于阳维脉,内关通于阴维脉,二穴分别位于上肢前臂外侧与内侧,是一组经典相对穴。《针经指南·针经标幽赋》云:"住痛移疼,取相交相贯之径。"内关、外关不仅联络手厥阴心包经与手少阳三焦经,加强了表里经络联系,还沟通了阴维脉与阳维脉,加强了阴经与阳经气血的交通。《灵枢·经脉》记载,手少阳三焦经"循臑外,上肩……是主气所生病者……肩、臑、肘、臂外皆痛……手少阳之别,名曰外关……病实则肘挛,虚则不收",《针经指南·针经标幽赋》云:"阳跷、阳维并督脉,主肩背腰腿在表之病。"《针灸大成》载三焦"引道阴阳,开通闭塞",可知外关有通利三焦、疏达阳气的作用,可疏通颈肩、臂肘、腰腿部气血,开通枢机之闭塞。《针灸大成》言,内关"实则心暴痛,泻之;虚则头强,补之",故与"头强"相关的肩颈部痛症亦可选用内关。诸痛痒疮,皆属于心。《灵枢·周痹》云:"痛则神归之。"内关既能行气活血止痛,又能宁心安神止痛,一举两得。外关与内关,一阴一阳,表里相应,相得益彰,可疏通多经气血,通利肩颈、臂肘、腰背、心胸、胁肋表里内外之气血,主治范围广泛。林国华教授通过针刺内关治疗颈源性眩晕,效果较好。卿鹏等研究发现,针刺公孙、内关能增加颈内动脉末端血流量。郝强运用内关透刺外关治疗落枕效果迅捷。

【适应证】头项部侧方少阳经循行部位疼痛;颈项部左右侧弯活动障碍;落枕。

【操作方法】外关:取 1.5 寸毫针,直刺 0.5~1 寸;或深刺、透刺内关。内关:取 1.5 寸毫针,直刺 0.5～1 寸;或深刺、透刺外关。得气后行提插或捻转手法,并嘱患者活动颈部。

【参考文献】

[1] 杨艳芳,林国华.林国华教授针刺内关穴治疗颈源性眩晕临床经验[J].中国社区医师,
     2019,35(12):110,112.

[2] 卿鹏,程光宇,丁宁,等.针刺公孙内关穴对颈内动脉末端脑血流动力学的影响研究
     [J].时珍国医国药,2010,21(8):2057-2058.

[3] 卢威,姜春颜,王华,等.内关穴治疗落枕的思考[J].针灸临床杂志,2021,37(7):
     80-83.

悬钟

【定位】在小腿外侧,当外踝尖上 3 寸,腓骨前缘。

【探析】在全息对应关系上,悬钟位于小腿下 1/3 段,对应颈肩部。从《黄帝内针》三焦同气理论来看,小腿下 1/3 段、前臂远端 1/3 段与躯干腰腹部同属下焦,同气相求,阴阳倒换,则与上焦颈胸肩背相对应,悬钟属少阳经,与肩颈部少阳经循行部位相呼应。在穴位特点上,悬钟归足少阳胆经,是八会穴之髓会,常用于治疗各类急慢性筋骨疾病,如颈椎病、落枕。在经脉联系上,少阳经主治骨病。《灵枢·经脉》言:"胆足少阳之脉,起于目锐眦,上抵头角,下耳后,循颈,行手少阳之前,至肩上,却交出手少阳之后,入缺盆……是主骨所生病者,头痛,颔痛,目锐眦痛,缺盆中肿痛……"《灵枢·经筋》言:"足少阳之筋,起于小指次指,上结外踝,上循胫外廉,结于膝外廉;其支者,别起外辅骨……上引缺盆膺乳,颈维筋急。"故知其可治颈项、肩背部筋骨病症。张云凌研究发现,单刺悬钟能够改善血液流变学各项指标。白新敏等通过针刺悬钟治疗落枕,得气后行针并嘱患者活动颈部,疗效迅速,能够立刻减轻颈部疼痛。游东升通过针刺悬钟单穴治疗 10 例颈部扭伤患者,患者均一次痊愈,疗效十分满意。

【适应证】颈项强痛;颈项部侧方少阳经循行部位疼痛;颈项部左右侧弯活动障碍;落枕。

【操作方法】取 1.5 寸毫针,直刺 0.5～0.8 寸。得气后行提插或捻转手法,并嘱患者活动颈部。

【参考文献】

[1] 张云凌.针刺单穴(悬钟)治疗神经根型颈椎病的临床观察[D].福州:福建中医学
     院,2006.

[2] 白新敏,海敏,路平江.悬钟穴治疗落枕[J].河南中医,1993,13(6):280.

[3] 游东升.单刺悬钟穴治疗颈扭伤十例[J].福建中医药,1963(2):41.

董氏奇穴足三重

【定位】一重:在外踝尖直上 3 寸向前横开 1 寸。二重:在一重上直上 2 寸(在外踝尖直上 5 寸向前横开 1 寸)。三重:在二重上 2 寸(在外踝尖直上 7 寸向前横开 1 寸)。

【探析】在全息对应关系上,足三重位于小腿下 1/3 段,对应颈肩部。从《黄帝内针》三焦同气理论来看,小腿下 1/3 段、前臂远端 1/3 段与躯干腰腹部同属下焦,同气相求,阴阳倒换,则与上焦颈肩胸背相对应,足三重属少阳经,与肩颈部少阳经循行部位相呼应。在穴位特点和经

脉联系上,足三重位于胆经,一重与悬钟位置相近,少阳经主治骨病。《灵枢·经脉》言:"胆足少阳之脉,起于目锐眦,上抵头角,下耳后,循颈,行手少阳之前,至肩上,却交出手少阳之后,入缺盆……是主骨所生病者,头痛,颔痛,目锐眦痛,缺盆中肿痛……"《灵枢·经筋》言:"足少阳之筋,起于小指次指,上结外踝,上循胫外廉,结于膝外廉;其支者,别起外辅骨……上引缺盆膺乳,颈维筋急。"故知其可用于治疗颈项、肩背部筋骨病症。

【适应证】颈项部侧方少阳经循行部位疼痛;颈项部左右侧弯活动障碍;落枕。

【操作方法】取 2 寸或 3 寸毫针直刺 1～2 寸,多为三针并用。得气后可行提插或捻转手法,并嘱患者活动颈部。

【参考文献】

杨维杰.董氏奇穴穴位诠解[M].北京:人民卫生出版社,2018.

足临泣

【定位】在足背,第四、五跖骨底结合部的前方,第五趾长伸肌腱外侧凹陷中。

【探析】在全息对应关系上,足临泣位于足背远端 1/3 段,对应颈肩部。在穴位特点上,足临泣为输穴,主治体重节痛,可用于治疗少阳经循行所过各类筋骨关节痛症,如偏头痛、颈肩痛、背腰痛等。《针灸甲乙经》云:"胸中满,腋下肿,马刀瘘,善自啮舌颊,天牖中肿,淫泺胫酸,头眩,枕骨颔腮肿,目涩身痹,洒淅振寒,季胁支满,寒热,胁、腰、腹、膝外廉痛,临泣主之。"在经脉联系上,足临泣归足少阳胆经,少阳经主治骨病。《灵枢·经脉》言:"胆足少阳之脉,起于目锐眦,上抵头角,下耳后,循颈,行手少阳之前,至肩上,却交出手少阳之后,入缺盆……是主骨所生病者,头痛,颔痛,目锐眦痛,缺盆中肿痛……"《灵枢·经筋》言:"足少阳之筋,起于小指次指,上结外踝,上循胫外廉,结于膝外廉;其支者,别起外辅骨……上引缺盆膺乳,颈维筋急。"故知其可用于治疗颈项、肩背部筋骨关节病症。

【适应证】颈项部侧方少阳经循行部位疼痛;颈椎病偏头痛。

【操作方法】取 1 寸毫针,直刺 0.3～0.5 寸。得气后行捻转手法,并嘱患者活动颈部。

阳陵泉

【定位】在小腿外侧,腓骨头前下方凹陷中。

【探析】在全息对应关系上,阳陵泉位于小腿近膝 1/3 段,将小腿与人体对应,膝关节对应头部,踝关节对应足部,则阳陵泉对应颈肩部。在穴位特点和经脉联系上,《灵枢·九针十二原》曰:"疾高而内者,取之阴之陵泉;疾高而外者,取之阳之陵泉。"《灵枢·终始》云:"病在上者,下取之。"《灵枢·经脉》记载,足少阳胆经"至肩上……主骨所生病"。少阳主枢,疏调关节开阖功能,故阳陵泉可治关节枢纽不利之拘急疼痛。阳陵泉为八会穴"筋会",是足三阳经筋、足三阴经筋结聚之处,总理筋伤之病,而十二经筋不仅联络筋骨关节,还散络体内与脏腑组织结构密切联系。因此阳陵泉不仅可用于治疗各类关节经筋病,还可用于治疗内脏转筋疼痛,如胆绞痛、肾绞痛、胃痉挛。

【适应证】颈项部侧方少阳经循行部位疼痛;颈项部筋肉痉挛疼痛、扭转不利;颈肩综合征;颈椎病所致心胸不适、胃痛。

【操作方法】取 2 寸毫针,直刺 1～1.5 寸。得气后行提插或捻转手法,并嘱患者活动颈部。

外劳宫

【定位】在手背,第二、三掌骨间,掌指关节后 0.5 寸凹陷中。

【探析】又称落枕,是临床治疗落枕的经验效穴。在全息对应关系上,手掌背远端 1/3 对应颈肩部。在穴位特点和经脉联系上,根据位置,外劳宫处于手阳明经与手少阳经之间,颈项痛患者常可在此处出现压痛或感觉过敏,针刺外劳宫具有祛风散寒、疏经活络、解痉止痛的功效,可治疗远端颈部疼痛,同时避免疼痛局部再受刺激之苦。针刺劳宫治疗颈痛时,宜先在局部推寻敏感反应点下针。姜媛等研究发现,针刺外劳宫配合局部活动比常规局部针刺疗法的即刻疗效更好。

【适应证】颈项部前侧方阳明经循行部位疼痛;落枕。

【操作方法】取 1 寸毫针,直刺 0.5～0.8 寸。得气后行提插或捻转手法,并嘱患者活动颈部。

【参考文献】

[1] 马培锋.应用手背部二、三掌骨间穴位治疗落枕的研究概况[J].现代中西医结合杂志,
      2018,27(25):2844-2847.

[2] 姜媛,樊晓晨.外劳宫穴运动针法治疗颈型颈椎病的临床效果[J].临床医学研究与实
      践,2020,5(28):125-127.

解溪,陷谷

【定位】解溪:在踝区,踝关节前面中央凹陷中,拇长伸肌腱与趾长伸肌腱之间。陷谷:在足背,第二、三跖骨间,第二跖趾关节近端凹陷中。

【探析】在全息对应关系上,将下肢与人体逆向对应,踝关节解溪对应头项部;陷谷位于足背远端 1/3 段,亦对应人体上焦颈肩部。在穴位特点上,陷谷为足阳明胃经之输穴,主治体重节痛,又擅长治疗胃肠系统疾病,有运化脾胃、调和中焦的作用,可用于治疗颈椎病所致恶心呕吐、太阳穴疼痛。《灵枢·终始》云"病在上者,下取之;病在下者,高取之;病在头者,取之足。"解溪为足阳明胃经之经穴,"解"有解除、缓解之意。《难经·六十八难》言"经主喘咳寒热",该穴有健运阳明、调和寒热、解结舒筋之功。《针灸聚英》言,解溪主"风面浮肿……头风,面赤目赤,眉攒疼不可忍"。

【适应证】颈项部前侧方阳明经循行部位疼痛;颈椎病所致恶心呕吐、太阳穴疼痛。

【操作方法】解溪:取 1.5 寸毫针,直刺 0.5～1 寸。陷谷:取 1 寸毫针,直刺 0.3～0.5 寸。得气后行提插或捻转手法,并嘱患者活动颈部。

三、肩痛症

(一)概述

肩痛症的病因较多,其病因之一肩周炎是针灸治疗的一大优势病种。肩关节周围炎,简称

肩周炎,主要是指肩周肌肉、肌腱、滑囊和关节囊等软组织的慢性无菌性炎症。肩周炎又称为"五十肩""漏肩风""肩凝风"等,好发于50岁左右中年人或老年人,女性多于男性,常于肩部受寒后发病。其主要特征为肩周疼痛,昼轻夜重,关节内外粘连,肩关节活动受限或僵硬,多为外展、上举、后伸活动受限,患者做上述活动、受寒时疼痛加重,疼痛可放射至颈部、背部、肩胛、前臂和手部,肩部常有广泛压痛而无局限性痛点,病程较长者可出现肩周肌肉萎缩。肩周炎发病主要是由于外感风寒湿邪,痹阻经络,气血凝滞,或劳作过度,损及筋脉,同时内在肝肾气血不足,筋骨经脉失于温煦濡养。根据不同病理过程,肩周炎可分为急性发作期、粘连期、临床缓解期。急性发作期的病程为1~3个月,主要表现为肩部疼痛;粘连期的病程为2~3个月,可出现关节疼痛减轻,但肩关节活动严重受限;临床缓解期的病程为2~3个月,此时疼痛症状可自行缓解,或治疗后缓解,关节功能逐渐恢复正常。若患者出现肩背部压榨性疼痛,应及时进行心电图检查,排除急性心脏病。若肩部出现严重功能障碍,局部畸形,应首先排除外伤骨折因素。

(二)取穴思维

1.首辨部位 从全息辨病位。联系全息对应理论、《黄帝内针》三焦同气相求理论,针灸治疗肩部疼痛常选取的部位有面部两眉连线以上及人中水平线以下、第二掌骨上端、手掌背远端1/3段(外劳宫水平线上下)、手腕及前臂远端1/3段、前臂近端近肘1/3段、足背远端1/3段(太冲水平线上下)、踝关节及小腿下1/3段、小腿上端近膝1/3段、耳穴对耳轮下段。肩背区任何类型的肩背部软组织疼痛,均可选取上述部位的敏感点进行治疗。

从经络辨病位。从经络循行看,肩部疼痛主要涉及的经脉为手太阴肺经、手阳明大肠经、手少阳三焦经、足少阳胆经、手太阳小肠经、足太阳膀胱经。

《灵枢·经脉》记载,"肺手太阴之脉,起于中焦……从肺系横出腋下,下循臑内,行少阴心主之前,下肘中……是主肺所生病者……臑臂内前廉痛厥,掌中热。气盛有余则肩背痛,风寒汗出中风,小便数而欠。气虚则肩背痛寒……""大肠手阳明之脉……上肩,出髃骨之前廉,上出于柱骨之会上……是主津液所生病者……肩前臑痛,大指次指痛不用。气有余则当脉所过者热肿,虚则寒栗不复""三焦手少阳之脉……循臑外,上肩,而交出足少阳之后,入缺盆……是主气所生病者……耳后、肩、臑、肘、臂外皆痛,小指次指不用""胆足少阳之脉……循颈行手少阳之前,至肩上,却交出手少阳之后……下颈……是主骨所生病者,头痛,颔痛……""小肠手太阳之脉……上循臑外后廉,出肩解,绕肩胛,交肩上……是动则病嗌痛,颔肿,不可以顾,肩似拔,臑似折。是主液所生病者,耳聋、目黄、颊肿,颈、颔、肩、臑、肘、臂外后廉痛""膀胱足太阳之脉……从巅入络脑,还出别下项,循肩髆内,挟脊……是动则病冲头痛,目似脱,项如拔,脊痛,腰似折……是主筋所生病者……项、背、腰、尻、腘、踹、脚皆痛"。

从脏腑辨病位来看,肩部软组织疼痛主要与肝肾相关,肝主筋,肾主骨。

2.次辨证候与疼痛特点 肩周炎属于中医学"肩痹"的范畴,其发病主要与外感风寒湿邪、长期劳损、内在肝肾气血亏虚相关,治疗着眼于"痹"的特点、"筋、肉、骨"的联系及内伤气血的调补,扶正祛邪。依据痹症表现,可配用具有祛风、祛湿、温阳散寒、清热功效的穴位,采取有针对性的针刺手法(深刺久留之、浅刺疾发之)、温针灸、刺络放血疗法等。

依据辨证论治,局部冷痛严重者,可在局部拔罐,或取"肩三针"(肩髃、肩前、肩后)施行温针灸或火针疗法,配合远端取穴;肝肾亏虚、气血不足者,可在循经远端取穴治疗痛症的基础上,配以肝俞、肾俞、太溪、足三里等穴位施行针刺补法或温和灸疗法;病程日久,瘀血阻络者,可在局部瘀斑瘀点处、刺痛不移处、肩髃、肩髎、天宗、阿是穴等部位施行刺络放血拔罐。

依据辨经络,病在手太阴肺经时,疼痛及压痛以肩前部喙突、中府附近最为明显,后伸活动时肩前部疼痛及牵扯感加重;病在手阳明大肠经时,疼痛及压痛以肩外侧前方为主,肩髃、臂臑处可有明显压痛,肩前屈上举、后伸时肩前方疼痛及牵扯感加重,甚至可波及上肢桡侧缘;病在手少阳三焦经、足少阳胆经时,疼痛及压痛以肩外侧部为主,臑会、肩髎、天髎、肩井处可出现明显压痛,外展或上举时肩外侧疼痛及牵扯感加重,可波及三角肌区域;病在手太阳小肠经时,疼痛及压痛以肩后部为主,臑腧、天宗、曲垣、肩贞处疼痛或压痛明显,肩内收或前屈上举时肩后部疼痛及牵扯感加重,甚至波及上肢尺侧缘。

3. 再察异常表现　肩周炎病程日久,瘀血阻络者,可在局部出现固定刺痛,夜间加重,或肤色变暗,出现瘀斑瘀点。在其相关经络循行路线上,亦可出现穴位异常压痛、异常血络、异常汗毛分布、筋肉结节、条索等反应,其常见异常反应的穴位有鱼际、三间、中渚、尺泽、阳陵泉等。耳穴肩颈区域可出现皮色变红、皮屑、串珠样条索、凹陷或凸起等反应,可进行耳针、耳穴压豆治疗。

4. 选穴原则　上下左右前后取穴,先考虑左右交叉针刺,兼顾上下前后针刺,以循经远取为主,且针刺后活动患处。手足部位取穴时,以同名经脉为主。取穴以肘、膝、腕、踝部位的五输穴、八会穴、八脉交会穴、络穴为主。《难经·六十八难》记载:"俞主体重节痛。"原穴为脏腑原气输注、经过、留止于十二经脉四肢部的穴位。穴位以敏感点为主,可以不是十四经穴位。《素问·缪刺论》云:"邪客于臂掌之间,不可得屈,刺其踝后,先以指按之痛,乃刺之。"见络刺络,疏通瘀结。异常血络部位可点刺放血,出现筋肉结节、条索可在其附近松解。《素问·缪刺论》云:"视其脉,出其血……因视其皮部有血络者尽取之,此缪刺之数也。"

(三)取穴简表

肩痛症取穴见表 6-2。

表 6-2　肩痛症取穴简表

病位	特点	取穴部位	取穴依据	治法补充
肩背	肩关节后伸时,肩前内侧牵扯疼痛感加重,手臂不能提举重物(手太阴肺经)	督脉——印堂	面部全息顺向对应	针刺
		耳前区——下关	面部微全息对应	针刺
		董氏奇穴肩中(健侧)	上肢躯干全息顺向对应	针刺
		肺经——列缺	上肢躯干全息逆向对应;循经远取;络穴联系大肠经	针刺,艾灸
		肺经——尺泽	上肢躯干全息逆向对应;以筋治筋	针刺

病位	特点	取穴部位	取穴依据	治法补充
肩背	肩关节后伸时,肩前内侧牵扯疼痛感加重,手臂不能提举重物(手太阴肺经)	肺经——鱼际(或《一针疗法》鱼肩)	上肢躯干全息逆向对应;循经远取	针刺
		董氏奇穴重子、重仙	上肢躯干全息逆向对应;循经远取	针刺
		臂合阳(经验效穴)	前臂躯干全息顺向对应;联系手厥阴心包经	针刺
		脾经——阴陵泉(或董氏奇穴肾关)	小腿躯干全息顺向对应;循经远取;手足太阴经同气相求	针刺
		脾经——三阴交	下肢躯干全息逆向对应;循经远取;手足太阴经同气相求	针刺
	肩关节前屈、外展、上举时,肩前外侧处疼痛加重(手阳明大肠经)	督脉——印堂	面部全息顺向对应	针刺
		耳前区——下关	面部微全息对应	针刺
		董氏奇穴肩中	上肢躯干全息顺向对应	针刺
		大肠经——手三里	前臂躯干全息逆向对应;循经远取;手阳明经筋循行绕肩胛夹脊	针刺,艾灸
		胃经——足三里	小腿躯干全息顺向对应;循经远取	刺血,针刺
		胃经透膀胱经——条口透承山	下肢躯干全息逆向对应;循经远取	针刺,艾灸
	肩关节活动范围小,关节僵硬不灵活,外展、上举时痛甚(手少阳三焦经,足少阳胆经)	督脉——印堂	面部全息顺向对应	针刺
		耳前区——下关	面部微全息对应	针刺
		董氏奇穴肩中	上肢躯干全息顺向对应	针刺
		董氏奇穴上九里、中九里、下九里	下肢躯干全息顺向对应	针刺
		中平穴(平衡针法肩痛穴)	小腿躯干全息顺向对应	针刺
		三焦经——中渚	手背躯干全息顺向对应;循经远取;手足少阳经同气相求;输穴特性	针刺
		三焦经——外关	上肢躯干全息逆向对应;循经远取;络穴特性;通阳维脉;手足少阳经同气相求	针刺
		董氏奇穴足千金、足五金	小腿躯干全息顺向对应	针刺
		胆经——阳陵泉	小腿躯干全息顺向对应;循经远取;筋会;手足少阳经同气相求	针刺

病位	特点	取穴部位	取穴依据	治法补充
肩背	肩关节活动范围小,关节僵硬不灵活,外展、上举时痛甚(手少阳三焦经,足少阳胆经)	胆经——悬钟(或董氏奇穴足三重)	下肢躯干全息逆向对应;循经远取;髓会;手足少阳经同气相求	针刺
		胆经——足临泣	足背躯干全息对应;循经远取;输穴特性;手足少阳经同气相求	针刺
		肝经——太冲	足背躯干全息对应;循经远取;输穴特性;肝主筋,主疏泄	针刺
	肩关节内收、前屈、上举时,肩后侧牵扯疼痛感加重,肩胛骨周围疼痛(手太阳小肠经,足太阳膀胱经)	督脉——印堂	面部全息顺向对应	针刺
		耳前区——下关	面部微全息对应	针刺
		董氏奇穴肩中(健侧)	上肢躯干全息顺向对应	针刺
		小肠经——后溪	第五掌骨全息对应;手掌躯干全息逆向对应;循经远取;手足太阳经同气相求;输穴特性	针刺
		小肠经——养老	上肢躯干全息逆向对应;循经远取;手足太阳经同气相求;郄穴特性	针刺
		膀胱经——束骨	足背躯干全息对应;循经远取;手足太阳经同气相求;输穴特性	针刺
		膀胱经——飞扬	下肢躯干全息逆向对应;循经远取;手足太阳经同气相求;络穴特性	针刺
		膀胱经——合阳	小腿躯干全息顺向对应;循经远取;手足太阳经同气相求	针刺
		膀胱经——申脉	下肢躯干全息逆向对应;通阳跷脉;循经远取;手足太阳经同气相求	针刺
		膀胱经——昆仑(涌泉)	《灵枢·五邪》云"邪在肾,则病骨痛,阴痹。阴痹者,按之而不得,腹胀,腰痛,大便难,肩背颈项痛,时眩。取之涌泉、昆仑。视有血者,尽取之"	刺血,针刺

配穴:

局部冷痛严重者——肩髃,肩前,肩贞;针刺,火针,艾灸,拔罐。

肝肾亏虚,气血不足——肝俞,肾俞,命门,悬钟,大杼;针刺,艾灸。

病程日久,瘀血阻络——局部阿是穴,肩髃,肩髎,天宗;刺络放血,拔罐

补充：

穴位以敏感点为主。远端取穴时患侧与健侧皆可运用，首选健侧或经络诊察有异常压痛的一侧。针刺得气后，可施行一定手法，促使经脉气血传导至患处，同时嘱咐患者在留针期间和行针时间断活动患处，以增强疗效。若疼痛和功能障碍范围较大，治疗时首先解决疼痛涉及的主要经脉。一次治疗不宜用过多穴位，否则会分散气血，疗效不佳。

根据肩痛的发病因素及特点，针刺远端取穴的同时，亦可在局部穴位或阿是穴处施行温灸、火针点刺、刮痧、拔罐、刺络放血等疗法，以辅助增强疗效。对于病位远端的对应穴位压痛点、经络穴位敏感点，采用毫针深刺或浅刺；对于病位局部及其关联经络的结节、条索，采用以痛为腧、针刺解结法；局部皮肤出现瘀斑瘀点、异常血络者，采用点刺放血、拔罐法；局部冷痛、皮肤不温者，采用温针灸、火针、艾灸等方法；对耳轮肩颈区有异常反应者，采用针刺、埋针、耳豆刺激等方法。

国医大师贺普仁提出"三通法"，即毫针微通、火针温通、出血强通。《灵枢·经筋》言："治在燔针劫刺，以知为数，以痛为腧。"火针疗法集祛风散寒、温阳活血、通筋散结的功效于一体。对于风寒湿痹严重者，可在局部阿是穴、筋结条索处进行火针温通

（四）重点穴位详解

印堂，下关

【定位】印堂：在头部，两眉毛内侧端中间的凹陷中。下关：在面部，颧弓下缘中央与下颌切迹之间凹陷中。

【探析】从全息角度看，两眉连线以上对应心胸肩背部，耳屏前方对应肩背部。从穴位特点和经脉联系上看，督脉循行经过脊柱，印堂归督脉，经脉所过，主治所及，因此可治疗督脉循行所过颈椎、胸椎、腰椎各部位气血不通的病症。《难经·二十八难》云："督脉者，起于下极之俞，并于脊里，上至风府，入属于脑。"督脉为"阳脉之海"，与足太阳膀胱经相联系，温阳散寒之功力强，因此印堂有镇静安神、通督扶阳、祛风通窍的作用。老中医万方琴擅长运用印堂治疗脊柱各类病症，效如桴鼓。

【适应证】各类疾病所致肩背部疼痛、屈伸不利、活动僵硬。

【操作】印堂：取1寸毫针，提捏局部皮肤，针尖指向患侧，平刺0.3～0.5寸，得气后嘱患者前后活动肩部；或用三棱针点刺出血。下关：取1.5寸毫针，直刺0.5～1寸，得气后嘱患者前后活动肩部；留针时不可做张口动作，以免发生弯针、折针。

【参考文献】

万方琴.万一针：老中医万方琴五十年针灸心得[M].北京：中国中医药出版社，2016.

列缺，太渊

【定位】列缺：在前臂，腕掌侧远端横纹上1.5寸，拇短伸肌腱和拇长展肌腱之间，拇长展肌腱沟的凹陷中。太渊：在腕前区，桡骨茎突与舟状骨之间，拇长展肌腱尺侧凹陷中。

【探析】从全息角度看，列缺、太渊位于手腕部位，与人体上焦心胸颈肩部相对应。从穴位

特点和经脉联系上看,列缺为手太阴肺经络穴,能通络表里经脉,擅长活血通络,通调经脉与络脉病。《灵枢·根结》曰:"太阳为开,阳明为阖,少阳为枢……太阴为开,厥阴为阖,少阴为枢。"太阴太阳同为开,同气相求,根据明代李梴所著《医学入门》脏腑别通理论,肺与膀胱相别通,手太阴肺经穴位亦可用于治疗太阳经病症。列缺可用于治疗手太阴肺经、手阳明大肠经循行所过肩内侧、肩前部疼痛,亦可用于治疗太阳经循行所过肩背部疼痛。缪刺列缺配合运动疗法具有良好的止痛效果,能够改善肩关节功能,减轻疼痛。太渊为手太阴肺经输穴,肺之原穴,输主体重节痛,可用于治疗肺经循行所过病症。

【适应证】肩前内侧疼痛、压痛,活动不利,后伸活动时加重。

【操作】列缺:取1寸毫针,向上斜刺0.5寸,得气后施捻转手法,针感传至肘部为佳,嘱患者活动肩部。太渊:取1寸毫针,避开桡动脉,直刺0.3～0.5寸,得气后嘱患者活动肩部。

【参考文献】

[1] 曾彤.缪刺"列缺"穴配合运动疗法干预肩周炎的临床疗效观察[D].南昌:江西中医药大学,2020.

[2] 章进.天灸太渊穴治疗肩周炎54例[J].中国针灸,2004(9):661.

[3] 党读华,夏冰.针刺输穴为主治疗偏瘫患者肩痛56例[J].上海针灸杂志,1997(6):20.

鱼际,董氏奇穴重子、重仙

【定位】鱼际:在手外侧,第一掌骨桡侧中点赤白肉际处。重子:虎口下约1寸,即大指掌骨与食指掌骨之间;重仙:在大指掌骨与食指掌骨夹缝间,离虎口2寸,与手背灵骨正对相通。

【探析】从全息角度看,鱼际、重子、重仙均位于第一掌骨桡侧鱼际部位,与人体上焦心胸颈肩部相对应。从穴位特点和经脉联系上看,这几个穴位均位于手太阴肺经循行路线上或附近,《灵枢·经脉》记载:"肺手太阴之脉,起于中焦……从肺系横出腋下,下循臑内……是主肺所生病者……臑臂内前廉痛厥……"《灵枢·经筋》记载:"手太阴之筋,起于大指之上,循指上行,结于鱼后,行寸口外侧,上循臂,结肘中,上臑内廉,入腋下,出缺盆,结肩前髃,上结缺盆……其病当所过者支转筋痛……"经脉所过,主治所及,用于治疗肩周炎肩前内侧部疼痛,效果极佳。高树中在《一针疗法》中讲到,在鱼际朝向近端拇指方向约0.5寸处,可以找到一个压痛敏感的条索状物,可用于治疗肩周炎,此穴位被命名为鱼肩。范春兰针刺鱼际结合局部温针灸,治疗肩前内侧部肱二头肌长头肌腱鞘炎效果较好。重子、重仙为董氏奇穴经典穴对,二穴并用为倒马针法,常用于治疗落枕、肩胛骨疼痛。此外,手太阴肺经与手阳明大肠经互为表里关系,根据脏腑别通理论,肺与膀胱相别通,可知鱼际、鱼肩、重子、重仙不仅能够用于治疗手太阴肺经、手阳明大肠经循行所过肩内侧、肩前部疼痛,亦可用于治疗太阳经循行所过肩背部、肩胛骨疼痛。郭建国曾治疗一青年男子,该男子由于提重物时用力过猛,导致右侧肩胛部闪挫疼痛,上肢及肩背活动障碍,伴有胸闷气喘,咳而痛甚,经推拿治疗、服用止痛药后效果不明显,针刺同侧鱼际,施行泻法,痛减大半,咳则不疼,继而搭配局部穴位针刺,一次而愈。

【适应证】肩前内侧疼痛、压痛,活动不利,后伸活动时加重。

【操作方法】鱼际:在鱼际上下找痛点,取1寸毫针,直刺0.5～0.8寸,得气后嘱患者前后活动肩部。重子、重仙:取1寸毫针,分别直刺0.3～0.5寸;此处针感强烈,可不做行针手法;

得气后嘱患者活动肩胛骨。

【参考文献】

[1] 郭建国.针刺鱼际治疼一得[J].陕西中医函授,1989(3):34.

[2] 范春兰.针刺鱼际穴结合局部温针灸治疗肱二头肌长头肌腱鞘炎56例临床观察[J].江苏中医药,2012,44(7):62-63.

[3] 杨维杰.董氏奇穴穴位诠解[M].北京:人民卫生出版社,2018.

尺泽,曲池

【定位】尺泽:在肘区,肘横纹上,肱二头肌腱桡侧缘凹陷中。曲池:在肘区,在尺泽与肱骨外上髁连线中点凹陷处。

【探析】从全息角度看,尺泽、曲池位于肘关节处,将前臂与人体上肢顺向对应,则肘关节与人体颈肩部相对应。从穴位特点和经脉联系上看,尺泽为手太阴肺经合穴,曲池为手阳明大肠经合穴。《针灸大成》记载,尺泽穴位于"屈肘横纹筋骨罅陷中"。《灵枢·终始》云"手屈而不伸者,其病在筋;伸而不屈者,其病在骨。"在筋守筋,故尺泽可治疗肩肘部筋骨疾病之屈伸不利。根据五行相生相克关系,金能克木,水能涵木,肺属金为阴经,合穴五行属水,尺泽为金中之水,故有佐金平木、柔筋缓急之功。手太阴肺经与手阳明大肠经相表里,根据脏腑别通理论,肺与膀胱相别通,手太阴肺经穴位可用于本经、手阳明大肠经、太阳经病症,故能用于治疗肩内侧、肩前部疼痛,以及太阳经循行所过肩背部疼痛。两穴均位于肘关节桡侧,治疗时可直接针刺尺泽,亦可从曲池透刺尺泽。刘培德治疗一患者,该患者右肩关节酸痛三年余,疼痛时而放散至颈部、臂部,局部发凉,夜晚加重,做梳头动作时右臂难以抬起,服药物疗效不佳,针刺曲池配肩髃、肩峰,取针后疼痛消除,活动自如。

【适应证】肩前内侧疼痛、压痛,活动不利,后伸活动时加重;肩痛不能提举重物。

【操作方法】取1.5寸毫针,直刺0.8～1.2寸,得气后行捻转手法,嘱患者活动肩部。

【参考文献】

刘培德.针刺曲池穴治疗肩关节周围炎[J].天津医药,1976(4):195.

臂合阳

【定位】在前臂正中央,上肢内侧肘横纹中点处(手腕方向)远端2～3横指处。

【探析】臂合阳是针灸大师程莘农之孙程凯提出的用于治疗肩周炎的经验效穴。从经脉联系上看,臂合阳位于手厥阴心包经的循行路线上。手厥阴心包经与手少阳三焦经相表里。《灵枢·经脉》记载,心包经"其支者,循胸出胁,下腋三寸,上抵腋下,循臑内,行太阴、少阴之间,入肘中,下臂,行两筋之间"。针刺臂合阳能够激发手厥阴心包经气血,调气和血,疏通筋络,用于治疗肩部内侧及腋下疼痛、拘急牵扯感,活动不利。文献报道,针刺臂合阳治疗神经根型颈椎病所致肩臂痛效果较好。

【适应证】肩部内侧及腋下疼痛、筋肉拘急,有牵扯感,关节僵硬,不能抬举。

【操作方法】取1.5寸毫针,直刺0.5～1.3寸,得气后行提插或捻转手法,嘱患者活动肩部。附:指压点穴法,拇指尖与前臂纵轴平行,垂直用力点压肌肉缝隙处,继续深入用力,可出现酸麻胀感及向中指尖发散的麻电感,点压 10 s 稍微松开后再次点压,同时活动患侧肩关节,使肩部出现热感或感觉放松为宜。左病右取,右病左取。

【参考文献】

李格格,马铁明,吴宇欢.针刺下都穴与臂合阳穴治疗肩臂痛的临床观察[J].辽宁中医杂志,2018,45(9):1935-1937.

阴陵泉(天皇穴),董氏奇穴肾关(天皇副穴),阳陵泉

【定位】阴陵泉:在小腿内侧,胫骨内侧髁下缘与胫骨内侧缘之间的凹陷中;董氏奇穴天皇穴位置与此相近。董氏奇穴肾关(天皇副穴):在天皇穴直下 1.5 寸。阳陵泉:在小腿外侧,腓骨头前下方凹陷中。

【探析】从全息角度看,阴陵泉、肾关、阳陵泉均位于膝关节内侧下方,将人体上肢与小腿顺向对应,则膝关节与人体肩部相对应。从穴位特点与经脉联系上看,阴陵泉与董氏奇穴天皇穴相应,与肾关同在脾经循行路线,补土制水,脾肾皆调,可用于脾肾两虚、寒湿浸淫之肩凝疼痛;本穴常与阳陵泉搭配使用,用于治疗肩痛、肘关节疼痛、膝关节疼痛。肩周炎属于中医学"痹症"范畴,正气不足为本,风、寒、湿邪杂至为标,经脉气血凝滞不通,筋肉拘急,不通则痛。《灵枢·经脉》记载,足少阳胆经"至肩上……主骨所生病",少阳主枢,疏调关节开阖功能,故阳陵泉可用于治疗关节枢纽不利之拘急疼痛。高树中用阳陵泉治疗肩部疼痛时,在针刺的同时让患者咳嗽,有助于转移患者的注意力,减轻针刺的痛苦和恐惧,防止晕针,促进气血运行,提高疗效。阴陵泉与阳陵泉相配,共奏除湿止痛、行气活血、调理枢机之功。《灵枢·九针十二原》曰:"疾高而内者,取之阴之陵泉;疾高而外者,取之阳之陵泉。"杜利军采用针刺阳陵泉透刺阴陵泉配合功能锻炼治疗 64 例肩周炎患者,疗效较好;靳志鹏等通过针刺足三里、阴陵泉治疗 78 例肩周炎患者,取得满意疗效;赵亮等采用阴陵泉缪刺法治疗 161 例肩周炎患者,有效率为97.5%。

【适应证】肩部疼痛,关节僵硬,活动不利,或痛点不明显而活动障碍,肩痛不能抬举。

【操作】阴陵泉:取 2 寸毫针,直刺 1～2 寸,或透刺阳陵泉;肾关、阳陵泉:取 1.5 或 2 寸毫针,直刺 1～2 寸。得气后行提插或捻转手法,嘱患者活动肩部。

【参考文献】

[1] 杜利军.阳陵泉透阴陵泉配合功能锻炼治疗肩周炎 64 例[J].中医函授通讯,1999(2):41-42.

[2] 靳志鹏,孔德鸿.针刺足三里、阴陵泉穴治疗肩关节周围炎 78 例[J].航空军医,2005(3):116-117.

[3] 杨维杰.董氏奇穴穴位诠解[M].北京:人民卫生出版社,2018.

[4] 赵亮,乔丹,赵立志.缪刺"阴陵泉"治疗肩周炎 161 例临床疗效观察[J].中国保健营养,2019,29(23):365.

三阴交(配伍足三里、悬钟)

【定位】在小腿内侧,内踝尖上 3 寸,胫骨内侧缘后际。

【探析】三阴交可用于治疗肩周炎疼痛、活动不利,常与足三里、悬钟配合使用。从全息角度看,三阴交、悬钟均位于人体小腿下段,将人体上肢与小腿逆向对应,则二穴与人体颈肩部相对应;足三里位于膝关节前下方,将人体上肢与小腿顺向对应,则本穴与人体颈肩部相对应。从穴位特点和经脉联系上看,阳明经为多气多血之经,足三里是足阳明胃经的合穴,针刺足三里可鼓舞气血,充盛阳气。《灵枢·四时气》载:"着痹不去,久寒不已,卒取其三里。"着痹即湿痹,久患寒湿,凝滞筋骨,关节不利,可取足三里进行治疗。三阴交为脾经要穴,肝脾肾之阴气交汇于此。脾胃乃气血生化之源,中焦脾胃主四肢肌肉。肩周炎主要为风寒湿邪侵袭经络,阻滞气血,加之正气不足,气血失调,导致肩部筋脉拘急而疼痛。取足三里配三阴交,有健脾化湿、行气活血、扶正祛邪之功。《灵枢·终始》云:"病在上者,下取之。"针刺对侧或同侧下肢足三里、三阴交,得气后行强刺激手法,同时让患者活动肩部,可有效疏通肩部气血,激发正气,散寒止痛。足三里亦可施行艾灸、温针灸,以加强温通作用。戴承忠等采用远道针刺足三里、三阴交治疗 100 例肩周炎患者,取得较好的临床疗效。

悬钟为足三阳胆经穴位,又为八会穴之髓会,擅长治疗骨髓关节相关病症。《灵枢·经脉》记载,足少阳胆经"至肩上……主骨所生病",少阳主枢,疏调关节开阖功能,故悬钟可用于治疗关节枢纽不利之拘急疼痛。针刺悬钟透三阴交,可调节肝、胆、脾、肾的功能,针感强烈,配合肩部活动,有利于气血运行,舒解筋脉凝滞。

【适应证】肩部僵硬疼痛,关节活动不利。

【操作】三阴交:取 1.5 寸或 2 寸毫针,直刺 1～1.5 寸,得气后行提插或捻转手法,嘱患者活动肩部。孕妇禁针。

【参考文献】

[1] 蒋敏英,张明华,许敏英. 针刺悬钟透三阴交治疗肩周炎 60 例[J]. 现代中西医结合杂志,1999,8(12):2018.

[2] 戴承忠,侯冲,钱杰. 辨经远道针刺——足三里、三阴交治疗肩周炎 100 例[C].2009 年全国中医外治发展论坛暨全国第六次中医外治学术会议论文集.2009:191-192.

[3] 李铁明,李铁兴. 针灸治疗肩周炎 26 例分析[J]. 中国实用医药,2011,6(11):246-247.

董氏奇穴肩中

【定位】在上臂肱骨外侧,距离肩骨缝 2.5 寸。

【探析】从位置上看,肩中位于上臂外侧上 1/3 段,正位于肩部周围,正所谓"腧穴所在,主治所及"。从经脉联系上看,为手少阳三焦经循行所过。《灵枢·经脉》记载:"三焦手少阳之脉……上贯肘,循臑外,上肩,而交出足少阳之后……是主气所生病者……耳后、肩、臑、肘、臂外皆痛。"《灵枢·经筋》记载:"手少阳之筋……上肩,走颈,合手太阳……"少阳为气机枢纽,内应肝胆,肝主筋,胆主骨,三焦通行元气,疏调水道,故肩中能用于治疗肩部筋肉拘急不利。

【适应证】肩部僵硬疼痛,活动不利。

【操作】取 1.5 寸毫针,直刺 0.5～1 寸,得气后行提插或捻转手法,嘱患者前后活动肩部。

【参考文献】

杨维杰. 董氏奇穴穴位诠解[M]. 北京:人民卫生出版社,2018.

三间

【定位】在手背,第二掌指关节桡侧近端凹陷中。

【探析】从全息对应关系看,三间位于第二掌骨上端,全息对应头颈肩部。从穴位特点和经脉联系上看,三间为手阳明大肠经之输穴,主治体重节痛。《灵枢·经脉》记载:"大肠手阳明之脉……上肩,出髃骨之前廉,上出于柱骨之会上……是主津液所生病者……肩前臑痛,大指次指痛不用……"柱骨即大椎,手阳明大肠经在此与督脉相交。《灵枢·经筋》亦言:"手阳明之筋……上臑,结于髃。其支者,绕肩胛,挟脊;直者,从肩髃上颈……其病当所过者,支痛及转筋,肩不举,颈不可左右视。"因此三间可用于治疗颈肩部前侧方筋肉拘急扭转疼痛,尤其是对肩周炎肩髃处疼痛,效果更好。李向欣研究发现,采用"手三针"(三间、鱼际、后溪透劳宫)结合红外线烤灯治疗肩周炎效果较好,能够有效增强肩关节活动功能,减轻痛苦。

【适应证】肩部僵硬疼痛,尤其是肩髃处,活动不利。

【操作方法】取1寸毫针,直刺0.3~0.5寸,得气后行提插或捻转手法,嘱患者活动肩部。若有条索状颗粒,先斜刺穿过压痛条索处,再直刺于条索状物与第二掌骨侧之间,针刺的同时让患者咳嗽,得气后嘱患者活动患侧肩部,留针时,循阳明经在三间至肩髃之间的走行路线上反复敲打。

【参考文献】

李向欣.浅谈手三针治疗肩周炎临床观察[J].临床医药文献电子杂志,2020,7(50):29,33.

手三里

【定位】在前臂,肘横纹下2寸,阳溪与曲池连线上。

【探析】在全息对应关系上,手三里位于前臂近端1/3段,在全息对应关系上,将前臂与人体躯干或上肢顺向对应,则肘关节对应头部,手腕对应足踝,手三里则与颈肩部对应。在经脉联系上,手三里为手阳明大肠经穴位。《灵枢·经脉》记载:"大肠手阳明之脉,起于大指次指之端,循指上廉,出合谷两骨之间……上肩,出髃骨之前廉,上出于柱骨之会上……是动则病,齿痛,颈肿。是主津液所生病者……肩前臑痛,大指次指痛不用……"《灵枢·经筋》亦言:"手阳明之筋,起于大指次指之端,结于腕;上循臂,上结于肘外;上臑,结于髃。其支者,绕肩胛,挟脊;直者,从肩髃上颈……其病当所过者,支痛及转筋,肩不举,颈不可左右视。"手阳明大肠经循行经过肩部,经筋循行结于肩髃,环绕肩胛,结于大椎与督脉相交,故手三里可用于治疗肩后部及肩前侧部筋骨肌肉拘急疼痛。《针灸大成·通玄指要赋》云:"肩背患,责肘前之三里。"《针灸大成·席弘赋》云:"肩上痛连脐不休,手中三里便须求。"

【适应证】肩前外侧疼痛、压痛,活动不利,肩前屈上举、后伸时加重,甚至牵涉上肢桡侧缘。

【操作方法】前臂置于胸前,屈肘关节90°,取1.5寸或2寸毫针,直刺1~1.5寸;亦可向上斜刺。得气后行提插或捻转手法,并嘱患者活动肩部。

条口透承山

【定位】条口:在小腿外侧,犊鼻下8寸,犊鼻与解溪连线上。承山:在小腿后区,腓肠肌两肌腹与肌腱交角处。

【探析】条口透承山是临床治疗肩周炎的经验用穴,亦是经典配伍,针刺配合患者活动肩部,可使肩臂明显抬高,效果立竿见影。在全息对应关系上,条口位于小腿下段,与颈肩部相对应。从肩周炎疾病特点来看,肩周炎这类关节疼痛症,多属本虚标实之证,好发于肝肾亏虚、正气不足,同时长期劳损,而复感风寒湿邪的五十岁左右中老年人,尤其是女性。阳明气血衰弱、肝肾气血亏虚与人体衰老程度密切联系。《素问·上古天真论》记载,女子"五七,阳明脉衰……三阳脉衰……七七,任脉虚,太冲脉衰少",男子"五八,肾气衰……六八,阳气衰"。阳明经多气多血,阳气者精则养神,柔则养筋,针刺条口透承山,与激发阳明经和人体阳气有着重要关系。阳明气血对于筋骨关节的灵活性具有重要意义。条口归足阳明胃经。《素问·痿论》云:"阳明者,五脏六腑之海,主润宗筋,宗筋主束骨而利机关也。"从经脉联系上看,《灵枢·经脉》记载,手阳明大肠经循行过肩,手阳明经筋"结于髃;其支者,绕肩胛,挟脊……其病当所过者,支痛及转筋,肩不举",手足阳明经经气同气相求,故针刺条口不仅有助于润养宗筋以通利关节,更可调手阳明经络筋脉气血以治疗肩不举。承山归足太阳膀胱经。《灵枢》记载,足太阳膀胱经"还出别下项,循肩髃内……主筋所生病",足太阳经筋"从腋后外廉结于肩髃……其病……项筋急,肩不举"。手阳明经筋、足太阳经筋均治疗肩不举,故条口透承山可疏通阳明太阳经气以行气活血、舒筋活络。此外太阳主开,阳明主阖,条口透承山能开太阳经气以驱邪,扶阳明正气以补虚,故可治疗肩部疼痛之开阖不利、筋肉僵硬、难以抬举等症状。胡尚卿研究发现,针刺对侧条口比针刺同侧具有更显著的即刻止痛效果和功能改善作用,其作用机制可能与调节大脑前扣带回、旁扣带回等边缘脑区相关。

【适应证】肩前外侧疼痛、压痛,难以抬举,活动不利。

【操作方法】患者取坐位,下肢自然分开,与肩同宽,用2～3寸毫针针刺条口,向承山方向透刺,得气后出现酸麻胀重感,可酌情施行提插或捻转手法强刺激,频率为每分钟120～130次,令针感上下传导,同时嘱咐患者活动肩部,范围逐渐增大,留针30 min,行针3～5次。

【参考文献】

胡尚卿.针刺同对侧条口穴治疗单侧肩周炎的静息态功能磁共振研究[D].北京:北京中医药大学,2019.

中渚,外关

【定位】中渚:在手背,第四、五掌骨间,第四掌指关节近端凹陷中。外关:在前臂后区,腕背侧远端横纹上2寸,尺骨与桡骨间隙中点。

【探析】从全息对应关系看,中渚位于手背远端1/3段,外关位于前臂远端1/3段,将手背、上肢与人体全身逆向对应,则中渚、外关所在位置分别与人体颈肩部相对应。从穴位特点和经脉联系上看,中渚为输穴,主治体重节痛,与董氏奇穴下白位置相同,二者均可用于治疗少阳经病变及肾虚所致各类筋骨关节痛症,如肩颈痛、腰背痛、腕踝痛等。外关为络穴,具有通经活络、解表散邪之功。中渚、外关均为手少阳三焦经穴位。《灵枢·经脉》记载:"三焦手少阳之脉……上贯肘,循臑外,上肩,而交出足少阳之后……是主气所生病者……耳后、肩、臑、肘、臂外皆痛。"《灵枢·经筋》记载:"手少阳之筋……上肩,走颈,合手太阳……"三焦属少阳,主通行元气,疏调水液,少阳主枢,调节关节开阖功能,故中渚、外关能够疏利少阳、柔筋缓急,用于治疗手少阳三焦经循行所过关节枢纽不利之拘急疼痛。

【适应证】肩外侧疼痛、压痛,外展上举时加重,甚至牵涉三角肌区域。

【操作方法】中渚:取 1 寸毫针,直刺或斜刺 0.3～0.5 寸,得气后行捻转手法,令针感向肩部传导,嘱患者活动肩部。外关:取 1.5 寸毫针,直刺 0.5～1 寸;或深刺、透刺内关;得气后行捻转手法,令针感向肩部传导,嘱患者活动肩部。

董氏奇穴上九里、中九里(风市)、下九里

【定位】中九里(风市):在股部,髌底上 7 寸;直立垂手,掌心贴于大腿时,中指尖所指凹陷中,髂胫束后缘。上九里:在中九里向前横开 1.5 寸。下九里:在中九里向后横开 1.5 寸。

【探析】从全息对应关系上看,上九里、中九里(风市)、下九里均位于大腿中部外侧,将人体下肢与躯干顺向对应,则髋关节与人体颈肩部对应,大腿中段外侧与人体上肢上端肩臂外侧对应。从穴位特点和经脉联系上看,《灵枢·经脉》记载,足少阳胆经"至肩上……主骨所生病",少阳主枢,能调节筋骨关节运动、活动功能,故此三穴可用于治疗肩关节枢纽不利之拘急疼痛。在董氏奇穴理论中,三针并用为倒马针法,常用于治疗少阳经各类病症,如偏头痛、肩痛、三叉神经痛、耳鸣等。

【适应证】肩外侧疼痛、压痛,外展上举时加重,甚至牵涉三角肌区域。

【操作方法】取 1.5～3 寸毫针,直刺 0.8～1.5 寸,得气后行提插或捻转手法,并嘱患者活动肩部。

【参考文献】

杨维杰.董氏奇穴穴位诠解[M].北京:人民卫生出版社,2018.

董氏奇穴足千金、足五金

【定位】足千金:侧下三里外开 0.5 寸,直下 2 寸(即膝眼直下 7 寸,胫骨外廉向外横开约 3 寸)。足五金:足千金直下 2 寸。(侧三里:足三里向外横开 1.5 寸。侧下三里:足三里向外横开 1.5 寸,直下 2 寸。)

【探析】从全息对应关系看,足千金、足五金位于小腿外侧中段,将人体下肢与躯干逆向对应,则二穴对应人体肩臂部。从经脉联系上看,二穴位于足阳明经与足少阳胆经之间,偏向于少阳经,二针并用为倒马针法,可疏解阳明、少阳二经之气血,常用于颈项部、肩背部疼痛、活动不利,均取用健侧穴位。轻者针之,肩臂立刻抬举,重者可配伍肾关(阴陵泉)。杨朝义以足千金、足五金治疗一中年男子,该男子肩臂不能左右活动,病程约 2 年,针刺 10 余分钟后,病情缓解一半。

【适应证】肩部疼痛、活动不利,外展上举时加重,甚至牵涉三角肌区域。

【操作方法】取 1.5 寸毫针,直刺 0.5～1 寸,两穴并用,得气后行上下提插手法,嘱患者活动肩部。

【参考文献】

杨维杰.董氏奇穴穴位诠解[M].北京:人民卫生出版社,2018.

中平(平衡针法肩痛穴)

【定位】在腓骨小头与外踝连线的上 1/3 处(约在足三里穴下 2 寸,偏腓侧 1 寸处)。

【探析】在全息对应关系上,中平位于人体小腿腓骨小头与外踝连线的上 1/3 处,将小腿与人体躯干顺向对应,膝关节对应头颈部,踝关节对应足部,则中平对应肩臂部。从穴位特点和经脉联系上看,中平位于足阳明胃经旁的足少阳胆经循行路线上。《灵枢·经脉》记载,足少阳胆经"至肩上……主骨所生病",少阳主枢,主治骨病,故中平可用于治疗肩周炎之关节活动不利、疼痛僵硬。依据全息对应关系可知,中平还可用于肩周炎所牵扯前臂外侧疼痛。陈宥伊等研究发现,对于中风后肩痛的患者,在醒脑开窍针刺法的基础上加刺健侧中平、三间,施行重提插捻转泻法,相较于加刺常规局部穴位的即刻止痛效果更强,并且能促进患者上肢功能恢复。

【适应证】肩部疼痛,关节僵硬,活动不利,外展上举时加重。

【操作方法】取 1.5 寸或 2 寸毫针,直刺 1～1.5 寸,得气后行上下提插手法,并嘱患者活动肩部。交叉取穴。

【参考文献】

[1] 王文远.针刺中平奇穴治疗肩周炎 2099 例[J].中国医药学报,1989(6):39-41.

[2] 王文远,毛效军,张利芳,等.平衡针灸治疗颈肩腰腿痛临床研究[J].中华中医药学刊,2009,27(6):1202-1204.

[3] 陈宥伊,石学敏.巨刺中平、三间穴治疗中风肩痛 30 例[J].针灸临床杂志,2012,28(5):39-41.

悬钟,董氏奇穴足三重

【定位】悬钟:在小腿外侧,当外踝尖上 3 寸,腓骨前缘。足三重:一重,在外踝尖直上 3 寸向前横开 1 寸;二重,在一重直上 2 寸(在外踝尖直上 5 寸向前横开 1 寸);三重,在二重直上 2 寸(在外踝尖直上 7 寸向前横开 1 寸)。

【探析】从全息对应关系上看,悬钟、足三重均位于小腿下 1/3 段,将人体下肢与上肢逆向对应,则悬钟、足三重对应人体颈肩部。从《黄帝内针》三焦同气理论来看,小腿下段与躯干腰腹部同属下焦,同气相求,阴阳倒换,则与上焦颈胸肩背同气相求而相应。从穴位特点和经脉联系上看,悬钟、足三重均位于少阳经循行路线,邻近足阳明胃经,针刺足三重,又可通调足少阳胆经和足阳明胃经。悬钟与一重位置相同。本组穴位均与肩颈部少阳经循行部位相呼应。《灵枢·经脉》言:"胆足少阳之脉,起于目锐眦,上抵头角,下耳后,循颈,行手少阳之前,至肩上,却交出手少阳之后,入缺盆……是主骨所生病者,头痛,颔痛,目锐眦痛,缺盆中肿痛……"《灵枢·经筋》言:"足少阳之筋,起于小指次指,上结外踝,上循胫外廉,结于膝外廉;其支者,别起外辅骨……上引缺盆膺乳,颈维筋急。"故知其可用于治疗颈项、肩背部筋骨关节病症。悬钟又为八会穴之髓会,足少阳胆经亦主治骨病,故常用于治疗各类脊柱筋骨疾病。在董氏奇穴针灸治疗中,此三穴基本合用,共称足三重,单独用穴极少,三针并用为倒马针法,活血化瘀之功力强,对于瘀血之症有显著疗效。阳陵泉配伍悬钟为"吕景山对穴",阳陵泉主治筋病,悬钟主治髓病,合而用之有通经接气之妙,能够发挥益精填髓、强筋壮骨、舒经活络、缓急止痛的作用,配合同步行针法,较普通针刺取穴疗效更佳。吕玉娥等运用阳陵泉配伍悬钟,以同步行针法治疗肩周炎取得较好疗效。同步行针法以左右两手持针同时捻转,捻转角度不超过90°,频率为每分钟200次,行针时间为3～5 min,此手法针感强、后劲大,疗效也更佳。

【适应证】肩部疼痛,关节僵硬,活动不利,外展上举时加重,甚至牵涉三角肌区域。

【操作】悬钟:取1.5寸毫针,直刺0.5～0.8寸,得气后行提插或捻转手法,并嘱患者活动肩部。足三重:取2寸或3寸毫针,直刺1～2寸,多为三针并用;得气后行提插或捻转手法,并嘱患者活动肩部。

【参考文献】

[1] 杨维杰.董氏奇穴穴位诠解[M].北京:人民卫生出版社,2018.

[2] 田佩洲,吕玉娥.吕景山教授针刺手法浅析[J].上海针灸杂志,2014,33(11):976-978.

[3] 王正浩,张华清,孙瑛楠,等.吕玉娥运用对穴、同步行针法治疗肩关节周围炎经验[J].中医临床研究,2022,14(16):49-51.

足临泣

【定位】在足背,第四、五跖骨底结合部的前方,第五趾长伸肌腱外侧凹陷中。

【探析】从全息对应关系上看,足临泣位于足背远端1/3段,将人体足背与人体躯干对应,则足临泣对应颈肩部。从穴位特点和经脉联系上看,足临泣为足少阳胆经之输穴,主治体重节痛,又为八脉交会穴,通于带脉,可用于少阳经、带脉循行所过各类筋骨关节症,如偏头痛、颈肩部痛、环腰疼痛。足少阳胆经主治骨病。《灵枢·经脉》言:"胆足少阳之脉,起于目锐眦,上抵头角,下耳后,循颈,行手少阳之前,至肩上,却交出手少阳之后,入缺盆……是主骨所生病者,头痛,颔痛,目锐眦痛,缺盆中肿痛……"《灵枢·经筋》言:"足少阳之筋,起于小指次指,上结外踝,上循胫外廉,结于膝外廉;其支者,别起外辅骨……上引缺盆膺乳,颈维筋急。"故知其可用于治疗颈项、肩背部筋骨关节病症。

【适应证】肩部疼痛,关节僵硬,活动不利,外展上举时加重,甚至牵涉三角肌区域。

【操作方法】取1寸毫针,直刺0.3～0.5寸,得气后行捻转手法,并嘱患者活动肩部。

太冲(配伍阳陵泉)

【定位】太冲:在足背,第一、二跖骨间,跖骨底结合部前方凹陷中,或触及动脉搏动。阳陵泉:在小腿外侧,腓骨头前下方凹陷中。

【探析】从全息对应关系来看,太冲位于足背远端1/3段,将人体足背与人体躯干对应,则太冲对应颈肩部。从疾病特点与经脉穴位联系来看,肩周炎俗称"冻结肩",属于中医学"筋痹"范畴,主要是由于正气不足、肝肾亏虚、外感风寒湿邪侵袭所致经脉气血凝滞不通,筋肉拘急,不通则痛,不荣亦痛。《素问·上古天真论》言:"七八,肝气衰,筋不能动。"《素问·痹论》言,"风寒湿三气杂至,合而为痹也""痹在于骨则重,在于脉则血凝而不流,在于筋则屈不伸",《素问·长刺节论》言:"病在筋,筋挛节痛,不可以行,名曰筋痹。"《灵枢·终始》云:"病在上者,下取之。"治疗肩周炎,局部取穴配合远端取穴往往效果更好。太冲为足厥阴肝经输穴、肝之原穴,输主体重节痛,肝主筋而藏血,体阴而用阳。"食气入胃,散精于肝,淫气于筋",筋脉的正常功能活动需要肝血的濡养及肝气的调柔，太冲具有较强的疏肝理气、行气散结、调血荣筋的作用。

阳陵泉为足少阳胆经合穴，八会穴之筋会，对于全身筋肉关节都具有舒筋活血、缓急止痛的作用。《灵枢》记载，足少阳胆经循行"至肩上……主骨所生病"。少阳主枢，故阳陵泉可用于治疗肩痛之关节枢纽不利。《灵枢》记载，"疾高而外者，取之阳之陵泉也"，亦表明阳陵泉治肩痛之功。阳陵泉配太冲为国医大师吕景山治疗急性肩痛的对穴，二穴相配，相得益彰，肝胆相照，共奏调理枢机、行气活血、柔筋止痛之效，适用于肩关节肌肉僵硬、拘急疼痛、活动不利之症。张惠环等研究发现，针刺健侧阳陵泉配伍太冲，同时嘱患者活动肩部，对急性期肩周炎的疗效优于普通针刺法。樊若等治疗37例手榴弹投弹训练所致急性肩袖损伤患者，于太冲周围寻找疼痛反应点，呈45°斜刺（朝向足跟方向）0.8～1.2寸，并施行捻提插转泻法强刺激，同时令患者活动肩关节，结果28例患者一次性治愈（局部疼痛明显消失，活动正常），全部患者于3次内治愈，疗效令人满意。张颖研究发现，在肩髃、肩贞、肩髎、肩前、阿是穴基础上，加刺对侧太冲，比普通刺法更能缓解肩部疼痛，改善活动功能。

【适应证】肩部疼痛，关节僵硬，肌肉紧张，活动不利。

【操作方法】太冲：取1.5寸毫针，直刺或斜刺（朝向涌泉穴）0.5～1.3寸，得气后行提插或捻转手法，并嘱患者活动肩部。阳陵泉：取1.5寸毫针，直刺0.8～1.3寸，得气后行捻转手法，并嘱患者活动肩部（内旋、外旋、前屈、背伸、外展、上举），活动范围逐渐增大；若与太冲同用，则可以施行双手同步行针法。

【参考文献】

[1] 樊若,李义,周学明.太冲穴治疗急性肩袖损伤[J].临床军医杂志,2009,37(5):795.

[2] 张颖.太冲穴平衡针结合常规针刺治疗肩周炎的临床研究[J].内蒙古中医药,2019,(5):89-90.

[3] 张惠环,李亚杰,田佩洲,等.针刺对穴阳陵泉-太冲治疗急性期肩关节周围炎临床疗效观察[J].山西中医药大学学报,2022,23(5):434-437.

后溪，束骨

【定位】后溪：在手内侧，第五掌指关节尺侧近端赤白肉际凹陷中。束骨：在跖区，第五跖趾关节近端，赤白肉际处。

【探析】从全息对应关系上看，后溪位于手掌尺侧远端1/3段，束骨位于足背外侧远端1/3段，将手掌、足背分别与人体躯干对应，则后溪、束骨分别与人体肩部对应。从穴位特点和经脉联系上看，后溪、束骨分别为手太阳小肠经、足太阳膀胱经之输穴，主治体重节痛，五行均属木，木应肝主风主筋，可调和筋脉，疏通筋骨，善治痛症。后溪又为八脉交会穴，通于督脉，因此可宣通手太阳小肠经、足太阳膀胱经与督脉三经气血。在经脉循行上，手太阳小肠经循行"出肩解，绕肩胛，交肩上"，足太阳膀胱经"从巅入络脑，还出别下项，循肩髆内……其支者，从髆内左右，别下贯胛，挟脊内……是主筋所生病者……项、背、腰、尻、腘、腨、脚皆痛，小趾不用"，督脉行于人体背部正中央，"督脉之别……别走太阳"，主司一身之阳气，足太阳膀胱经行于督脉两旁，手足三阳经与督脉交会于大椎。因此后溪、束骨既可用于治疗太阳经病变，亦可用于治疗督脉病变,能激发督脉之阳气,疏散瘀滞部位,使阳气得以温煦,风寒湿邪可除,有宣通阳气、温经通脉、舒筋缓急、通络止痛之功,可用于治疗肩部寒冷拘急疼痛、活动不利。二穴常配伍应用。

【适应证】肩部疼痛,以后侧为主,关节僵硬,活动不利,外展上举时加重,甚至牵涉腋下、手臂尺侧而出现拘紧疼痛。

【操作方法】后溪:取 1.5 寸毫针,直刺 0.5～1 寸;或向指端斜刺、透刺三间。束骨:取 1 寸毫针,直刺 0.3～0.5 寸,得气后行提插或捻转手法,并嘱患者活动肩部。

养老

【定位】在前臂后区,腕背横纹上 1 寸,尺骨头桡侧凹陷中。

【探析】养老是针灸临床治疗落枕、急性腰扭伤、踝关节扭伤的重点穴位。从全息对应关系来看,养老位于前臂近腕处,与人体头颈肩部对应。从经脉联系和穴位特点来看,养老为手太阳小肠经之郄穴,为经气深聚之处,阳经之郄穴多用于治疗经脉循行所过的病症,尤其是急性痛症。手太阳小肠经与足太阳膀胱经为同名经同气相求,手、足太阳经在睛明交会。针刺养老可疏通手、足太阳经气血,具有通阳止痛之功,可用于治疗肩胛骨周围疼痛。

【适应证】项部后正中及两旁(督脉及手足太阳经循行部位)疼痛;大椎局部疼痛;落枕;颈椎病所致肩胛骨周围疼痛。

【刺法方法】取 1.5 寸毫针,针尖向肘部斜刺 0.5～1 寸,以针感传至肘尖为佳。得气后行捻转手法,并嘱患者活动颈部。

飞扬

【定位】在小腿后区,昆仑直上 7 寸,腓肠肌外下缘与跟腱移行处。

【探析】从全息对应关系上看,飞扬位于小腿中段,将人体下肢与上肢逆向对应,则飞扬与人体肩背部对应。从穴位特点和经脉联系上来看,《灵枢·经脉》记载,足太阳膀胱经“从巅入络脑,还出别下项,循肩髆内……其支者,从髆内左右,别下贯胛,挟脊内……是主筋所生病者……项、背、腰、尻、腘、腨、脚皆痛,小趾不用”“足太阳之别,名曰飞扬。去踝七寸,别走少阴。实则鼽窒,头背痛;虚则鼽衄”。飞扬为足太阳膀胱经络穴,别走足少阴肾经,可通调两经经气,能够补肾通阳、通经活络,故针刺飞扬可治疗膀胱经循行所过头肩背部疼痛。《素问·热论》记载:“巨阳者,诸阳之属也。”太阳经为六经之长,阳气充盛,行于督脉两旁,与督脉交会于大椎,主一身之表,主阳气之开阖。故针刺飞扬能激发肩背之阳气,通经散寒,宣通阳气,舒筋缓急,通络止痛,可用于治疗风寒湿侵袭所致头项强痛、肩背冷痛、鼻塞、关节活动不利。

【适应证】肩部疼痛,以后侧为主,关节僵硬,活动不利,外展上举时加重,甚至牵涉腋下、手臂尺侧而出现拘紧疼痛。

【操作方法】取 1.5 寸或 2 寸毫针,直刺 1～1.5 寸,行提插或捻转手法,得气后嘱患者活动肩部。

合阳

【定位】在小腿后区,腘横纹下 2 寸,腓肠肌内、外侧头之间。

【探析】从全息对应关系上看,合阳位于小腿后区上端部位,将人体小腿与上肢顺向对应,则合阳与人体肩背部对应。从穴位特点和经脉联系上来看,《灵枢·经脉》记载,足太阳膀胱经"从巅入络脑,还出别下项,循肩髆内……其支者,从髆内左右,别下贯胛,挟脊内……是主筋所生病者……项、背、腰、尻、腘、腨、脚皆痛,小趾不用",故针刺合阳能够通经活络,治疗足太阳膀胱经循行所过肩背筋肉疼痛。太阳经阳气充盛,为一身之藩篱,合阳为足太阳膀胱经穴位,针刺合阳配合肩部活动,有通经散寒、舒筋缓急的作用。

【适应证】肩部疼痛,以后侧为主,关节僵硬,活动不利,外展上举时加重,甚至牵涉腋下、手臂尺侧而出现拘紧疼痛。

【操作方法】取1.5寸或2寸毫针,直刺1～1.5寸,行提插或捻转手法,得气后嘱患者活动肩部;或用手指点压法。

申脉

【定位】在踝区,外踝尖直下,外踝下缘与跟骨之间凹陷中。

【探析】从全息对应关系上看,申脉位于足踝部,将人体躯干与下肢逆向对应,则申脉与人体头颈肩背部对应。从穴位特点和经脉联系上来看,《灵枢·经脉》记载,足太阳膀胱经"从巅入络脑,还出别下项,循肩髆内……其支者,从髆内左右,别下贯胛,挟脊内……是主筋所生病者……项、背、腰、尻、腘、腨、脚皆痛,小趾不用",故针刺申脉可治疗足太阳膀胱经循行所过肩背不适。申脉又为八脉交会穴,通于阳跷脉,阳跷脉起于足跟外侧,上行过肩。《针灸大成》记载:"阳跷脉者,起于跟中,循外踝上行,入风池。其……与足少阳会于居髎,又与手阳明会于肩髃及巨骨,又与手太阳、阳维会于臑俞。"故针刺申脉可以治疗阳跷脉循行所过部位的病症。"跷"有矫健之意,"申"同"伸",有伸展之意,故针刺申脉配合肩部活动,有通经活血、柔筋缓急、伸展筋骨的作用。

【适应证】肩部疼痛,关节僵硬,活动不利。

【操作方法】健侧取穴。取1.5寸毫针,直刺0.5～1寸,得气后行提插或捻转手法,同时嘱患者活动肩关节,范围逐渐增大,留针期间,每隔10 min行针一次。

四、腰腿痛症

(一)概述

腰腿痛是一组临床常见症候群,在当今人群中普遍存在,且年轻化趋势明显,具体涉及腰部、臀部、腿部的各类疼痛。其中腰痛以腰脊或脊旁部位疼痛为主,且腰部疾病往往会牵涉背部、髋关节、臀部、腿部。本部分内容以腰痛为主,髋关节疼痛、腿痛取穴思维与腰痛取穴类似,故附于下文中,不再单独撰写章节。

腰痛涉及的病种很多,常见的有腰椎间盘突出症、腰椎狭窄症、第三腰椎横突综合征、腰椎小关节紊乱、慢性腰肌劳损等。导致腰痛的原因有很多,临床应注意鉴别,主要可分为以下几类:①脊柱骨关节及相关软组织、周围神经病变。如先天性腰椎发育异常(腰椎骶化、骶椎腰化、先天性腰椎管狭窄症、先天性腰椎融合等)、强直性脊柱炎、脊柱侧弯、类风湿性关节炎、腰椎骨折、腰椎退行性骨关节病、腰椎滑脱、骨质疏松症、继发性腰椎管狭窄症、腰椎间盘突出症、第三腰椎横突综合征、骶髂关节炎、急性腰扭伤、腰肌劳损、坐骨神经痛、梨状肌综合征、腰部骨肿瘤等。②脊髓相关病变。如脊髓肿瘤、脊髓炎等。③内脏器官病变。如肾结石、胆结石、肾炎、消化性溃疡、子宫体炎、子宫附件炎、盆腔肿瘤等。④其他因素。扁平足、下肢不等长、氟骨症、妊娠、精神系统疾病(如癔症)等。

腰腿痛发作主要与感受寒凉、用力不当、姿势不良、持久发力、长期劳累、外伤等因素有关。青年人群腰痛以腰肌劳损、第三腰椎横突综合征、急性腰扭伤为多见。青壮年身强体健,易发生腰部扭伤、挫伤,其中扭伤最为常见。腰部扭挫伤为腰部受到间接或直接暴力后出现的腰部肌肉、韧带、筋膜等软组织,关节突关节,腰骶关节的急性损伤,主要与负重过度、发力过猛、活动范围超限、姿势不良、动作不协调、没有做好充分的准备活动等因素有关。腰部扭挫伤主要表现为局部持续性剧烈疼痛,深呼吸、咳嗽、打喷嚏等动作均可使疼痛加重,腰背难以挺直,弯腰等各方向活动困难,严重者坐立、行走、翻身困难或卧床难起,休息后疼痛仅可稍稍缓解,患者常以双手或腰带支持或固定腰部,触诊可发现局部肌肉痉挛、僵硬,压痛明显,一般不伴有下肢疼痛。为预防腰部扭挫伤,平日应加强腰背肌锻炼,运动前做充分的热身活动,注意抬举重物姿势,不可强行用力,注意保暖与休息,酌情佩戴腰带以缓解腰部压力。

女性腰痛除与软组织损伤有关外,还与其生理特点有关。年轻女性常于经期出现腰部酸软、疼痛,若复感风、寒、湿等外邪,则更易出现腰部酸冷疼痛,或伴有痛经;育龄期妇女腰痛多与盆腔炎、子宫附件炎等妇科炎症及泌尿系统感染有关;妊娠期与产后妇女易出现下腰痛、骨盆痛;老年妇女出现腰痛则要警惕椎体骨折、妇科肿瘤、骨肿瘤等因素。

中老年人群腰痛除与骨折、扭伤等因素有关外,主要与骨关节退行性改变有关。骨关节的退行性改变主要是指人体关节骨质随着年龄增长而出现的生理性老化、退化,在颈椎、胸椎、腰椎、肩关节、膝关节、髋关节等不同部位可有不同的表现。其中腰椎以椎管狭窄、椎体不稳、椎间盘突出、椎间盘变性、骨质疏松、骨质增生为多见。突出的椎间盘、狭窄的椎管、增生的骨赘皆可进一步刺激周围软组织,压迫周围神经,继而引起腰臀部及下肢的放射性疼痛、麻木酸胀痛、皮肤感觉减退、下肢发凉、肌肉萎缩等。骨质疏松易导致椎体压缩性骨折,过多的骨质增生可导致脊椎僵硬而引发持续性腰痛、活动不利。

腰椎间盘突出是导致腰痛的常见重要因素,可发生于任何年龄段的人群。椎间盘突出压迫神经可导致神经支配区域(如臀部、下肢、足部)出现放射性疼痛、麻木感、麻电感、皮肤发冷等症状。分清下肢疼痛区域能够更加精确地诊断腰痛来源。椎间盘突出患者以第三、四、五腰椎神经根受压为常见。第三至第四腰椎神经根受到压迫,患者可出现大腿前侧放射性疼痛,小腿内侧感觉减退,少数患者疼痛可放射至膝关节、小腿前外侧、足前部。第四至第五腰椎神经根受到压迫,患者可出现臀部、大腿后侧的放射性疼痛,甚至牵涉小腿,小腿前外侧足背感觉减退,第二足趾肌力减退,并可伴有髂棘附近疼痛。第五腰椎神经根至第一骶神经根受到压迫,患者可出现下肢后侧、小腿外后侧放射性疼痛,小腿外后侧、足背外侧感觉减退,第三、四、五足趾肌力减退,跟腱反射减弱。

总的来说,急性腰痛多为突发疼痛,起病急,痛势剧烈,或为持续性刺痛、胀痛,甚至牵涉其他部位。慢性腰痛则病程长,痛势较缓,时发时止,缓解期常可伴有酸痛、胀痛、沉重之感。对于急慢性非特异性腰痛及与其相关的下肢疼痛,针灸治疗往往起效迅速而显著。非特异性腰痛是指排除已知器质性病变或病理学变化(如感染、骨折、肿瘤、骨质疏松等因素)所导致的腰部疼痛。从中医学角度来看,非特异性腰痛大多属于中医学"腰痛""痹症""经筋病"范畴,主要是由肝肾亏虚、筋骨失养,外感风寒湿邪、气血凝滞,或外力损伤腰部经筋而引起,为虚实夹杂之证。

针灸治疗急性腰痛时,首先应排除骨折、滑脱等因素。例如,对于单纯的急性腰扭伤患者,予从远端部位针刺或刺络治疗,配合腰部活动,往往能收到立竿见影的效果。若针刺后病情没有任何改善甚至加重,则应及时完善相关检查并重新诊断。对于慢性腰痛患者,除给予常规针刺治疗外,可根据其病程、体质、生活环境、工作性质等因素综合辨证,适当配伍艾灸、推拿按摩、刺络拔罐、康复锻炼等治疗,并进行有效宣教,指导患者积极配合功法锻炼,预防腰痛复发。

对于特殊病因所致腰痛、髋关节疼痛、腿痛,针灸常作为辅助治疗方法。例如,对于强直性脊柱炎所致背部、腰骶部僵硬疼痛,针灸早期干预治疗效果较好;对于股骨头坏死所致髋关节疼痛、活动困难,针灸早期干预治疗能够促进血液循环,减轻疼痛,促进骨质及周围软组织功能恢复。

(二)取穴思维

1. 首辨部位 从全息辨病位。根据全息对应理论、《黄帝内针》三焦同气相求理论,针灸治疗腰部疼痛常选取的部位有面部两眉连线,人中水平线,第二掌骨中下段,手掌背中段,腕关节及前臂,肘关节,膝关节及小腿,踝关节及足部。腰部的任何类型软组织疼痛,均可参考选取上述部位的敏感点进行治疗。

从经络辨病位。腰部疼痛主要涉及的经脉系统有督脉、足太阳膀胱经、足少阳胆经、带脉、足少阴肾经、足厥阴肝经、阳跷脉及相关络脉、经别、经筋部分。

《素问·骨空论》记载,"督脉为病,脊强反折。督脉者……贯脊属肾,与太阳起于目内眦,上额交巅,上入络脑,还出别下项,循肩髆内,挟脊抵腰中,入循膂络肾……督脉生病治督脉,治在骨上,甚者在脐下营。"

《灵枢·经脉》记载,"膀胱足太阳之脉……循肩髆内,挟脊,抵腰中,入循膂,络肾,属膀胱;其支者,从腰中下挟脊,贯臀,入腘中;其支者……挟脊内,过髀枢,循髀外,从后廉,下合腘中,以下贯腨内,出外踝之后,循京骨,至小趾外侧。是动则病……项如拔,脊痛,腰似折,髀不可以曲,腘如结,腨如裂……是主筋所生病者……项、背、腰、尻、腘、腨、脚皆痛,小趾不用""胆足少阳之脉……循胁里,出气街,绕毛际,横入髀厌中;其直者……下合髀厌中,以下循髀阳,出膝外廉,下外辅骨之前,直下抵绝骨之端,下出外踝之前,循足跗上……是动则病口苦,善太息,心胁痛,不能转侧……是主骨所生病者……胸、胁、肋、髀、膝外至胫、绝骨、外踝前及诸节皆痛,小趾次趾不用""肾足少阴之脉……上股内后廉,贯脊,属肾,络膀胱……是主肾所生病者……脊股内后廉痛……""肝足厥阴之脉……是动则病腰痛不可以俯仰……""足太阳之别,名曰飞扬。去踝七寸,别走少阴。实则……头背痛……""督脉之别,名曰长强。挟膂上项……别走太阳,入贯膂。实则脊强,虚则头重……"。

《灵枢·经别》记载,"足少阴之正,至腘中,别走太阳而合,上至肾,当十四椎出属带脉""足少阳之正,绕髀入毛际,合于厥阴,别者入季胁之间""足厥阴之正,别跗上,上至毛际,合于少阳,与别俱行,此为二合也"。

《灵枢·经筋》记载,"足太阳之筋,起于足小趾,上结于踝……与腘中并上结于臀,上挟脊上项……其病小趾支跟肿痛,腘挛,脊反折,项筋急,肩不举……""足少阳之筋,起于小指次指……上走髀,前者结于伏兔之上,后者,结于尻;其直者,上乘眇季胁……其病……膝不可屈伸,腘筋急,前引髀,后引尻,即上乘眇季胁痛,上引缺盆膺乳,颈维筋急""足少阴之筋……循脊内挟膂上至项,结于枕骨,与足太阳之筋合。其病足下转筋,及所过而结者皆痛及转筋。病在此者,主痫瘛及痉,在外者不能俯,在内者不能仰。故阳病者,腰反折不能俯,阴病者不能仰""手阳明之筋……挟脊……其病当所过者支痛及转筋,肩不举,颈不可左右视"。

《素问·刺腰痛》补充了与其他经脉相关的腰痛症,"解脉令人腰痛,痛引肩,目䀮䀮然,时遗溲……腰痛如引带,常如折腰状,善恐""衡络之脉,令人腰痛,不可以俯仰,仰则恐仆""会阴之脉令人腰痛,痛上漯漯然汗出""昌阳之脉,令人腰痛,痛引膺,目䀮䀮然,甚则反折,舌卷不能言""阳维之脉令人腰痛,痛上怫然肿""肉里之脉令人腰痛,不可以咳,咳则筋缩急"。

从脏腑辨病位。在中医学中,腰腿痛从病位上看属于肢体经络病症范畴。然而人体是上下内外相互关联影响的有机整体,经络内通于脏腑运行气血、外达筋骨皮毛,故肢体病症亦与人体脏腑气血密不可分。肝主筋,肾主骨,从脏腑定位而言,腰痛主要与肝、肾密切相关,腿痛则与腰痛关联。如《素问·金匮真言论》云:"北风生于冬,病在肾,俞在腰股。"《素问·脉要精微论》言,"腰者,肾之府,转摇不能,肾将惫矣""肾脉搏坚而长,其色黄而赤者,当病折腰"。《素问·标本病传论》云:"肾病少腹腰脊痛,胻酸。"

2. 次辨证候与症状特点 《黄帝内经》已有关于"腰痛"病名、病因及治疗方法的详细记载。《素问·脉要精微论》云:"腰者,肾之府,转摇不能,肾将惫矣。"《素问·刺腰痛》云:"衡络之脉,令人腰痛,不可以俯仰,仰则恐仆,得之举重伤腰,衡络绝,恶血归之。"《灵枢·本神》云:"肾盛怒而不止则伤志,志伤则喜忘其前言,腰脊不可以俯仰屈伸。"东汉张仲景在《伤寒杂病论》中提出了腰痛病的辨证论治。例如,《伤寒论·辨太阳病脉证并治》第35条所言外感风寒、经气不利之腰痛,"太阳病,头痛发热,身疼腰痛,骨节疼痛,恶风,无汗而喘者,麻黄汤主之";《金匮要略·血痹虚劳病脉证并治》言:"虚劳腰痛,少腹拘急,小便不利者,八味肾气丸主之。"《金匮要略·五脏风寒积聚病脉证并治》言,寒湿腰痛"肾着之病,其人身体重,腰中冷,如坐水中,形如水状,反不渴,小便自利,饮食如故,病属下焦。身劳汗出,衣里冷湿,久久得之,腰以下冷痛,腹重如带五千钱,甘姜苓术汤主之"。后世医家不断发展完善,唐代孙思邈所著《备急千金要方》中补肾、祛风湿之"独活寄生汤"为后世治疗腰腿痛的经典方,"夫腰背痛者,皆由肾气虚弱、卧冷湿地当风得之,不时速治,喜流入脚膝为偏枯冷痹缓弱疼重,或腰痛挛脚重痹,宜急服此方"。南宋陈言所著《三因极一病证方论》记载:"夫腰痛,虽属肾虚,亦涉三因所致。在外则脏腑经络受邪,在内则忧思恐怒,以至房劳坠堕,皆能致之。"元代朱丹溪所著《丹溪心法·腰痛》记载:"腰痛主湿热、肾虚、瘀血、挫闪、有痰积。"明代王肯堂《证治准绳·腰痛》记载:"有风、有湿、有寒、有热、有挫闪、有瘀血、有滞气、有痰积,皆标也,肾虚其本也。"清代江涵暾《奉时旨要》记载:"腰痛有五症:一曰阳虚不足,少阴肾衰;二曰风痹寒湿;三曰劳役伤肾;四曰跌坠损伤;五曰寝卧湿地。"清代沈金鳌所著《杂病源流犀烛》记载:"腰痛,精气虚而邪客病也……肾虚其本也,风寒湿热痰饮,气滞血瘀闪挫其标也。或从标,或从本,贵无失其宜而已。"由此可知,阳气不足、肾气亏虚、肾精不足、外感风寒湿邪、筋骨劳损、外伤为腰痛症常见病因。

古人早就认识到腰痛乃本虚标实之证。腰痛之本在肝肾气血亏虚,筋骨失于濡养,不荣则痛;其标在外感风寒湿或湿热之邪,或外伤之闪、扭、挫,从而导致经脉气血运行不畅,不通则痛。故治疗腰痛需"荣之""通之"。通过针刺、放血等外治法疏通经络、解结决闭、祛瘀生新,通过补益肝肾、健运脾胃而促进气血生成与输布。针刺具有双向调节作用,既能通,又能补,寓补于通,以通为补。

根据古籍记载与现代研究,腰腿痛主要分为 4 种证候类型:寒湿型、湿热型、瘀血型、肾虚型。治疗应首先分清标本缓急,审清邪正主次轻重,治实不忘其虚,补虚当顾其实。

外感风寒湿邪所致腰腿痛者,主要表现为起病急,腰背肌肉酸痛,或沉重,或冷痛,肌肉僵硬,关节转摇不利,阴雨天加重,得温则舒缓,可伴有下肢麻木胀痛、冷痛,舌淡红,苔白滑或白腻,脉沉缓或沉迟。

湿邪化热所致腰腿痛者,主要表现为腰部及下肢沉重疼痛而身热不扬,暑湿天气、午后可加重,活动出汗后可减轻,伴有胸闷脘痞、腹胀满闷、小便短赤、大便黏腻臭秽等症,舌红,苔黄腻,脉弦数或濡数。

瘀血阻络所致腰腿痛者,主要表现为固定部位刺痛拒按,夜间加重,舌色暗,或青或紫,舌上有瘀点瘀斑,舌下静脉粗胀、紫暗、迂曲。

肾阳虚所致腰痛者,主要表现为腰腿酸软无力,或冷痛,或隐隐作痛,局部发凉,遇冷加重,喜温喜按,缠绵不愈,劳累加重,常伴有面白肢冷、畏寒喜暖等症,男性可同时伴有夜尿频、小便清长、遗精、滑精、阳痿不举等症,女性可同时伴有经期推迟、经期腰酸腹冷痛、经少色淡质稀、手足冰冷、腹泻等症,舌淡,苔薄白,脉沉细无力。

肾精亏虚及肾阴不足之腰痛者,主要表现为腰部酸软无力,隐隐作痛,常伴有咽干口燥、两颧潮红、手足心热、心烦失眠、盗汗、性欲亢进但性功能减弱等症,舌红瘦,苔少,脉弦细数。

治宜辨证施法,酌情选择补肾填精、强筋壮腰、温阳活血、祛风散寒、养血舒筋、通络止痛、清热利湿之法,根据发病部位、表现,选取相应针灸主穴、配穴,采取有针对性的治疗方法。

3. 再察异常表现　依据经络诊察理论,对腰痛患者进行经络诊察,常可于病位相关经络循行路线上出现穴位压痛敏感点、穴区颗粒状物等异常反应。腰痛病程日久,瘀血阻络者,可在局部出现固定刺痛,夜间加重,或皮肤肤色变暗,出现瘀斑瘀点。在其相关经络循行路线上,亦可出现穴位异常压痛、异常血络、异常汗毛分布、筋肉结节、条索等反应,常见有异常反应的穴位有鱼际、三间、中渚、尺泽、阳陵泉等。耳穴肩颈区域可出现皮色变红、皮屑、串珠样条索、凹陷或凸起等反应,可进行耳针、耳穴压豆治疗。

依据中医经筋理论、西医肌筋膜理论对腰腿痛患者进行触诊,可寻找到腰腿痛局部的阿是穴或激痛点。在辨经络、辨脏腑的基础上,取远端穴位进行治疗时,应选择恰当的辅助配穴及适宜的治疗技术,以提高不同类型腰腿痛的治疗效果。可于远端取穴治疗基础上,在局部敏感点施行针刺、火针、刺络放血、筋膜松解手法等辅助治疗。

若腰痛为急性发作,则可在远端选取主穴,以毫针"巨刺"或"缪刺"给予强刺激,配合腰部运动;可采用三棱针或火针于局部或远端点刺放血(拔罐);可通过四诊及经络诊察法(背俞穴、五输穴等)鉴别疼痛所在病源(脏腑、肢体经络、官窍)、证候,选取恰当配穴以增强疗效。

如腰椎间盘突出症急性疼痛发作,伴有坐骨神经痛,疼痛、麻电感可放射至腿、足部者,则宜在远端取穴基础上,于局部椎间盘突出部位施行针刺、放血疗法,以疏通上下气血之枢纽,加强远端取穴行气活血的作用。若腰痛患者没有明显的神经根压迫症状,不伴随明显的坐骨神经痛,则腰痛取穴需要考虑"病变肌肉"的治疗,此时宜在远端取穴基础上,进行局部诊察,判断肌肉紧张度,有无按压痛,是否存在条索、结节、米粒状物,以痛为腧进行治疗,以松解肌肉筋结。

若为慢性疼痛,可通过适度的活动来确定腰腿痛发作的体位,从而选取不同的穴位。若转摇不利,寻少阳经之足临泣,厥阴经之太冲;若俯仰不利,寻督脉之后溪,太阳经之束骨、昆仑、申脉。

4.选穴原则　上下左右前后取穴,先考虑左右交叉针刺,兼顾上下前后针刺,以循经远取为主,且针刺后活动患处。手足部位取穴时,以同名经脉为主。取穴以肘、膝、腕、踝部位的五输穴、八会穴、八脉交会穴、络穴为主。《难经·六十八难》记载:"俞主体重节痛。"原穴为脏腑原气输注、经过、留止于十二经脉四肢部的穴位。穴位以敏感点为主,可以不是十四经穴位。对于异常血络部位,可点刺放血,若出现筋结、条索,可在其附近松解。见络刺络,疏通瘀结。《素问·缪刺论》云:"视其脉,出其血……因视其皮部有血络者尽取之,此缪刺之数也。"

依据经络主治与症状特点,腰背脊柱疼痛、夹脊部位疼痛、腰痛俯仰困难,多责之督脉、足太阳膀胱经、足厥阴肝经、手足阳明经经脉或经筋;腰部左右转摇疼痛,多责之足少阳胆经、足厥阴肝经;腰部环周疼痛沉重、转摇不利,多责之足少阳胆经、带脉;腰部肌肉拘急、急性扭伤疼痛,多责之足厥阴肝经、督脉、足太阳膀胱经。

(三)取穴简表

腰痛症取穴见表6-3。

表6-3　腰痛症取穴简表

病位	特点	取穴部位	取穴依据	治法补充
腰 (腰背、腰腿)	腰脊柱正中、夹脊处疼痛(督脉,手阳明大肠经)	督脉——印堂(或平衡针法腰痛穴)	面部全息逆向对应	针刺
		督脉——人中	面部全息顺向对应	针刺
		董氏奇穴灵骨	第二掌骨全息对应	针刺

病位	特点	取穴部位	取穴依据	治法补充
腰 （腰背、 腰腿）	腰脊柱正中、夹脊处疼痛（督脉，手阳明大肠经）	小肠经——后溪（或董氏奇穴腕顺一、腕顺二）	第五掌骨全息对应；上肢躯干全息逆向对应；通督脉；循经远取	针刺，艾灸
		大肠经——手三里	前臂躯干全息逆向对应；循经远取；手阳明经筋循行绕肩胛夹脊	针刺
		腰痛点	手背躯干全息逆向对应；经外奇穴	针刺
		董氏奇穴二角明	手背中指全息对应督脉	针刺
	腰部后正中央两侧旁开 1.5～3 寸范围疼痛（足太阳膀胱经）	督脉——印堂（或平衡针法腰痛穴）	面部全息逆向对应；督脉与膀胱经相通	针刺
		董氏奇穴灵骨（配大白）	第二掌骨全息对应	针刺
		腰痛点	手背躯干全息逆向对应；经外奇穴	针刺
		膀胱经——委中	下肢躯干全息对应；循经远取；《灵枢·杂病》载："厥，挟脊而痛者，至顶，头沉沉然，目䀮䀮然，腰脊强。取足太阳腘中血络。"《素问·刺疟》载："先腰脊痛者，先刺郄中出血。"《素问·刺腰痛》云，"足太阳脉令人腰痛，引项脊尻背如重状，刺其郄中。太阳正经出血""刺解脉，在郄中结络如黍米，刺之血射以黑，见赤血而已"	刺络放血，针刺
		膀胱经——承山	下肢躯干全息对应；循经远取；《素问·刺腰痛》云"阳维之脉，令人腰痛，痛上怫然肿；刺阳维之脉，脉与太阳合腨下间，去地一尺所"	针刺
		膀胱经——昆仑	《灵枢·五邪》云"邪在肾，则病骨痛，阴痹。阴痹者，按之而不得，腹胀，腰痛，大便难，肩背颈项痛，时眩。取之涌泉、昆仑。视有血者，尽取之"	刺络放血，针刺
		膀胱经——申脉	下肢躯干全息逆向对应；通阳跷脉；循经远取	针刺
		膀胱经——束骨	脚背躯干全息对应；循经远取；输穴特性	针刺

病位	特点	取穴部位	取穴依据	治法补充
腰（腰背、腰腿）	腰部后正中央两侧旁开 1.5～3 寸范围疼痛（足太阳膀胱经）	膀胱经——金门	脚背躯干全息逆向对应;循经远取;郄穴特性	针刺
		膀胱经——跗阳	下肢躯干全息逆向对应;循经远取;郄穴特性	针刺
		膀胱经——飞扬	下肢躯干全息逆向对应;循经远取;络穴特性	针刺
		小肠经——后溪（或董氏奇穴腕顺一、腕顺二）	第五掌骨全息对应;上肢躯干全息逆向对应;循经远取;输穴特性	针刺
		小肠经——养老	上肢躯干全息顺向对应;循经远取;郄穴特性	针刺
		小肠经——小海	上肢躯干全息对应;循经远取	针刺
		肾经——大钟	下肢躯干全息逆向对应;络穴联系膀胱经;循经远取;络穴特性	针刺
		平衡针法臀痛穴（即肩贞）	上肢下肢全息对应	针刺
		董氏奇穴手千金、手五金	上肢躯干全息对应	针刺
	腰部后正中央两侧旁开 3 寸以外（足少阳胆经）	督脉——印堂（或平衡针法腰痛穴）	面部全息逆向对应	针刺
		董氏奇穴灵骨（配大白）	第二掌骨全息对应	针刺
		腰痛点	手背躯干全息逆向对应;经外奇穴	针刺
		三焦经——液门/中渚	手掌躯干全息对应;循经远取;输穴特性;手足少阳经同气相求	刺络放血,针刺
		三焦经——阳池	上肢躯干全息对应;循经远取;手足少阳经同气相求	针刺
		胆经——阳陵泉	下肢躯干全息对应;循经远取;筋会;手足少阳经同气相求	针刺
		胆经——悬钟（或董氏奇穴足三重）	下肢躯干全息顺向对应;循经远取;髓会;手足少阳经同气相求	针刺,倒马针
		胆经——足临泣	足背躯干全息逆向对应;循经远取;输穴特性;手足少阳经同气相求	针刺
		平衡针法臀痛穴	上肢下肢全息对应	针刺

病位	特点	取穴部位	取穴依据	治法补充
腰（腰背、腰腿）	环腰一周痛（带脉）	督脉——印堂（或平衡针法腰痛穴）	面部全息逆向对应	针刺
		董氏奇穴灵骨（配大白）	第二掌骨全息对应	针刺
		腰痛点	手背躯干全息逆向对应；经外奇穴	针刺
		胆经——足临泣	足背躯干全息逆向对应；通带脉；循经远取；输穴特性	针刺

配穴：

　　风寒湿痹痛——风市，丰隆，阴陵泉，命门，腰阳关，阿是穴；拔罐，艾灸，温针灸。

　　腰痛沉重——命门，肾俞，带脉，八髎，阴陵泉；温针灸，艾灸。

　　外伤、瘀血阻络——次髎，地机，三阴交，水泉，膈俞，压痛点，血络；刺络放血，拔罐。

　　肾虚腰痛——太溪，复溜，肾俞，命门，气海；针刺补法，艾灸

补充：

　　穴位以敏感点为主。远端取穴时患侧与健侧皆可运用，首选健侧或经络诊察有异常压痛的一侧。针刺得气后，可施行一定手法，促使经脉气血传导至患处，同时嘱咐患者在留针期间和行针时间断活动患处，以增强疗效。若疼痛和功能障碍范围较大，治疗时首先解决疼痛涉及的主要经脉。一次治疗不宜用过多穴位，否则会分散气血，疗效不佳。

　　根据腰腿痛的发病因素及特点，针刺远端取穴的同时，亦可在局部穴位或阿是穴处施行温灸、火针点刺、刮痧、拔罐、刺络放血等疗法，以辅助增强疗效。对于病位远端的对应穴位压痛点、经络穴位敏感点，采用毫针深刺或浅刺；对于病位局部及其关联经络的结节、条索，采用以痛为腧、针刺解结法；局部皮肤出现瘀斑瘀点、异常络脉者，采用点刺放血、拔罐法；局部冷痛，皮肤不温者，采用温针灸、火针、艾灸等方法；对耳轮上下角交界处（腰骶区）有异常反应者，采用针刺、埋针、耳豆刺激等方法。

　　国医大师贺普仁提出"三通法"，即毫针微通、火针温通、出血强通。《灵枢·经筋》言："治在燔针劫刺，以知为数，以痛为腧。"火针疗法集祛风散寒、温阳活血、通筋散结的功效于一体，对于风寒湿痹严重者，可在局部阿是穴、筋结条索处进行火针温通

　　胸椎部位疼痛的取穴思维与颈痛、腰痛类似，以此类推，纵向辨经络即为督脉、足太阳膀胱经，横向辨部位为面部微全息肩背区，全息对应躯干上焦区，取穴为通达督脉、太阳经的四肢远端穴位，由于上焦区与下焦区相互对应，故胸椎取穴与腰痛所取穴位基本一致，此处不再单独列表

　　四肢疼痛取穴对应表见表 6-4。

表 6-4　四肢疼痛取穴对应表

病变部位，全息对应	同名相应，同气相求	对应取穴
下肢——对侧上肢 上肢——对侧下肢	足太阳膀胱经——手太阳小肠经	承扶——肩贞 飞扬——支正

病变部位,全息对应	同名相应,同气相求	对应取穴
下肢——对侧上肢 上肢——对侧下肢	足少阳胆经/阳跷脉——手少阳三焦经	环跳——臑会/肩髎 风市——臑会 阳陵泉——四渎 阳辅——支沟 悬钟——外关/会宗
	足阳明胃经——手阳明大肠经	髀关——肩髃 伏兔——臂臑 足三里——手三里 上巨虚——下廉 条口——温溜 丰隆/下巨虚——偏历
	足太阴脾经——手太阴肺经	血海——侠白 阴陵泉——尺泽 地机——孔最 三阴交——列缺
	足厥阴肝经——手厥阴心包经	天泉——阴包 曲泉——曲泽 郄门——中都 蠡沟——内关
	足少阴肾经——手少阴心经	阴谷——少海 阴郄——复溜

上述对应取穴仅供参考,实际治疗时应以对应穴区的压痛点为主要取穴依据。上下肢疼痛所取的穴位相互对应,能够相互治疗。除颈椎病所致肢体麻木疼痛需要局部取穴外,其他原因所致疼痛皆可取疼痛所在经络的对侧同名经下肢穴位

肩髋对应取穴表见表 6-5。

表 6-5　肩髋对应取穴表

病变部位,全息对应	同名相应,同气相求	对应取穴
髋关节——肩关节	足太阳膀胱经——手太阳小肠经	承扶——肩贞 支正——飞扬
	足少阳胆经/阳跷脉——手少阳三焦经	环跳——臑会/肩髎
	足阳明胃经——手阳明大肠经	髀关——肩髃

上述对应取穴仅供参考,实际治疗时应以对应穴区的压痛点为主要取穴依据。髋关节疼痛可以按照腰痛之少阳经、太阳经病变取穴,此外还可依据"肩髋对应"法,取对侧肩关节穴位痛点进行治疗,但由于肩部的部分穴位针刺不安全,故多选取下肢远端穴位

（四）用穴详解

印堂，平衡针法腰痛穴

【定位】印堂：在头部，两眉毛内侧端中间的凹陷中。平衡针法腰痛穴：在前额正中画"十"字，取"十"字交点。

【探析】从全息角度看，面部两眉水平线全息逆向对应躯干腰脐部。在经脉联系上，印堂归督脉，督脉总督一身阳气，为"阳脉之海"，能够荣养筋骨，振奋精神。《难经·二十八难》记载，督脉"起于下极之俞，并于脊里，上至风府，入属于脑"。《素问·骨空论》记载："督脉为病，脊强反折。"故印堂主治脊柱病变。督脉循行还与足太阳膀胱经、足少阴肾经相交通。《素问·骨空论》记载："督脉者……至少阴与巨阳中络者，合少阴上股内后廉，贯脊属肾，与太阳起于目内眦，上额……循肩髆内，挟脊抵腰中。"足太阳膀胱经循行分布人体后侧，主治"项如拔，脊痛，腰似折，髀不可以曲"，"主筋所生病"；肾主骨，足少阴肾经主治"脊股内后廉痛，痿厥"，故印堂可用于治疗项背腰腿脊椎病，具有补气养血、补肾壮骨、柔筋通脉的作用。名老中医万方琴擅长运用印堂治疗脊椎病痛，她认为印堂能够疏通脊椎气血，无论是颈椎、胸椎、腰椎，还是骶尾骨疼痛，气血不通所致者皆可通过针刺印堂来治疗。万老曾通过针刺印堂治疗一成年人，该患者因年少时做腰穿后频发腰痛症，针刺当场见效，腰部疼痛消失，前后左右活动功能恢复，且远期疗效很好，腰痛未复发。平衡针法腰痛穴作用原理与印堂类似。

【适应证】脊椎疾病。

【操作方法】印堂：取1寸毫针，左手提捏局部皮肤，右手持针沿骨面平刺0.5～1寸，得气后施捻转手法，使针感到达鼻尖，嘱患者前后活动腰部。腰痛穴：取3寸毫针，若为腰部双侧或正中央疼痛，则针尖向下平刺1～2寸；若为腰上部疼痛，则针尖向上平刺1～2寸；若为腰部左侧疼痛，则针尖向右平刺1～2寸；若为腰部右侧疼痛，则针尖向左平刺1～2寸。

【参考文献】

万方琴.万一针：老中医万方琴五十年针灸心得[M].北京：中国中医药出版社，2016.

人中（水沟）

【定位】在面部，人中沟的上1/3与中1/3交点处。

【探析】从全息角度看，面部人中全息正向对应人体腰脐部，在面部微全息中对应膀胱子宫。故人中可用于治疗腰痛，包括泌尿系统疾病、妇科炎症所致腰痛。在经脉联系上，人中归督脉。《素问·骨空论》记载："督脉为病，脊强反折。"故人中可用于治疗腰脊疼痛。《灵枢·经筋》记载："经筋之病，寒则反折筋急，热则筋弛纵不收，阴痿不用。阳急则反折，阴急则俯不伸。"督脉为阳脉之海，若脊柱筋脉受寒而不能被阳气荣养出现"反折""筋急""脊强"之症，则可取督脉穴位以激发阳气，散寒舒筋，人中针感强烈，具有较强的疏通督脉经气的作用。此外，人中位于口鼻之间，天气通于鼻，地气通于口，任督二脉一阴一阳交汇于唇口间，故人中具有交通阴阳的作用，不论"阳急反折"或"阴急俯不伸"，脊柱反折、筋脉拘挛、俯仰不行之症，皆可取人中治疗。人中治疗急性腰扭伤,效果立竿见影,近些年有诸多临床文献报道。

【适应证】督脉、足太阳膀胱经循行所过部位疾病。

【操作方法】取 1 寸毫针,向上斜刺 0.3～0.5 寸,得气后行捻转手法强刺激,以泪出为宜;或用指甲掐按。嘱患者前后活动腰部。

【参考文献】

[1] 林宝计.针刺人中穴挑刺龈交穴治疗急性腰扭伤 138 例[J].中国针灸,1994(S1):
    247-248.

[2] 陈宏伟,唐永春.针刺人中穴结合腰部活动治疗急性腰扭伤 78 例[J].中国中医急症,
    2003(4):302.

[3] 赵文海,黄铁银,李新建,等.针刺人中穴治疗急性腰扭伤的临床试验研究[J].中国中
    医骨伤科杂志,2008(3):1-2.

董氏奇穴灵骨(配伍大白)

【定位】灵骨:在手背拇指与食指叉骨间,第一掌骨与第二掌骨接合处(合谷近腕端约 1 寸处)(图 6-7)。大白(三间与合谷之间):在手背面,拇指与食指叉骨间凹陷中,即第一掌骨与第二掌骨中间之凹陷处(靠近第二掌指关节桡侧近端)。

【探析】从全息角度看,灵骨对应第二掌骨全息人体腰腿足部,大白对应人体颈肩胸背部。可以引申理解为大白主治上焦疾病,灵骨主治下焦疾病,二穴并用深刺,统治人体上中下三焦。在经脉联系上,灵骨、大白均位于手阳明大肠经循行路线上,深刺则能通手少阳三焦经、手太阳小肠经,手足同名经同气相求,故灵骨、大白并用能够疏通三阳经气血,治疗全身多部位疾病。

【适应证】灵骨主治腰背痛、坐骨神经痛、脚痛,配伍大白治疗坐骨神经痛、半身不遂,有特效。

【操作方法】取健侧灵骨或二穴并用,用 2 寸毫针,直刺或针尖向合谷方向斜刺 1.5～2 寸,得气后行提插或捻转手法,嘱患者活动腰腿。

【参考文献】

杨维杰.董氏奇穴穴位诠解[M].北京:人民卫生出版社,2018.

董氏奇穴腕顺一、腕顺二

【定位】腕顺一:位于小肠经之后溪后 0.5 寸处(图 6-7)。腕顺二:在腕顺一后 1 寸处(图 6-7)。

【探析】从全息角度看,腕顺一、腕顺二均位于手掌尺侧,将手掌与人体躯干对应,则二穴分别对应人体背部(督脉、膀胱经)中下焦。在经脉联系上,二穴均位于手太阳小肠经循行路线,且与后溪相邻,手足太阳经同气相求,太阳经与督脉相通,故腕顺一、腕顺二皆可用于治疗太阳经、督脉病症。此外,腕顺一、腕顺二需要贴骨进针,疗效更佳,具有补肾强骨的作用。

【适应证】太阳经及督脉循行部位肩背痛、腰腿痛、坐骨神经痛,肾虚腰痛酸软,四肢筋骨痛。

【操作方法】健侧取穴,二穴并用,用 2 寸毫针,紧贴第五掌骨直刺 1.5～2 寸,得气后行提

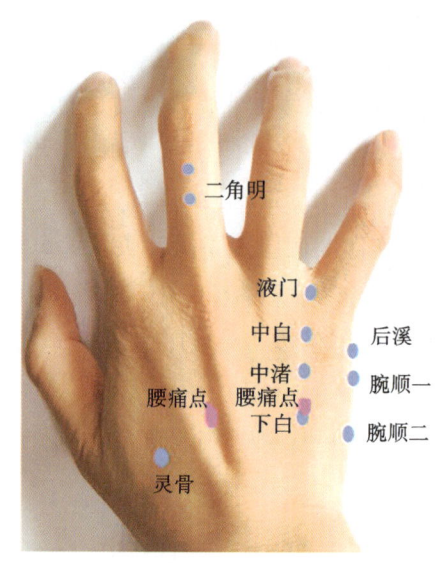

图 6-7 灵骨、腕顺一、腕顺二、后溪、腰痛点及二角明

插或捻转手法,嘱患者活动腰腿。

【参考文献】

杨维杰.董氏奇穴穴位诠解[M].北京:人民卫生出版社,2018.

后溪

【定位】在手内侧,第五掌指关节尺侧近端赤白肉际凹陷中(图 6-7)。

【探析】从全息角度看,后溪位于手掌尺侧中远端,对应人体中下焦腰骶部。在经脉联系和穴位特点上,后溪为足太阳膀胱经输穴,五行属木,输主体重节痛,木应肝主筋,故太溪可调和筋脉、治疗疼痛。后溪又为八脉交会穴,通于督脉,督脉与太阳经相交通,故后溪能主治足太阳膀胱经与督脉循行所过病症。后溪常与人中同用,可治疗急性腰扭伤督脉及夹脊部位疼痛;与束骨、申脉配伍,可治疗太阳经部位疼痛及腰腿活动不利;与太冲、腰痛点配伍,可治疗各类腰扭伤疼痛、疝气疼痛及俯仰不利。故后溪有通经扶阳、温经通脉、舒筋缓急、通络止痛之功。《针灸大成》记载,后溪主治"头疼眼肿泪涟涟,腿膝背腰痛遍"。近些年有诸多报道后溪治疗骨关节相关疾病疗效确切。

【适应证】督脉及足太阳膀胱经循行部位的各类颈项痛、肩背痛、腰腿痛,如急性腰扭伤、腰肌劳损、腰椎间盘突出症、坐骨神经痛、骶尾骨痛、腿弯痛、强直性脊柱炎等。

【操作方法】取健侧后溪,用 1.5 寸毫针,直刺 0.5～1 寸;或取 3 寸毫针,向合谷或灵骨透刺。得气后行捻转手法,嘱患者活动腰腿。

【参考文献】

[1] 孙平.后溪透合谷治疗腰椎间盘突出症 37 例[J].辽宁中医杂志,2004(4):339.

[2] 张必萌,吴耀持,汪崇淼.针刺后溪穴治疗急性腰扭伤疼痛 58 例[J].中国临床康复,2004(2):321.

[3] 拓有亮,李杨,拓华.针刺腰痛穴、后溪穴加运动治疗急性腰扭伤(附 218 例报告)[J].延安大学学报(医学科学版),2008(4):182.

腰痛点

【定位】第二、三掌骨之间及第四、五掌骨之间,腕背侧远端横纹与掌指关节中点处,一手二穴(图 6-7)。

【探析】从全息角度看,腰痛点位于手掌近腕端,对应人体下焦腰骶部。在经脉联系上,腰痛点位于手阳明大肠经与手少阳三焦经之间,能够疏通阳经气血,且此二穴内应手厥阴心包经、手少阴心经,针刺时能够透刺至阴经发挥调神止痛的作用。此二穴虽有定位,但笔者在临床发现,腰痛时应循按双手第二、三掌骨间,第四、五掌骨间,对比寻找最敏感压痛点,于此处针刺疗效更佳。单纯使用腰痛点或配伍后溪等穴位治疗急性腰痛,效果均好。

【适应证】各类急、慢性腰痛,尤其是急性软组织扭伤疼痛。

【操作方法】取压痛最敏感部位,用1.5寸毫针直刺0.5～1寸,得气后行提插或捻转手法,嘱患者活动腰腿。

【参考文献】

[1] 刘栩豪,樊效鸿.缪刺"挫闪穴"与腰痛点治疗腰椎间盘突出症急性发作30例[J].中国针灸,2020,40(11):1263-1264.

[2] 韩红,黎明.针刺腰痛点结合运动疗法治疗急性腰扭伤的临床疗效观察[J].时珍国医国药,2012,23(1):244-245.

董氏奇穴二角明

【定位】在中指背第一节中央线上(图6-7)。

【探析】从全息角度看,将手掌与人体躯干相对应,则中指对应督脉(腰正中线),将中指与躯干对应,则二角明对应下焦腰骶。在经脉联系上,此穴位于手阳明大肠经、手厥阴心包经、手少阳三焦经之间,有疏通阳明、厥阴、少阳气血的作用。王晓明等报道,运用董氏奇穴二角明治疗闪腰岔气、胸胁疼痛可立即见效。

【适应证】督脉部位腰背痛,闪腰岔气。

【操作方法】共有二穴,取穴采用三分点法,用0.5寸毫针,向外(小指方向)横刺皮下0.2寸。亦可自上向下透刺,一针透两穴。

【参考文献】

王晓明,李寅超.针刺董氏奇穴治疗急性腰扭伤55例疗效观察[J].中国医学创新,2009,6(28):141.

手三里

【定位】在前臂,肘横纹下2寸,阳溪与曲池连线上。

【探析】在全息对应关系上,三间位于第二掌骨上端,全息对应头颈肩部。手三里位于前臂近肘1/3段,将上肢下垂与躯干对应,则手三里对应腰腹部。在经脉联系上,手三里归手阳明大肠经,手足阳明经同气相求,手三里与足三里同名而主治功效类似。《灵枢·经脉》记载:"大肠手阳明之脉……上出于柱骨之会上……"柱骨即大椎,手阳明大肠经在此与督脉相交。《灵枢·经筋》亦载:"手阳明之筋……其支者,绕肩胛,挟脊……其病当所过者支痛及转筋。"故可知手三里能用于治疗脊柱及夹脊部位筋肉疼痛。《针灸甲乙经》记载:"肠腹时寒,腰痛不得卧,手三里主之。"腹痛及腰,腰痛及腹,皆可取手三里。近些年有诸多文献报道,针刺手三里治疗急性腰扭伤、腰肌损伤,效果极佳。

【适应证】督脉及夹脊部位颈项痛、腰痛,如急性腰扭伤、腰椎间盘突出症等。

【操作方法】取健侧手三里,用1.5寸或2寸毫针直刺1～1.5寸,亦可向上、向下斜刺,得气后行提插或捻转手法,并嘱患者活动腰部。

【参考文献】

［1］杜琳,陈冬,马立新.短刺手三里穴治疗腰腿痛临床体会[J].北京中医药大学学报(中医临床版),2007,14(2):43.

［2］许星盛.针刺大椎、手三里治疗急性腰扭伤60例[J].世界针灸杂志(英文版),2007,17(3):46,51.

［3］黄健琳.针刺手三里配合运动疗法治疗腰肌紊乱症30例[J].上海针灸杂志,2008,27(1):37.

［4］焦勇,田岳凤,李玮,等.手三里穴治疗急性腰扭伤效应分析[J].山西中医学院学报,2019,20(3):217-218,232.

委中

【定位】在膝后区,腘横纹中点。

【探析】从全息角度看,将下肢与躯干顺向对应,则腘窝委中与人体腰脐对应。在经脉联系与穴位特点上,委中为足太阳膀胱经合穴,经脉所过,主治所及,可用于治疗太阳经循行部位的腰背疼痛。委中为膀胱之下合穴,能治膀胱腑病,而膀胱经与肾经相表里,委中又位于腘窝中央,应《灵枢·邪客》所云"肾有邪,其气留于两腘"之意,委中能够通利水道、祛湿泄浊,治疗肾气虚、膀胱气化不利所致腰痛沉重、少腹胀满、小便不利等症。委中又称为"血郄",故长于活血化瘀,能清泄血分瘀浊,血水并治,利腰脐之水气,通腰腿之瘀络。《灵枢·杂病》云:"厥,挟脊而痛者,至顶……腰脊强。取足太阳腘中血络。"治疗腰痛时,委中以刺络放血为主。近些年诸多文献报道,委中放血治疗腰痛效果好,尤其是瘀血型腰痛。

【适应证】督脉及足太阳膀胱经循行部位的各类急慢性腰背痛、腰腿痛,如急性腰扭伤、慢性腰肌劳损、腰椎间盘突出症、下肢麻木等。亦可用于治疗肾与膀胱气化不利、津液内停所致腰腿沉重、尿频、腹胀。

【操作方法】先察双侧委中附近有无丛集血络,若有则点刺血络,放血拔罐。再察双侧委中有无敏感压痛点,取1.5寸毫针或毫火针刺之以解结。常规刺法:患者俯卧或站立,医者取1.5寸或2寸毫针,直刺1～1.5寸,进针宜缓,防止刺伤神经、血管,得气后嘱患者晃动腰部。

【参考文献】

［1］何结旺,田杰,魏振东.委中穴针刺拔罐治疗腰痛145例的临床体会[J].针刺研究,1998(3):214.

［2］王勇,陈茜.委中穴放血治疗瘀血型非特异性下腰痛临床观察[J].湖北中医药大学学报,2020,22(5):90-92.

［3］周娜.委中穴放血干预不同证型腰痛的临床疗效观察[D].南昌:江西中医药大学,2020.

承山

【定位】在小腿后区,腓肠肌两肌腹与肌腱交角处。

【探析】从全息角度看,将下肢与躯干顺向对应,承山与人体腰臀部对应。从经脉联系看,承山为足太阳膀胱经穴位,经脉所过,主治所及,能够治疗太阳经循行部位的腰背疼痛。从穴名之意理解,腓肠肌肌腹隆起如大山,承山有承受大山之重的意思,小腿亦要承受躯干这座大山之重,负重前行,故曰承山。承山位于承筋下方,承筋可以理解为承受主要筋肉的力量,足太阳膀胱经亦主治筋之疾,筋为肉之力,是产生力量的来源。《说文解字》记载:"筋,肉之力也,从力、从肉、从竹,竹物之多筋者。"故承山主治筋病,有增强筋骨力量、负重的作用。有文献报道,以针刺或推拿手法作用于承山均能有效治疗腰痛,包括急性腰扭伤。

【适应证】督脉及足太阳膀胱经循行部位的腰痛、腰腿沉重、臀痛、腿痛。

【操作方法】健侧或双侧取穴,取 3 寸毫针直刺 1～2 寸,进针后不宜过度刺激,得气后嘱患者晃动腰部。

【参考文献】

[1] 阎庆瑞."分刺"承山穴治疗急性腰痛[J].上海中医药杂志,1963(11):27.

[2] 耿文东,胥四维,淦作伟.承山点穴配合牵伸手法治疗急性腰扭伤 40 例疗效观察[J].中国民族民间医药,2018,27(14):100-102.

小海

【定位】在肘后区,尺骨鹰嘴与肱骨内上髁之间凹陷中。

【探析】从全息角度看,将上肢与躯干对应,则肘部小海与腰脐对应,此外肘部与膝部亦对应。从经脉联系上看,肘部小海与腘窝委中均为太阳经穴位,同名经同气相求,故二穴亦相互对应,小海可用于治疗委中主治疾病。从穴名之意看,海即海洋,小海为手太阳小肠经之合穴,有气血汇聚之意,犹如川流入海,故此穴具有较强的疏通气血的作用。陈重运用肘部穴位治疗腰痛效果理想,并且认为将四肢作为全息胚,相对应的穴位有相同的功效。

【适应证】督脉及足太阳膀胱经循行部位的各类腰背痛、腰腿痛,如急性腰扭伤、慢性腰肌劳损、腰骶关节痛、坐骨神经痛等。

【操作方法】取健侧小海,用 1 寸毫针直刺 0.3～0.5 寸,得气后可出现麻胀感或前臂尺侧放射性触电感,嘱患者活动腰部。不宜过度刺激,以免损伤神经。

【参考文献】

陈重.肘上四穴治疗腰痛 58 例[J].北京针灸骨伤学院学报,1999(2):24.

阳池,养老

【定位】阳池:在腕后区,腕背侧远端横纹上,指伸肌腱的尺侧缘凹陷中。养老:在前臂后区,腕背横纹上 1 寸,尺骨头桡侧凹陷中。

【探析】阳池、养老位置相邻。从全息角度看,二穴均位于手腕部,将下肢下垂与躯干对应,则二穴对应腰骶;以腕踝为枢纽,将前臂及手与躯干对应,则二穴对应腰脐。从穴位特点看,阳池归足少阳胆经,为三焦之原穴,能够补肾扶元,疏利三焦气机;养老为手太阳小肠经的郄穴,郄为经气深聚之处,具有止痛、止血的作用,阳经郄穴多用于治疗急性痛症。从经脉联系看,手足少阳经同气相求,故阳池可用于治疗机关枢纽不利之症;手足太阳经同气相求,且太阳经与督脉经气交通,故养老可疏通手足太阳经、督脉多经气血,温阳散寒,舒筋止痛。

【适应证】阳池主治少阳经循行所过部位的胁肋疼痛、腰腹疼痛、腿痛;养老主治督脉、太阳经循行所过部位的肩胛骨疼痛、背痛、腰腿痛。

【操作方法】阳池:健侧取穴,用1寸毫针直刺0.3~0.5寸或平刺透刺养老,得气后行提插或捻转手法,嘱患者活动患侧腰腿。养老:健侧取穴,取穴时翻转手腕掌心向胸,用1寸毫针直刺或斜刺0.5~0.8寸,得气后嘱患者活动腰腿。

【参考文献】

刘培玲.腕踝针配合腰部运动治疗急性腰痛[J].中国康复,1991(2):57.

申脉

【定位】在踝区,外踝尖直下,外踝下缘与跟骨之间凹陷中。

【探析】从足外侧全息对应关系看,申脉位于肋骨、髋关节、膝部、尾骨之间。从经脉联系上看,《灵枢·经脉》记载,足太阳膀胱经"挟脊内……主筋所生病……项、背、腰、尻、腘、腨、脚皆痛",故针刺申脉可用于治疗足太阳膀胱经循行所过及夹脊部位筋骨疼痛。从穴位特点来看,申脉为八脉交会穴,通于阳跷脉,阳跷脉经气从足外侧出发上行,"跷"有矫健之意,"申"有伸展之意,阳跷脉主司人体肢体运动功能,申脉有伸展筋脉之意,故申脉有通经活血、柔筋缓急、伸展筋骨的作用,可用于治疗阳跷脉循行所过部位疾病,尤其是肢体伸展活动的功能问题。申脉常与后溪配伍治疗脊柱疾病。

【适应证】足太阳膀胱经、阳跷脉循行部位的肩背痛、腰腿痛、肢体不灵活。

【操作方法】取健侧申脉,用1寸毫针直刺0.3~0.5寸,得气后嘱患者活动患侧腰腿。

【参考文献】

金雪太,丁淑强.后溪配申脉治疗强直性脊柱炎颈腰痛11例[J].河南中医,2017,37(11):2036-2037.

束骨,金门

【定位】束骨:在跖区,第五跖趾关节近端,赤白肉际处。金门:在足背,外踝前缘直下,第五跖骨粗隆后方,骰骨下缘凹陷中。

【探析】从全息角度看,束骨位于足外侧远端1/3段,与颈项肩部相对应,金门位于足外侧中段,与腰背部对应。从穴位特点看,金门、束骨均为太阳经穴位,束骨为输穴,金门为郄穴,均擅长治疗痛症。从经脉联系看,足太阳膀胱经行于督脉两旁,手足三阳经与督脉交会于大椎,束骨、金门既可用于治疗太阳经病变,亦可用于治疗督脉病变,能宣通一身之阳气,温经通脉,缓急止痛。金门又为阳维脉经气始发地,阳维脉主治腰痛之疾,如《素问·刺腰痛》所云"阳维之脉令人腰痛,痛上怫然肿。刺阳维之脉",《针经指南·针经标幽赋》所云"阳跷、阳维并督脉,主肩背腰腿在表之病"。从穴名之意理解,束骨有约束骨骼之意,可用于治疗筋肉不能约束骨骼之疾;金门则秉肺金之气,根据明代李梴之脏腑别通论,可知肺与膀胱相别通,金门秉肺金之气,能肃肺气以助膀胱气化,门可理解为肺金之气下达膀胱的门户,故金门能佐金气以平木之气,主治风木过盛而筋急之患。

【适应证】督脉、足太阳膀胱经循行部位的腰腿痛。

【操作方法】取健侧束骨或金门，或二穴并用，用1寸毫针直刺0.3～0.8寸，得气后行提插或捻转手法，嘱患者活动患侧腰腿。

【参考文献】

刘晓丽，赖忠涛，朱庆军."人中、后溪、束骨、复溜"临床应用举隅[J].湖北中医杂志，2018，40(11)：50-52.

跗阳

【定位】在小腿后区，昆仑直上3寸，腓骨与跟腱之间。

【探析】从全息角度看，跗阳位于小腿下1/3段，与下焦腰骶部对应。从经脉联系和穴位特点看，跗阳为足太阳膀胱经穴位，太阳经与督脉相通，又为阳跷脉之郄穴，有宣通阳气、柔筋利节的作用，可用于治疗督脉、太阳经、阳跷脉循行部位的筋骨关节病，尤其是下肢运动功能障碍。临床报道，针刺或手指点揉跗阳治疗急慢性腰痛效果颇佳，配伍头针足运感区，可治疗中风后下肢瘫痪。《素问·刺腰痛》记载："肉里之脉令人腰痛，不可以咳，咳则筋缩急。刺肉里之脉为二痏，在太阳之外，少阳绝骨之后。"故腰痛不可以咳者亦可用跗阳。

【适应证】督脉、足太阳膀胱经、阳跷脉循行部位的颈项痛、肩背痛、腰腿痛。

【操作方法】取健侧或双侧跗阳，用1.5寸毫针直刺0.8～1.2寸，得气后行提插或捻转手法，嘱患者活动患侧腰腿。

【参考文献】

［1］王道全，王绍辉.指揉跗阳穴治疗急性腰肌扭伤50例[J].中国中医急症，2000，9(3)：135.

［2］湛立文，张宝玉.跗阳穴的临床应用举要[J].针灸临床杂志，2000(7)：51-52.

［3］药瑾，张克镇，李佳豪，等.针刺合阳、跗阳穴治疗寒湿型产后腰痛30例临床疗效观察[J].山西中医药大学学报，2021，22(2)：139-141.

飞扬

【定位】在小腿后区，昆仑直上7寸，腓肠肌外下缘与跟腱移行处。

【探析】从全息角度看，飞扬位于小腿中段，将下肢与躯干顺向对应，则飞扬与下焦腰骶部对应。从穴名之意理解，飞扬有起跳、飞跃、展翅之意，可引申理解为小腿肌腱有发力弹跳之势，或以膀胱经远端牵引作用有令人项背昂扬之势，故有拉伸筋脉、强健骨骼之意。在经脉联系与穴位特点上，飞扬为足太阳膀胱经络穴，足太阳经与督脉相沟通，又与肾经相表里，督脉为阳脉之海，太阳经汇聚阳气，肾主骨骼发育及功能，故飞扬具有温通阳气、强健骨骼的作用。《灵枢·经脉》云："足太阳之别，名曰飞扬……实则鼽窒，头背痛。"《针灸甲乙经》云："腰痛，颈项痛，历节汗出而步履寒，复不仁，腨中痛，飞扬主之。"

【适应证】足太阳膀胱经循行部位的颈项痛、肩背痛、腰腿痛及腰脊深部酸痛。

【操作方法】患者俯卧或站立，健侧或双侧取穴，用1.5寸或2寸毫针直刺0.8～1.3寸，得气后行提插或捻转手法，嘱患者晃动腰部。

大钟

【定位】在跟区，内踝后下方，跟骨上缘，跟腱附着部前缘凹陷中。

【探析】从足内侧全息对应关系看,大钟对应尾骨、子宫、前列腺。腰痛牵引致阴部疼痛、泌尿系统疾病,皆可取大钟。从经脉联系与穴位特点来看,大钟位于跟腱内侧缘,为跟腱附着于跟骨的部位,取象比类于脊柱筋肉附着之处,取"以筋治筋,以骨治骨"之意,针刺大钟可治疗筋骨疾病;大钟为足少阴肾经络穴,肾经"贯脊,属肾,络膀胱",主治"脊股内后廉痛",故大钟能够补肾强骨,治疗脊柱筋肉疾病。临床报道,大钟多用于治疗虚证腰痛。

【适应证】肾虚腰酸疼痛,足太阳膀胱经循行部位的脊背腰腿痛。

【操作方法】取健侧大钟,用1寸毫针,直刺0.3~0.5寸,得气后行提插或捻转手法,嘱患者活动患侧腰腿。

【参考文献】

[1] 秦玉革.以意行气针刺大钟穴治疗虚证腰脊痛52例[J].中国民间疗法,2005,13(9):11.

[2] 秦玉革,王峰,李梅,等.独刺大钟穴为主治疗虚证腰肌劳损疗效观察[J].上海针灸杂志,2011,30(11):749-752.

董氏奇穴之手千金、手五金

【定位】手千金:在尺骨外侧,距豌豆骨8寸。手五金:在尺骨外侧,距豌豆骨6.5寸。

【探析】从全息角度看,手千金、手五金位于前臂近肘段,将上肢与躯干对应,则二穴与腰部对应,此外前臂与小腿亦相对应,故二穴可用于治疗腿麻腿痛。从经脉联系看,二穴均位于手太阳小肠经循行路线,手足太阳经同气相求,故可用于治疗太阳经病症。

【适应证】太阳经循行部位的坐骨神经痛、小腿胀麻疼痛。

【操作方法】健侧取穴,用1寸毫针直刺0.5~0.8寸,得气后行提插或捻转手法,嘱患者活动患侧腰腿。

【参考文献】

杨维杰.董氏奇穴穴位诠解[M].北京:人民卫生出版社,2018.

液门,中渚;董氏奇穴之中白、下白;平衡针法颈痛穴

【定位】液门:在手背部,第四、五指间,指蹼缘上方赤白肉际凹陷中。中渚:在手背部,第四、五掌骨间,第四掌指关节近端凹陷中。董氏奇穴之中白:在手背部,第四、五掌骨间,距指骨与掌骨接连处(近手腕方向)0.5寸。董氏奇穴之下白:在手背部,第四、五掌骨间,距指骨与掌骨接连处(近手腕方向)1.5寸。平衡针法颈痛穴:第四、五指掌关节结合部正中点。

【探析】从全息角度看,液门、中渚位于手掌背远端1/3段,将手掌下垂与躯干对应,则二穴对应腰骶部。从经脉联系与穴位特点来看,液门、董氏奇穴之中白、平衡针法颈痛穴、董氏奇穴之下白、中渚这五个穴位的位置相近,且均位于手少阳三焦经循行路线上,手足少阳经同气相求,故可用于治疗少阳经循行部位的腰腿痛。

【适应证】少阳经循行部位的腰腿痛、坐骨神经痛、髋关节疼痛、起坐时腰痛。

【操作方法】健侧取穴,在这五个穴位之间循按,寻找压痛最敏感点,用1寸毫针直刺或斜刺0.5~0.8寸,或用3寸毫针平刺1.5寸,得气后行提插或捻转手法,嘱患者活动患侧腰腿。

【参考文献】

王文远,毛效军,张利芳,等.平衡针灸治疗颈肩腰腿痛临床研究[J].中华中医药学刊,2009,27(6):1202-1204.

阳陵泉

【定位】在小腿外侧,腓骨头前下方凹陷中。

【探析】从全息角度看,阳陵泉位于下肢膝关节周围,将下肢与躯干对应,则此穴与腰脐胁肋对应。从经脉联系和穴位特点来看,阳陵泉为足少阳胆经合穴。《灵枢·经脉》记载"胆足少阳之脉……主骨所生病……胸、肋、髀、膝外至胫、绝骨、外踝前及诸节皆痛",阳陵泉又为八会穴筋会,故可用于治疗腰腿疾病。《针灸甲乙经》记载:"髀痹引膝,股外廉痛,不仁,筋急,阳陵泉主之。"临床报道,阳陵泉治疗腰椎间盘突出症、腰三横突综合征等常见病所致腰腿痛效果均可。

【适应证】少阳经循行部位的急性腰扭伤、慢性腰腿痛、髋关节疼痛、坐骨神经痛、腰胁疼痛。此外,对于脏腑组织的急性绞痛、筋膜扭转疼痛,疗效均佳。

【操作方法】取健侧阳陵泉,用1.5寸毫针直刺1～1.5寸,得气后行提插或捻转手法,嘱患者活动患侧腰腿。

【参考文献】

[1] 高莹,杨建,韩秀珍,等.阳陵泉倒马针法治疗腰三横突综合征[J].吉林中医药,2013,33(4):413.

[2] 路连香.针刺阳陵泉、后溪穴配合药物治疗腰椎间盘突出症疗效观察[J].上海针灸杂志,2015,34(5):449-451.

[3] 陈果.单穴治疗临床急症体会[J].中医临床研究,2016,8(8):34-35.

[4] 亢泽峥.针刺阳陵泉配合运动疗法治疗腰椎间盘突出症下肢痛的临床观察[D].长春:长春中医药大学,2022.

悬钟,董氏奇穴足三重

【定位】悬钟:在小腿外侧,外踝尖上3寸,腓骨前缘。足三重:一重,在外踝骨尖直上3寸,向前横开1寸;二重,在一重上2寸;三重,在二重上2寸。

【探析】在全息对应关系上,悬钟、足三重位于下肢远端,与人体下焦腰腿对应。从经脉联系和穴位特点来看,悬钟与足三重之一重位置相符,二重、三重分别相当于光明、外丘所在,故此四穴均位于足少阳胆经循行路线,主治少阳经循行病症;悬钟为八会穴髓会,足少阳胆经主治骨病,胆经与肝经相表里,而肝主筋,故悬钟主治筋骨病。悬钟、光明、外丘同用即足三重之倒马针法。《备急千金要方》记载,悬钟(绝骨)"主湿痹,流肿,髀筋急瘰,胫痛""主髀枢痛,膝胫骨摇,酸痹不仁,筋缩,诸节酸折",主"风劳身重"。临床报道,针刺悬钟治疗急性腰扭伤疗效较好,可配伍三阴交、昆仑以增强疗效。

【适应证】少阳经循行部位的头项痛、肩背痛、腰腿痛。

【操作方法】悬钟:健侧或双侧取穴,用1.5寸毫针直刺0.5～1寸,得气后行提插或捻转手法,嘱患者活动患侧腰腿。足三重:悬钟、外丘、光明三穴并用,即足三重之倒马针法,用 1.5 寸或 3 寸毫针直刺 1～2 寸。

【参考文献】

[1] 陈随社,石泽兴.针刺昆仑悬钟穴治疗急性腰扭伤 94 例[J].陕西中医,1995(8):366.

[2] 李义蓉,田玲.针刺三阴交及悬钟治疗急性腰扭伤[J].四川中医,2000,18(4):56-57.

[3] 赵臣来,郭加利.独取绝骨治疗急性腰扭伤 50 例[J].针灸临床杂志,2003,19(3):37.

[4] 杨维杰.董氏奇穴穴位诠解[M].北京:人民卫生出版社,2018.

足临泣

【定位】在足背,第四、五跖骨底结合部的前方,第五趾长伸肌腱外侧凹陷中。

【探析】足临泣主要用于治疗环腰一周疼痛。从经脉联系和穴位特点来看,足临泣为足少阳胆经输穴,主治疼痛,且五行属木,具有较强的柔筋利节的作用;又为八脉交会穴,通带脉,故主治环腰疼痛沉重及腰髋转摇活动不利。

【适应证】少阳经循行部位的头项痛、肩背痛、腰腿痛;环腰一周疼痛。

【操作方法】健侧取穴,用 1 寸毫针直刺 0.3～0.5 寸,得气后行捻转手法,嘱患者活动患侧腰腿。

【参考文献】

[1] 李亚军.针刺带脉、足临泣治疗腰骶疼痛 46 例[J].中国针灸,2008,28(7):544.

[2] 陶务娟.针刺足临泣及带脉交会穴配合常规针刺治疗腰椎间盘突出症的临床疗效观察[D].济南:山东中医药大学,2014.

平衡针法臀痛穴,肩贞

【定位】臀痛穴:肩峰到腋后皱襞连线的 1/2 处。肩贞:在肩胛区,肩关节后下方,腋后纹头直上 1 寸。

【探析】二穴位置相近。从全息角度看,肩关节与髋关节对应,故肩后侧臀痛穴(肩贞)可用于治疗臀后侧疼痛、麻木之症。从经脉联系上看,臀痛穴位于手太阳小肠经循行路线,手足太阳经同气相求,故臀痛穴可用于治疗太阳经循行部位的腰腿疼。临床报道,臀痛穴不仅能用于治疗臀部疼痛,还能用于治疗急性腰扭伤、腰椎间盘突出症等腰部疾病所致臀部症状。

【适应证】太阳经循行部位的颈肩痛、腰腿痛,如腰椎间盘突出症、腰臀部软组织损伤、坐骨神经痛、梨状肌综合征等。

【操作方法】健侧取穴,用 3 寸毫针呈 45°斜向腋窝中心刺入 2 寸,得气后可施行提插手法,嘱患者活动患侧腰腿。

【参考文献】

[1] 王文远,毛效军,张利芳,等.平衡针灸治疗颈肩腰腿痛临床研究[J].中华中医药学刊,2009,27(6):1202-1204.

[2] 庄义昭.针刺臀痛穴为主结合中药治疗腰椎间盘突出症 30 例[J].河南中医,2009,29(12):1203-1204.

[3] 于杰,崇菲菲,郑利岩.针刺臀痛穴治疗急性腰扭伤 34 例[J].实用中医内科杂志, 2011,25(7):77-78.

《素问·刺腰痛》《素问·缪刺论》取穴表见表 6-6。

表 6-6 《素问·刺腰痛》《素问·缪刺论》取穴表

症状特点	经脉	取穴及治法
腰痛,引项脊尻背如重状	足太阳脉	刺其郄中,太阳正经出血(刺委中出血)
腰痛,痛引肩,目晄晄然,时遗溲;腰痛如引带,常如折腰状,善恐	解脉	刺解脉,在膝筋肉分间郄外廉之横脉出血,血变而止;刺解脉,在郄中结络如黍米,刺之血色以黑,见赤血而已(刺委阳附近紫黑血络、络脉结滞如黍米者出血,直到血色变红)
腰痛,不可以俯仰,仰则恐仆	衡络之脉	刺之在郄阳、筋之间,上郄数寸,衡居为二痏出血(针刺殷门、委阳处血络出血)
腰痛,痛上漯漯然汗出,汗干令人欲饮水,饮已欲走	会阴之脉	刺直阳之脉上三痏,在跷上郄下五寸横居,视其盛者出血(刺承筋附近血络出血)
腰痛,痛上拂拂然,甚则悲以恐	飞阳之脉(足太阳经别络)	刺飞阳之脉,在内踝上五寸,少阴之前,与阴维之会(针刺筑宾)
腰痛如以针刺其皮中,循循然不可以俯仰,不可以顾	足少阳之脉	刺少阳成骨之端(阳关/阳陵泉)出血
腰痛不可以顾,顾如有见者,善悲	足阳明之脉	刺阳明于骭前三痏,上下和之出血(针刺足三里三次,刺上、下巨虚出血)
腰痛,痛引脊内廉	足少阴之脉	刺少阴于内踝上(复溜)二痏
腰痛,腰中如张弓弩弦	足厥阴之脉	刺厥阴之脉(蠡沟),在腨踵鱼腹之外,循之累累然,乃刺之
腰痛痛如小锤居其中,怫然肿	同阴之脉(足少阳经别络,汇入足厥阴经)	刺同阴之脉,在外踝上绝骨之端,为三痏(针刺阳辅三次)
腰痛,痛上怫然肿	阳维之脉	刺阳维之脉(承山),脉与太阳合腨下间,去地一尺所
腰痛,痛引膺,目晄晄然,甚则反折,舌卷不能言	昌阳之脉(阴跷之脉)	刺内筋为二痏,在内踝上大筋前,太阴后,上踝二寸所(针刺复溜/交信两次)
腰痛而热,热甚生烦,腰下如横木居其中,甚则遗溲	散脉(足太阴之别)	刺散脉,在膝前骨肉分间,络外廉束脉,为三痏(针刺地机三次)
腰痛不可以咳,咳则筋缩急	肉里之脉(阳维之所发)	刺肉里之脉为二痏,在太阳之外,少阳绝骨之后(针刺阳辅两次)
腰痛挟脊而痛至头,几几然,目晄晄,欲僵仆	—	刺足太阳郄中出血
腰痛,上寒	—	刺足太阳阳明

症状特点	经脉	取穴及治法
腰痛,上寒不可顾	—	刺足阳明
腰痛,上热	—	刺足厥阴;刺足太阴
腰痛,不可以俯仰	—	刺足少阳
腰痛,中热而喘	—	刺足少阴,刺郄中出血
(腰痛)大便难	—	刺足少阴
(腰痛)腹满	—	刺足厥阴
(腰痛)如折,不可以俯仰,不可举	—	刺足太阳(黄元御所著《素问悬解》云"如折,刺足太阳之束骨;不可以俯仰,刺足太阳之京骨、昆仑;不可以举,刺足太阳之申脉、仆参")
腰痛,引脊内廉	—	刺足少阴
腰痛,痛引少腹,控䏚,不可以仰	—	刺腰尻交者,两髁肿上;左取右,右取左
腰痛引少腹,控䏚,不可以仰息	邪客于足太阴之络	刺腰尻之解,两胛之上;是腰俞,左刺右,右刺左
拘挛背急,引胁而痛	邪客于足太阳之络	刺之从项始数脊椎挟脊,疾按之应手如痛,刺之旁三痏
留于枢中痛,髀不可举	邪客于足少阳之络	刺枢中以毫针,寒则久留针

五、肘膝(腕踝)痛症

(一)概述

下文把肘关节疼痛与膝关节疼痛的治疗内容放在一起,是出于对二者全息相对应的关系的考虑,肘关节与膝关节在取穴上也相互成就,密不可分。腕踝疼痛的诊疗与取穴思维较为简单,与下文内容相近,故合编于后,不再单独介绍。

1.肘关节疼痛 引起肘关节疼痛的原因有很多,除外伤骨折、脱位外,以肱骨外上髁炎、肱骨内上髁炎、尺骨鹰嘴滑囊炎较为多见。

肱骨外上髁炎指因急、慢性损伤而引起的肱骨外上髁及周围软组织的无菌性炎症,导致以肘外侧疼痛、局部压痛及伸腕抗阻痛为主要临床表现的一种病症,俗称"网球肘",多见于特殊职业者(砖瓦工、木匠)或网球运动员。其发病主要是由于外伤或肘腕关节过度频繁的活动而导致慢性劳损,附着在肱骨外上髁的前臂伸肌群肌腱反复受到牵拉刺激,出现肌腱的部分撕裂,或与桡侧副韧带肌腱发生粘连,或出现滑膜增厚、滑囊炎等,进而导致局部疼痛或肿胀,影响前臂旋转及伸腕等功能活动,对生活造成困扰。临床检查时,患者以肘外侧疼痛为主要表现,肱骨外上髁及肱桡关节间隙处可有明显压痛点,即手三里、曲池附近压痛明显。同时,患者腕伸肌紧张试验(Mill 征)阳性(患肘伸直,腕部屈曲,做前臂旋前动作时出现肱骨外上髁疼痛),主要体现在拧毛巾、端茶倒水等时疼痛发作。

若病变发生于肱骨内上髁,则称为肱骨内上髁炎。肱骨内上髁炎指由急、慢性损伤而引起的肱骨内上髁及周围软组织的无菌性炎症,导致以肘内侧(尺侧)肿痛、压痛,以及前臂旋前、主动屈腕活动受限为主要临床表现的一种病症,又称"高尔夫球肘""学生肘"。

若病变发生于尺骨鹰嘴,则称为尺骨鹰嘴滑囊炎。尺骨鹰嘴滑囊炎指因损伤引起尺骨鹰嘴滑囊无菌性炎症,导致以局部疼痛、活动受限和局限性压痛为主要临床表现的一种病症,患者可有肘后侧肿痛、压痛,肘关节伸屈功能轻度受限,又称为"矿工肘",多发于矿工。

以上三种病变,急性损伤多为气滞血瘀证,慢性劳损多为气血不足、筋脉失养、复感风寒湿邪痹阻经脉,气血运行不畅所致。具体辨证可分为风寒阻络证、湿热内蕴证、气血亏虚证。

2. 膝关节疼痛 导致膝关节疼痛的原因较多,如骨折、脱位、急性扭伤、骨质增生、滑膜炎、侧副韧带损伤、半月板损伤、交叉韧带损伤、髌骨软化症、鹅足滑囊炎、先天性发育不良、膝关节置换术后疼痛、风湿性关节炎、痛风等。其中骨性膝关节炎属于针灸治疗效果较显著的病种之一,以此为例展开叙述。骨性膝关节炎是临床多发的退行性关节疾病,主要以膝关节骨、软骨及韧带等软组织的退化和病变为病理特点,可表现为膝关节肿胀、疼痛、僵硬、不稳、屈伸活动受限,髌骨下疼痛可有摩擦感,上下楼梯或坐位起立时明显,严重时可出现关节内翻或外翻畸形。不论病因多么复杂,采用针刺治疗缓解肘关节、膝关节疼痛症状时都可参照疼痛部位进行辨经络选穴,依据证候类型进行配穴。腕踝痛(包括足跟痛、足底痛)与此相仿,故附取穴简表于下文中,不再单独撰写。

(二)取穴思维

1. 首辨部位 从全息辨病位。以肘膝疼痛为例,联系全息对应理论、《黄帝内针》三焦同气相求理论,针刺治疗肘膝关节疼痛常选取的部位有第二掌骨对应点、耳穴对应点、肘膝关节对应部位。任何类型肘膝关节疼痛,均可参考选取上述部位的敏感点进行治疗。

从经络辨病位。肘关节疼痛部位主要涉及的经脉为手太阳小肠经、手少阳三焦经、手阳明大肠经、手太阴肺经、手厥阴心包经、手少阴心经及上述经脉的络脉分支、经筋部分。《灵枢·经脉》记载,"肺手太阴之脉……下循臑内,行少阴心主之前,下肘中,循臂内上骨下廉……是主肺所生病者……臑臂内前廉痛厥,掌中热""大肠手阳明之脉……入肘外廉,上臑外前廉……气有余则当脉所过者热肿,虚则寒栗不复""心手少阴之脉……下肘内,循臂内后廉……是主心所生病者……臑臂内后廉痛厥,掌中热痛""小肠手太阳之脉……出肘内侧两筋之间,上循臑外后廉……是动则病……肩似拔,臑似折。是主液所生病者……肩、臑、肘、臂外后廉痛""心主手厥阴心包络之脉……循臑内,行太阴、少阴之间,入肘中,下臂……是动则病手心热,臂肘挛急""三焦手少阳之脉……出臂外两骨之间,上贯肘,循臑外,上肩……是主气所生病者……肩、臑、肘、臂外皆痛,小指次指不用"。

"手太阳之别,名曰支正……上走肘,络肩髃。实则节弛肘废,虚则生肬,小者如指痂疥。

取之所别也""手少阳之别,名曰外关。去腕二寸,外绕臂……病实则肘挛,虚则不收。取之所别也""足少阳之别,名曰光明……实则厥,虚则痿躄,坐不能起。取之所别也"。

《灵枢·经筋》记载,"手太阳之筋……结于肘内锐骨之后,弹之应小指之上……其病小指支肘内锐骨后廉痛""手少阳之筋……结于肘……其病当所过者即支转筋""手阳明之筋……上结于肘外……其病当所过者支痛及转筋""手太阴之筋……结肘中,上臑内廉……其病当所过者支转筋痛""手心主之筋……与太阴之筋并行,结于肘内廉,上臂阴……其病当所过者支转筋""手少阴之筋,起于小指之内侧,结于锐骨,上结肘内廉……其病内急,心承伏梁,下为肘网。其病当所过者支转筋,筋痛"。

膝关节疼痛部位主要涉及的经脉为足太阳膀胱经、足少阳胆经、足少阴肾经、足厥阴肝经、足太阴脾经及上述经脉的经筋部分。

《灵枢·经脉》记载,"胃足阳明之脉……以下髀关,抵伏兔,下膝膑中,下循胫外廉……其支者,下廉三寸而别下入中趾外间……是主血所生病者……膝膑肿痛。循膺乳、气街、股、伏兔、骬外廉、足跗上皆痛""脾足太阴之脉……上内踝前廉,上腨内,循胫骨后,交出厥阴之前,上膝股内前廉……是主脾所生病者……不能卧,强立,股膝内肿厥,足大趾不用""膀胱足太阳之脉……其支者,从腰中下挟脊,贯臀,入腘中……循髀外,从后廉,下合腘中,以下贯腨内……是动则病……髀不可以曲,腘如结,腨如裂……是主筋所生病者……项、背、腰、尻、腘、腨、脚皆痛,小趾不用""肾足少阴之脉……以上腨内,出腘内廉,上股内后廉……是主肾所生病者……脊股内后廉痛,痿厥,嗜卧,足下热而痛""胆足少阳之脉……下合髀厌中,以下循髀阳,出膝外廉,下外辅骨之前……是主骨所生病者……髀、膝外至胫、绝骨、外踝前及诸节皆痛,小趾次趾不用""肝足厥阴之脉……上踝八寸,交出太阴之后,上腘内廉,循股阴"。

《灵枢·经筋》记载,"足太阳之筋,起于足小趾,上结于踝,邪上结于膝,其下循足外侧,结于踵,上循跟,结于腘;其别者,结于腨外,上腘中内廉,与腘中并上结于臀,上挟脊上项……其病小趾支跟肿痛,腘挛,脊反折,项筋急,肩不举……治在燔针劫刺,以知为数,以痛为腧""足少阳之筋,起于小指次指,上结外踝,上循胫外廉,结于膝外廉;其支者,别起外辅骨,上走髀,前者结于伏兔之上,后者结于尻""足阳明之筋……邪外上加于辅骨,上结于膝外廉……其直者……结于膝;其支者,结于外辅骨,合少阳……其病足中指支胫转筋,脚跳坚,伏兔转筋,髀前踵""足太阴之筋……其直者,络于膝内辅骨,上循阴股……其病足大指支内踝痛,转筋痛,膝内辅骨痛""足少阴之筋……与太阳之筋合,而上结于内辅之下,并太阴之筋,而上循阴股……其病足下转筋,及所过而结者皆痛及转筋""足厥阴之筋……上结于内踝之前,上循胫,上结内辅之下,上循阴股……其病足大指支内踝之前痛,内辅痛,阴股痛转筋"。

从脏腑辨病位。脏腑病位归属于肝肾。肘膝关节(以及腕踝关节)的软组织损伤与关节疼痛大多属于中医学"伤筋""痹证"范畴,如肱骨外上髁炎及相类疾病,属于中医学"伤筋"范畴,骨性膝关节炎属于中医学"骨痹"范畴,其发病常与劳动损伤、运动过度、跌扑损伤等因素有关。病位分别在肘部、膝部、腕部、踝部的筋骨,肝主筋,肾主骨,肝肾不足则筋骨失养,气血瘀滞不通则痛,多为本虚标实之证。

2. 次辨证候与症状特点 肾主骨生髓,为作强之官,肝主筋,为罢极之本,肝肾同源,筋束骨而利关节,膝为筋之府,肘为经筋结聚之处,肾虚则骨髓不荣则痛,肝弱则筋失柔韧。《素问·痹论》载:"风寒湿三气杂至,合而为痹。"寒性凝滞主收引,可使经络气血瘀滞而出现疼痛,瘀血阻滞经络,不通则痛,湿性重浊则关节沉重,病情缠绵难愈。因此辨证类型主要分为风寒湿证、风湿热证、瘀血阻络证、肝肾亏虚证四大类。

风寒湿证主要表现为肘或膝关节剧痛不可屈伸,或肿胀,或局部酸痛冰冷,遇寒则重,得温则减,舌淡,苔白腻水滑,脉沉迟或沉缓。

风湿热证主要表现为肘或膝关节肿胀发热,酸痛沉重,遇热则重,得凉则减,舌淡红,苔黄腻,脉滑数。

瘀血阻络证主要表现为肘或膝关节针刺样疼痛,痛不可按,痛处固定不移,夜间加重,局部可见瘀斑瘀点,或皮色发暗,多有外伤史,舌色紫暗或有瘀斑瘀点,脉涩。

肝肾亏虚证主要表现为肘或膝关节隐隐作痛,关节功能减弱,劳累后加重,休息后减轻,喜揉喜按,舌淡,脉沉细。

3. 再察异常表现 依据经络诊察理论,对肘膝、腕踝疼痛患者进行经络诊察,常可于病位相关经络循行路线上出现穴位压痛敏感点、穴区颗粒状物等异常反应,如曲池、阴谷、血海处出现条索状筋结。肘膝关节疼痛日久,瘀血入络,可在曲池、尺泽、委中、阴陵泉、血海、梁丘处出现青紫色迂曲、丛集的血络;局部可出现肤色变暗、瘀斑瘀点,或有敏感点压之刺痛不移。耳穴肘膝对应区域可出现皮色变红、皮屑、串珠样条索、凹陷或凸起等反应,可进行耳针、耳穴压豆治疗。腕踝疼痛者诊察亦然。

依据经筋理论对肘膝疼痛患者进行经络诊察,可寻找到相关经脉、经筋的阿是穴,在选取远端穴位进行治疗时,可予以适当的配穴,选取适宜的治疗技术,如"燔针劫刺,以知为数,以痛为腧",于局部敏感点进行针刺解结、火针点刺、刺络放血、筋膜松解等辅助治疗,以提高疗效。例如,在肘膝疼痛急性发作期,可远端选取对应穴,以毫针"巨刺"或"缪刺"进行强刺激,配合肘膝部位运动,往往能够立刻减轻疼痛,增强功能活动;若肘膝关节局部肿胀、充满瘀血,可采用三棱针或火针点刺放血(拔罐)。

4. 选穴原则 上下左右前后取穴,先考虑左右交叉针刺,兼顾上下前后针刺,以循经远取为主,且针刺后活动患处。手足部位取穴时,以同名经脉为主。取穴以肘、膝、腕、踝部位的五输穴、八会穴、八脉交会穴、络穴为主。《难经·六十八难》记载:"俞主体重节痛。"原穴为脏腑原气输注、经过、留止于十二经脉四肢部的穴位。穴位以敏感点为主,可以不是十四经穴位。《素问·缪刺论》云:"邪客于臂掌之间,不可得屈,刺其踝后,先以指按之痛,乃刺之。"见络刺络,疏通瘀结。异常血络部位可点刺放血,出现筋结、条索时,则可在其附近松解。《素问·缪刺论》云:"视其脉,出其血……因视其皮部有血络者尽取之,此缪刺之数也。"

(三)取穴简表

肘膝腕踝疼痛取穴见表 6-7。

奇穴巨刺缪刺治痛症

表 6-7　肘膝腕踝疼痛取穴简表

病变部位,全息对应	同名相应,同气相求	对应取穴	
肘关节——对侧膝关节 膝关节——对侧肘关节	手太阴肺经——足太阴脾经	尺泽——阴陵泉	
	手厥阴心包经——足厥阴肝经	曲泽——曲泉	
	手少阴心经——足少阴肾经	少海——阴谷	
	手阳明大肠经——足阳明胃经	肘髎/手五里——梁丘	
		曲池——犊鼻	
		手三里——足三里	
	手少阳三焦经——足少阳胆经	天井——阳陵泉	
	手太阳小肠经——足太阳膀胱经	小海——委中	
	其他	董氏奇穴:五虎,肩中,天皇穴,天皇副穴(肾关),肩胛骨内侧(放血); 平衡针法:肘痛穴,膝痛穴	
腕关节——对侧踝关节 踝关节——对侧腕关节	手太阴肺经——足太阴脾经	鱼际——太白	
		太渊/经渠——商丘	
		列缺——三阴交	
	手厥阴心包经——足厥阴肝经	大陵(即平衡针法踝痛穴)——中封	
	手少阴心经——足少阴肾经	神门——太溪	
		通里——复溜	
		阴郄——水泉	
	手阳明大肠经——足阳明胃经	合谷——冲阳	
		阳溪——解溪	
	手少阳三焦经——足少阳胆经	阳池——丘墟	
		外关——悬钟	
	手太阳小肠经——足太阳膀胱经	后溪——束骨	
		腕骨——京骨/金门	
		阳谷——申脉	
		养老——昆仑	
	其他	董氏奇穴:五虎,腕顺一、腕顺二,侧三里、侧下三里; 平衡针法:踝痛穴	

解剖对应:

①下肢——对侧上肢,上肢——对侧下肢;

②足外踝——对侧腕关节尺骨,足内踝——对侧腕关节桡骨;

③膝关节内侧——对侧尺泽,膝关节外侧对侧尺骨鹰嘴;

④肱骨外上髁——对侧腓骨小头;

⑤足跟——对侧掌跟

配穴：

①风寒湿痹痛——局部疼痛点，曲池，手三里，犊鼻，膝眼，阴陵泉，命门；拔罐，艾灸，火针，温针灸。

②风湿热痹痛或瘀血刺痛——局部压痛点，异常血络，次髎，地机，血海；点刺放血，拔罐。

③肝肾亏虚，筋骨酸痛——太溪，悬钟，大杼，阳陵泉，太冲，三阴交；针刺，艾灸，温针灸

补充：

穴位以健侧敏感点为主。针刺得气后，可施行一定手法促使经脉气血传导，同时嘱咐患者在留针期间和行针时间断活动患处，以增强疗效。若疼痛和功能障碍范围较大，治疗时首先解决疼痛涉及的主要经脉。一次治疗不宜用过多穴位，否则会分散气血，疗效不佳。

根据肘膝、腕踝疼痛的发病因素及特点，针刺远端取穴的同时，亦可在局部穴位或阿是穴处施行温灸、火针点刺、刮痧、拔罐、刺络放血等疗法，以辅助增强疗效。对于病位远端的对应穴位压痛点、经络穴位敏感点，采用毫针深刺或浅刺；对于病位局部及其关联经络的结节、条索，采用以痛为腧、针刺解结法；对于局部或对应区域的异常血络，采用点刺放血、拔罐法；耳穴对应区有异常反应者，采用针刺、埋针、耳豆刺激等方法。

国医大师贺普仁提出"三通法"，即毫针微通、火针温通、出血强通。《灵枢·经筋》言："治在燔针劫刺，以知为数，以痛为腧。"火针疗法集祛风散寒、温阳活血、通筋散结的功效于一体，对于风寒湿痹严重者，可在局部阿是穴、筋结条索处进行火针温通

（四）重点穴位详解

尺泽，阴陵泉

【定位】尺泽：在肘区，肘横纹上，肱二头肌腱桡侧缘凹陷中。阴陵泉：在小腿内侧，胫骨内侧髁下缘与胫骨内侧缘之间的凹陷中。

【探析】从全息角度看，肘内侧与膝内侧对应。同名经同气相求，故手太阴肺经合穴尺泽对应足太阴脾经合穴阴陵泉。尺泽可用于治疗膝关节内侧疼痛，阴陵泉可用于治疗肘关节内侧疼痛。有临床研究报道，针刺对侧尺泽配合膝关节功能训练治疗骨性膝关节炎效果较好，能够增强患者的膝关节功能。

【适应证】肘膝内侧疼痛。

【操作方法】健侧取穴。尺泽：取 1.5 寸毫针，直刺 0.8～1.2 寸；或点刺出血。阴陵泉：取 3寸毫针，直刺 1～2.5 寸；或刺络放血。得气后施行提插或捻转手法，同时嘱患者活动患处。

【参考文献】

罗贵泽.针刺对侧尺泽穴配合膝关节功能训练治疗膝骨性关节炎的临床探讨[J].系统医学，2019,4(6):24-25,47.

曲泽，曲泉

【定位】曲泽：在肘前区，肘横纹上，肱二头肌腱的尺侧缘凹陷中。曲泉：在膝部，腘横纹内侧端，半腱肌肌腱内缘凹陷中。

【探析】从全息角度看,肘内侧与膝内侧对应。同名经同气相求,故手厥阴心包经合穴曲泽对应足厥阴肝经合穴曲泉。曲泽可用于治疗膝关节内侧及腘窝处疼痛,曲泉可用于治疗肘关节内侧及肘窝处疼痛。

【适应证】肘膝内侧疼痛。

【操作方法】健侧取穴。曲泽:取1.5寸毫针,直刺1～1.3寸;或点刺出血。曲泉:取1.5寸毫针,直刺1～1.3寸。得气后施行提插或捻转手法,同时嘱患者活动患处。

少海,阴谷

【定位】少海:在肘前区,横平肘横纹,肱骨内上髁前缘。阴谷:在膝后区,腘横纹上,半腱肌肌腱外侧缘。

【探析】从全息角度看,肘内侧与膝内侧对应。同名经同气相求,故手少阴心经合穴少海对应足少阴肾经合穴阴谷。少海可用于治疗膝关节内侧及腘窝处疼痛,阴谷可用于治疗肘关节内侧及肘窝处疼痛。

【适应证】肘膝内侧疼痛。

【操作方法】健侧取穴。少海:取1.5寸毫针,直刺0.5～1寸。阴谷:取1.5寸毫针,直刺1～1.3寸。得气后施行提插或捻转手法,同时嘱患者活动患处。

肘髎,手五里,梁丘

【定位】肘髎:在肘区,肱骨外上髁上缘,髁上嵴的前缘。手五里:在臂部,肘横纹上3寸,曲池与肩髃连线上。梁丘:在股前区,髌底上2寸,股外侧肌与股直肌肌腱之间。

【探析】从全息角度看,肘前外侧与膝前外侧对应。同名经同气相求,故手阳明大肠经肘髎或手五里对应足阳明胃经梁丘。肘髎、手五里可用于治疗膝关节前外侧疼痛,梁丘可用于治疗肘关节前外侧疼痛。

【适应证】肘膝关节前外侧疼痛。

【操作方法】健侧取穴。肘髎:取1.5寸毫针,直刺0.5～1寸。手五里:取1.5寸毫针,避开动脉,直刺0.5～1寸。梁丘:取1.5寸毫针,直刺1～1.2寸。得气后施行提插或捻转手法,同时嘱患者活动患处。

曲池(平衡针法膝痛穴),犊鼻(平衡针法肘痛穴)

【定位】曲池:尺泽与肱骨外上髁连线的中点处;平衡针法膝痛穴:上肢肘横纹终点旁开1寸处。犊鼻:在膝前区,髌韧带外侧凹陷中;平衡针法肘痛穴:髌骨与髌韧带外侧的凹陷中。

【探析】从全息角度看,肘横纹与膝横纹对应,肘前外侧与膝前外侧对应。同名经同气相求,故手阳明大肠经曲池对应足阳明胃经犊鼻。曲池、膝痛穴可用于治疗膝关节深处及前外侧疼痛,犊鼻、肘痛穴可用于治疗肘关节深处及前外侧疼痛。有研究报道,曲池可用于治疗对侧骨性膝关节炎。《针灸大成》云:"肘膝疼时刺曲池,进针一寸是相宜,左病针右右针左,依此三分泻气奇。"李必保研究发现,巨刺曲池能够有效控制骨性膝关节炎的病情发展,疗效满意。

【适应证】肘膝关节深处、前外侧疼痛。包括各类软组织损伤、关节炎、髌骨软化症等。

【操作方法】曲池(或平衡针法膝痛穴):健侧取穴,屈肘关节90°,取1.5寸或3寸毫针直刺

1～2寸,得气后行提插或捻转手法,并嘱患者活动膝关节。犊鼻:健侧取穴,屈膝进针,向后内方向斜刺0.5～1寸,得气后嘱患者活动患侧肘关节。平衡针法肘痛穴:交叉取穴,用3寸毫针直刺1～2寸,不需提插捻转,得气后针感较强即可出针,嘱患者活动患侧肘关节。

【参考文献】

[1] 李必保.针刺曲池治疗膝骨关节炎疗效的临床研究[D].武汉:湖北中医学院,2007.

[2] 王文远,毛效军,张利芳,等.平衡针灸治疗颈肩腰腿痛临床研究[J].中华中医药学刊,2009,27(6):1202-1204.

[3] 杨银凯,屈玉明.针刺对侧曲池-太冲为主治疗膝骨关节炎32例[J].山西职工医学院学报,2016,26(6):51-53.

[4] 杨银凯,屈玉明,路晓红,等.温针灸曲池(对侧)为主治疗退行性膝关节炎的疗效观察[J].中医药导报,2017,23(19):63-64,66.

手三里,足三里

【定位】手三里:在前臂,肘横纹下2寸,阳溪与曲池连线上。足三里:在小腿外侧,犊鼻下3寸,胫骨前嵴外1横指处,犊鼻与解溪连线上。

【探析】从全息角度看,肘下前外侧与膝下前外侧对应。同名经同气相求,故手阳明大肠经手三里对应足阳明胃经足三里。手三里可用于治疗膝关节前外侧疼痛,足三里可用于治疗肘关节前外侧疼痛。临床报道,针刺手三里治疗骨性膝关节炎效果可靠。

【适应证】肘膝关节前外侧疼痛。

【操作方法】健侧取穴。手三里:取1.5寸毫针,直刺1～1.2寸。足三里:取3寸毫针,直刺1～2寸。得气后施行提插或捻转手法,同时嘱患者活动患处。

【参考文献】

郭锋,王建强,张志刚,等.针刺"外关穴、手三里穴"为主治疗膝骨性关节炎22例[J].中医临床研究,2022,14(36):101-103.

天井,阳陵泉

【定位】天井:在肘后区,肘尖上1寸凹陷中。阳陵泉:在小腿外侧,腓骨头前下方凹陷中。

【探析】从全息角度看,肘外侧与膝外侧对应。同名经同气相求,故手少阳三焦经天井对应足少阳胆经阳陵泉。天井可用于治疗膝关节外侧疼痛,阳陵泉可用于治疗肘关节外侧疼痛。临床报道,阳陵泉缪刺法治疗网球肘效果较好。

【适应证】肘膝关节外侧疼痛。

【操作方法】健侧取穴。天井:取1.5寸毫针,直刺0.5～1寸。阳陵泉:取1.5寸毫针,直刺0.5～1.3寸。得气后施行提插或捻转手法,同时嘱患者活动患处。

【参考文献】

谢晓娟,兰昌桂,吕建中.缪刺阳陵泉加运动针法治疗网球肘[J].中国针灸,2012,32(9):797.

小海,委中

【定位】小海:在肘后区,尺骨鹰嘴与肱骨内上髁之间凹陷中。委中:膝后区,腘横纹中点。

【探析】从全息角度看,肘横纹与腘横纹对应。同名经同气相求,故手太阳小肠经小海对应足太阳膀胱经委中。小海可用于治疗腘窝附近疼痛,委中可用于治疗肘窝及关节骨缝间疼痛。

【适应证】肘窝、腘窝附近疼痛。

【操作方法】健侧取穴。小海:取 1 寸毫针,直刺 0.3～0.5 寸。委中:取 3 寸毫针,直刺 1～1.5 寸,或用三棱针点刺迂曲血络放血。由于二穴下有重要神经、血管走行,得气后不宜频繁提插,嘱患者活动患处。

【参考文献】

陈重.肘上四穴治疗腰痛 58 例[J].北京针灸骨伤学院学报,1999(2):24.

鱼际,太白

【定位】鱼际:在手外侧,第一掌骨桡侧中点赤白肉际处。太白:在跖区,第一跖趾关节近端赤白肉际凹陷中。

【探析】从全息角度看,手掌与足底对应。同名经同气相求,故手太阴肺经第一掌骨赤白肉际处鱼际对应足太阴脾经第一趾骨赤白肉际处太白。鱼际可用于治疗足底内侧缘疼痛,太白可用于治疗手掌鱼际缘疼痛。

【适应证】足底内侧缘疼痛,手掌鱼际缘疼痛。

【操作方法】健侧取穴。鱼际:附近找痛点,取 1.5 寸毫针,直刺 0.5～1 寸。太白:附近找痛点,取 1.5 寸毫针,直刺 0.5～0.8 寸。得气后施行提插或捻转手法,同时嘱患者活动患处。

太渊,经渠,商丘

【定位】太渊:在腕前区,桡骨茎突与舟状骨之间,拇长展肌腱尺侧凹陷中。经渠:在前臂前区,腕掌侧远端横纹上 1 寸,桡骨茎突与桡动脉之间。商丘:在踝区,内踝前下方,舟骨粗隆与内踝尖连线中点凹陷中。

【探析】从全息角度看,腕关节内侧与踝关节内侧对应。同名经同气相求,故手太阴肺经腕关节内侧的太渊、经渠对应足太阴脾经踝关节内侧商丘。太渊、经渠可用于治疗足踝关节内侧疼痛,商丘可用于治疗手腕关节内侧疼痛。

【适应证】足踝关节内侧疼痛,手腕关节内侧疼痛。

【操作方法】健侧取穴。太渊、经渠:取 1 寸毫针,避开桡动脉,直刺 0.3～0.5 寸。商丘:取 1.5 寸毫针,直刺 0.5～0.8 寸。由于穴位下有动脉行走,得气后不宜施行手法,嘱患者活动患处。

列缺,三阴交

【定位】列缺:在前臂,腕掌侧远端横纹上 1.5 寸,拇短伸肌腱和拇长展肌腱之间,拇长展肌腱沟的凹陷中。三阴交:在小腿内侧,内踝尖上 3 寸,胫骨内侧缘后际。

【探析】从全息角度看,前臂桡骨远端内侧缘与下肢胫骨远端内侧缘对应。同名经同气相求,故手太阴肺经列缺对应足太阴脾经三阴交。列缺可用于治疗下肢远端内侧面疼痛,三阴交可用于治疗上肢远端内侧面疼痛。

【适应证】下肢、上肢远端内侧面疼痛。

【操作方法】健侧取穴。列缺:取1.5寸毫针,向上斜刺0.5～0.8寸。三阴交:取1.5寸毫针,直刺1～1.3寸,孕妇禁针。得气后施行捻转手法,同时嘱患者活动患处。

大陵(平衡针法踝痛穴),中封

【定位】大陵:位于前臂掌侧,腕横纹正中,即桡侧腕屈肌腱与掌长肌腱之中。平衡针法踝痛穴:腕横纹正中桡侧旁开1寸。中封:在踝区,内踝前,胫骨前肌肌腱的内侧缘凹陷中。

【探析】从全息角度看,腕关节中央区与踝关节中央区对应。同名经同气相求,故手厥阴心包经大陵对应足厥阴肝经中封。大陵可用于治疗踝关节中央区疼痛及足跟疼痛,中封可用于治疗腕关节中央区疼痛。临床诸多文献报道,针刺大陵附近能够有效控制足跟附近疼痛症状。

【适应证】踝关节扭伤,足跟痛;腕关节扭伤,腕管综合征。

【操作方法】健侧取穴或双侧同时取穴。大陵(或平衡针法踝痛穴):取1寸毫针,直刺0.3～0.5寸,或用3寸毫针向肘部方向平刺1～1.5寸,刺中正中神经时可出现手指麻木感,不宜过度刺激。中封:取1.5寸毫针,直刺0.5～0.8寸。得气后嘱患者活动患处。

【参考文献】

[1] 王文远,毛效军,张利芳,等.平衡针灸治疗颈肩腰腿痛临床研究[J].中华中医药学刊,2009,27(6):1202-1204.

[2] 吴爽,王世成,高淑红.快针配合巨刺大陵穴治疗腰椎管狭窄性足跟痛45例[J].中国针灸,2015,35(8):794.

神门,太溪

【定位】神门:在腕前区,腕掌侧远端横纹尺侧端,尺侧腕屈肌腱的桡侧缘。太溪:在踝区,内踝尖与跟腱之间凹陷中。

【探析】从全息角度看,腕关节尺骨茎突与内踝尖对应。同名经同气相求,故手少阴心经神门对应足少阴肾经太溪。神门可用于治疗内踝关节周围疼痛,太溪可用于治疗腕关节尺骨茎突周围疼痛。

【适应证】内踝关节疼痛,腕关节尺侧疼痛。

【操作方法】健侧取穴。神门:取1寸毫针,直刺0.3～0.5寸。太溪:取1.5寸毫针,直刺0.5～1寸;或在太溪上1寸进针,向下斜刺0.5～1寸,使足部出现麻电感。得气后施行提插或捻转手法,同时嘱患者活动患处。

通里,复溜

【定位】通里:在前臂前区,腕掌侧远端横纹上1寸,尺侧腕屈肌腱的桡侧缘。复溜:在小腿内侧,内踝尖上2寸,跟腱的前缘。

【探析】从全息角度看,腕关节、前臂远端尺侧与内踝、胫骨远端内侧对应。同名经同气相求,故手少阴心经通里对应足少阴肾经复溜。通里可用于治疗内踝及胫骨远端内侧疼痛,复溜可用于治疗腕关节及前臂远端尺侧疼痛。

【适应证】内踝及胫骨远端内侧疼痛,腕关节及前臂远端尺侧疼痛。

【操作方法】健侧取穴。通里:取1寸毫针,直刺0.3～0.5寸。复溜:取1.5寸毫针,直刺

0.5~1寸。通里得气后不施行手法,复溜得气后施行提插或捻转手法,同时嘱患者活动患处。

阴郄,水泉

【定位】阴郄:在前臂前区,腕掌侧远端横纹上0.5寸,尺侧腕屈肌腱的桡侧缘。水泉:在跟区,太溪直下1寸,跟骨结节内侧凹陷中。

【探析】从全息角度看,腕关节尺骨茎突与内踝尖对应。同名经同气相求,故手少阴心经阴郄对应足少阴肾经水泉。阴郄可用于治疗内踝周围疼痛,水泉可用于治疗腕关节尺骨缘疼痛。

【适应证】内踝关节疼痛,腕关节尺骨缘疼痛。

【操作方法】健侧取穴。阴郄:取1寸毫针,直刺0.3~0.5寸,不宜深刺。水泉:取1寸毫针,直刺0.3~0.5寸。得气后嘱患者活动患处。

合谷,冲阳

【定位】合谷:在手背,第二掌骨桡侧的中点处。冲阳:在足背,第二跖骨基底部与中间楔状骨关节处,可触及足背动脉。

【探析】从全息角度看,手掌第二掌骨与足背第二跖骨对应。同名经同气相求,故手阳明大肠经合谷对应足阳明胃经冲阳。合谷可用于治疗足背跖骨间疼痛,冲阳可用于治疗掌骨间疼痛。

【适应证】足背跖骨间疼痛,掌骨间疼痛。

【操作方法】健侧取穴。合谷:取1.5寸毫针,直刺0.5~1寸,孕妇禁针。冲阳:取1寸毫针,避开动脉,直刺0.3~0.5寸。得气后嘱患者活动患处。

阳溪,解溪

【定位】阳溪:在腕区,腕背侧远端横纹桡侧,桡骨茎突远端,解剖学"鼻烟窝"凹陷中。解溪:在踝区,踝关节前面中央凹陷中,拇长伸肌腱与趾长伸肌腱之间。

【探析】从全息角度看,腕横纹与足背踝关节前面中央(足背伸时横纹处)对应。同名经同气相求,故手阳明大肠经阳溪对应足阳明胃经解溪。阳溪可用于治疗足背前面中央周围疼痛,解溪可用于治疗腕背横纹桡侧疼痛。

【适应证】足背前面中央周围疼痛,腕背横纹桡侧疼痛。

【操作方法】健侧取穴。阳溪:取1.5寸毫针,直刺或斜刺0.5~0.8寸。解溪:取1.5寸毫针,直刺0.5~1寸。得气后嘱患者活动患处。

阳池,丘墟

【定位】阳池:在腕后区,腕背侧远端横纹上,指伸肌腱的尺侧缘凹陷中。丘墟:在踝区,外踝的前下方,趾长伸肌腱的外侧凹陷中。

【探析】从全息角度看,腕横纹与足背踝关节前面(足背伸时横纹处)对应。同名经同气相求,故手少阳三焦经阳池对应足少阳胆经丘墟。阳池可用于治疗足背前外侧疼痛,丘墟可用于治疗腕背横纹周围疼痛。

【适应证】足背前外侧疼痛,腕背横纹周围疼痛。

【操作方法】健侧取穴。阳池:取1.5寸毫针,直刺或平刺0.3~1寸。丘墟:取1.5寸毫针,直刺 0.5～0.8 寸。得气后施行捻转手法,嘱患者活动患处。

外关,悬钟

【定位】外关:在前臂后区,腕背侧远端横纹上 2 寸,尺骨与桡骨间隙中点。悬钟:在小腿外侧,外踝尖上 3 寸,腓骨前缘。

【探析】从全息角度看,前臂远端外侧与小腿远端腓侧对应。同名经同气相求,故手少阳三焦经外关对应足少阳胆经悬钟。外关可用于治疗小腿远端疼痛,悬钟可用于治疗前臂远端疼痛。

【适应证】小腿、前臂远端疼痛。

【操作方法】健侧取穴。外关:取 1.5 寸毫针,直刺 0.5～1 寸。悬钟:取 1.5 寸毫针,直刺 0.5～1 寸。得气后施行提插或捻转手法,嘱患者活动患处。

后溪,束骨

【定位】后溪:在手内侧,第五掌指关节尺侧近端赤白肉际凹陷中。束骨:在跖区,第五跖趾关节近端,赤白肉际处。

【探析】从全息角度看,手掌尺侧与脚掌外侧缘对应。同名经同气相求,故手太阳小肠经后溪对应足太阳膀胱经束骨。后溪可用于治疗脚掌外侧疼痛,束骨可用于治疗手掌尺侧疼痛。

【适应证】脚掌外侧疼痛,手掌尺侧疼痛。

【操作方法】健侧取穴。后溪:取 1.5 寸毫针,直刺 0.5～1 寸。束骨:取 1 寸毫针,直刺 0.3～0.5 寸。得气后施行提插或捻转手法,嘱患者活动患处。

腕骨,京骨,金门

【定位】腕骨:在腕区,第五掌骨底与三角骨之间的赤白肉际凹陷中。京骨:在跖区,第五跖骨粗隆前下方,赤白肉际处。金门:在足背,外踝前缘直下,第五跖骨粗隆后方,骰骨下缘凹陷中。

【探析】从全息角度看,手腕尺侧与足外踝及脚掌外侧缘对应。同名经同气相求,故手太阳小肠经腕骨对应足太阳膀胱经京骨、金门。腕骨可用于治疗足外踝及脚掌外侧疼痛,京骨、金门可用于治疗手腕尺侧疼痛。

【适应证】足外踝及脚掌外侧疼痛,手腕尺侧疼痛。

【操作方法】健侧取穴。腕骨:取 1.5 寸毫针,直刺或向手指方向斜刺 0.5～1 寸。京骨:取 1 寸毫针,直刺 0.3～0.5 寸。金门:取 1 寸毫针,直刺 0.3～0.5 寸。得气后施行提插或捻转手法,同时嘱患者活动患处。

阳谷,申脉

【定位】阳谷:在腕后区,尺骨茎突与三角骨之间的凹陷中。申脉:在踝区,外踝尖直下,外踝下缘与跟骨之间凹陷中。

【探析】从全息角度看,腕关节尺侧与足外踝关节对应。同名经同气相求,故手太阳小肠经阳谷对应足太阳膀胱经申脉。阳谷可用于治疗足外踝关节疼痛,申脉可用于治疗腕关节尺侧疼痛。

【适应证】足外踝关节疼痛,腕关节尺侧疼痛。

【操作方法】健侧取穴。阳谷:取 1 寸毫针,直刺 0.3～0.5 寸。申脉:取 1 寸毫针,直刺 0.3～0.5 寸。得气后施行提插或捻转手法,同时嘱患者活动患处。

养老,昆仑

【定位】养老:在前臂后区,腕背横纹上 1 寸,尺骨头桡侧凹陷中。昆仑:在踝区,外踝尖与跟腱之间的凹陷中。

【探析】从全息角度看,腕背尺侧与足外踝对应。同名经同气相求,故手太阳小肠经养老对应足太阳膀胱经昆仑。养老可用于治疗足外踝疼痛,昆仑可用于治疗腕背尺侧疼痛。

【适应证】足外踝疼痛,腕背尺侧疼痛。

【操作方法】健侧取穴。养老:取 1.5 寸毫针,直刺或斜刺 0.5～0.8 寸。昆仑:取 1.5 寸毫针,直刺 0.5～0.8 寸。孕妇禁针,经期慎用。得气后施行提插或捻转手法,同时嘱患者活动患处。

【参考文献】

陈成.针刺养老穴为主治疗足跟痛[J].中国针灸,2002,22(6):400.

董氏奇穴肩中

【定位】上臂肱骨外侧,距离肩骨缝 2.5 寸。

【探析】从位置上看,肩中位于手少阳三焦经循行路线,少阳经为经气调节之枢纽,内应肝胆,肝藏血主筋,为罢极之本,胆经主治筋骨病,三焦通行元气,疏调水道,故肩中有疏通气血津液的作用,可用于治疗少阳经循行所过部位的筋骨病。

【适应证】膝关节疼痛。

【操作方法】健侧取穴,取 1.5 寸毫针,直刺 0.5～1.0 寸,得气后行提插或捻转手法,嘱患者活动患侧膝关节。

【参考文献】

杨维杰.董氏奇穴穴位诠解[M].北京:人民卫生出版社,2018.

董氏奇穴五虎

【定位】手大拇指第一指节桡侧赤白肉际处,将此指节平均分为六段,中间 5 个点共为五虎,从指尖向手掌依次为五虎一、五虎二、五虎三、五虎四、五虎五。

【探析】将拇指与人体全息对应,则五虎分别用于治疗人体上下不同部位疾病。

【适应证】五虎一、五虎二可用于治疗手指疼痛、腱鞘炎、腕关节扭伤,五虎三可用于治疗足趾疼痛,五虎四可用于治疗踝关节扭伤、足背痛,五虎五可用于治疗足跟痛;针刺时邻近二穴、三穴同用,共为倒马针法。

【操作方法】健侧取穴,取 0.5 寸毫针,贴骨进针,进针 0.1～0.3 寸。得气后嘱患者活动患处。

【参考文献】

杨维杰.董氏奇穴穴位诠解[M].北京:人民卫生出版社,2018.

第三节 头面躯干痛症

一、头面躯干特点

本节所述头面躯干部位主要是指头面官窍和胸腹部。头面官窍痛症具体包括头痛、眼痛、牙痛、咽喉疼痛四大类。头面及相联系的官窍相对于脏腑、筋骨关节来说特点不同，但具体治疗依旧离不开辨经络、辨证候的思维体系。头痛、眼痛、牙痛、咽喉疼痛均可由局部组织病变引起，亦可能是其他系统疾病所致并发症。

对头部而言，头为清阳之府，脑为生命中枢之所在、元神之府，主司人体精神、意识、思维活动以及视、听、嗅、言语、动作等感觉运动，颅脑为人体重要生命组织，故头痛的辨病、鉴别诊断尤为重要。

对眼睛而言，《灵枢·大惑论》曰："五脏六腑之精气，皆上注于目而为之精，精之窠为眼，骨之精为瞳子，筋之精为黑眼，血之精为络，其窠气之精为白眼，肌肉之精为约束，裹撷筋骨血气之精而与脉并为系，上属于脑，后出于项中。"对于目珠疼痛，排除大脑及眼睛局部病变因素外，从脏腑辨病源是重要环节，从经络辨病位是取穴关键。

对牙齿而言，其特点与眼睛类似，除头面局部病变外，多与脏腑气血阴阳状态相关。从生理特性上看，牙齿的健康与肾主骨的特点密切相关，清代汪宏在《望诊遵经》中云"齿者……肾之标，骨之余也"；牙齿的疼痛与周边牙龈也有关，叶天士在《温热论》中指出，"齿为肾之余，龈为胃之络，热邪不燥胃津，必耗肾液"，故治疗牙痛时，还需考虑牙龈的情况。排除危险因素（如冠心病）所致牙痛外，常规牙痛治法依旧遵循辨经络、辨证候的思维方法。

对咽喉而言，排除局部因素外，其多与全身脏腑气血阴阳状态相关。在诊疗咽喉疼痛时，应先分清咽、喉之不同。《灵枢·忧恚无言》曰："咽喉者，水谷之道也；喉咙者，气之所以上下者也。"咽与嗌同义，具体分为鼻咽、口咽、喉咽。鼻咽位于鼻腔后方，喉咽向下与食管相续，口咽位于二者之间，上接鼻咽，下通喉咽。喉咙位于颈前正中，平对第3~6颈椎，上与喉咽相通，向下接于气管，两侧分布有甲状腺及颈部血管、神经。《素问·太阴阳明论》记载："喉主天气，咽主地气。"咽在后，下通食管，直贯胃腑；喉在前，下通气道，与肺相系，发病时咽与喉往往相互影响，因此在辨经辨证时虽有细微分别，但治疗需主次兼顾。

对胸腹部而言，由于包含器官组织较多，疼痛发作病因也众多，发生急症、重症的概率也高，如急性心肌梗死、肺栓塞、急性哮喘、急性胰腺炎、急性阑尾炎、消化道穿孔、痛经、卵巢囊肿蒂扭转等，生命仅存于此呼吸心跳之间，瞬息万变，故临床诊断与鉴别诊断尤为重要。针刺治疗胸腹部疼痛，以慢性疼痛为主，然而不论急慢性疼痛，都需在排除重要危险因素后，再以不变应万变，辨经络、辨证候选穴治疗。对于突发病症，在抢救措施不完善、等待救援时，针刺治疗不失为缓解症状、改善生命体征的方法,因此快速有效的取穴十分重要。本节将胸腹部大致分为三个区段展开论述。

四肢远端关节为人体阳气通行之关卡,四肢末端为人体阴阳之气交接之处,亦是针刺刺激力度较大的部位,故头面官窍与胸腹部病症,均以四肢远端关节及末端部位的治疗为多。

二、头面官窍痛症

(一)概述

头痛是针灸治疗的优势病种之一。1996年世界卫生组织提出了64种针灸适应证,其中包括头痛、偏头痛、紧张型头痛。就笔者查阅文献而言,研究较多、临床应用较广的头痛病种主要为血管性头痛、紧张性头痛、偏头痛、经行头痛、颈源性头痛。西医学头痛分为原发性头痛、继发性头痛,内科疾病、外科疾病、神经系统疾病、精神疾病、五官科疾病等均可引起头痛。

头痛发作提示可能存在与生命安危密切相关的病变因素,如感染、颅内占位性病变、脑出血、脑缺血等,因此,病史采集、临床表现、体格检查及相关其他检查(血压测量、颅脑CT、MRI、颈部血管彩超、脑电图、脑脊液检查等)结果是头痛诊断与鉴别诊断的主要依据。从中医角度而言,头痛主要分为外感头痛、内伤头痛两大类。不论何种头痛,在及时鉴别并排除危险因素后,均可从中医辨经络、辨证候的角度来进行针刺治疗。

针刺治疗慢性头痛时若效果不明显,甚则逐渐加重,应及时完善相关检查,进一步明确诊断,避免延误病情。由于不同类别头痛的病理机制、发病特点不同,头痛的针灸辨证与治疗,随着现代医学研究的进步而日益具体、深入。例如,常见的偏头痛,除药物治疗外,其针刺治疗可根据不同阶段特点、不同治疗目的而进行调整,如头痛急性发作时的针刺止痛治疗,经期发作前的及时干预,缓解期预防和减少发作频率的针刺治疗。

眼睛疼痛可发生于眼部外伤、睑缘炎、虹膜睫状体炎、病毒性角膜炎、急性结膜炎、青光眼、药物性损伤、辐射性损伤、近视等疾病。疼痛多为炎症、瘀血所致。从中医角度而言,眼睛疼痛多与火热之证相关,目为心之窗,"诸痛痒疮,皆属于心",不论何种疾病所致眼睛疼痛,皆可从辨经络、辨证候的角度来选取针刺治疗的穴位。

牙齿疼痛,多见于现代医学之急性根尖周炎、急性牙髓炎、智齿冠周炎、牙周脓肿等疾病。但在临床诊疗时,非牙源性牙齿疼痛应引起足够的重视。例如,冠心病患者心绞痛或心肌梗死发作时,疼痛可放射至颈部、颊部、上下颌、牙齿,其牙痛性质与牙髓炎疼痛类似,临床容易出现误诊而导致治疗延误。因此需要详细收集病史资料,把握临床表现特点,完善牙齿与心脏相关检查,避免漏诊误诊而延误病情。

咽喉疼痛,多见于现代医学之急慢性咽炎、急性扁桃体炎、急性喉阻塞、会厌脓肿、舌咽神经痛等疾病,基本可归属于中医学"喉痹""喉痈""急喉风""乳蛾"等范畴。在经络腧穴理论中,咽喉部为众多经脉循行交会之所,为人体水谷与清气通行之要塞。《重楼玉钥·喉科总论》中指出："夫咽喉者生于肺胃之上，咽者咽也，主通利水谷，为胃之系，乃胃气之通道也……喉者空虚，主气息出入呼吸，为肺之系，乃肺气之通道也……故咽喉虽并行其实异用也，然人之一身惟此最为关要，一气之流行通于六脏六腑呼吸之经，若脏腑充实，肺胃和平，则体安身泰，一有风邪热毒蕴积于内，传在经络，结于三焦气凝血滞，不得舒畅，故令咽喉诸症种种而发。"喉科疾病的表现虽以局部症状为主，但提示着脏腑气血阴阳状态的问题，故治疗仍然需要整体辨治兼顾局部处理。由于咽喉疼痛常见于急性上呼吸道感染患者，故在临床诊治时，应注意传染病的鉴别与防治。

（二）取穴思维

1. 首辨部位　从全息辨病位。联系全息对应理论、《黄帝内针》三焦同气相求理论，针灸治疗头面部疾病常选取的部位有第二掌骨上端、手掌、腕关节、前臂远端、肘关节、脚背、踝关节、小腿下段、膝关节、耳穴对应区。任何类型头面官窍疼痛，均可参考选取上述部位的敏感点进行治疗。

从经络辨病位。头部主要涉及的经脉为督脉、足太阳膀胱经、足少阳胆经、手少阳三焦经、足阳明胃经、足厥阴肝经、阳跷脉。眼睛主要涉及的经脉如下。目系：手少阴心经、足厥阴肝经；目内眦：手太阳小肠经、足阳明胃经、足太阳膀胱经、阴跷脉、阳跷脉；目外眦：手太阳小肠经、手少阳三焦经、足少阳胆经。牙齿主要涉及的经脉为足阳明胃经、手阳明大肠经、足少阴肾经。咽喉主要涉及的经脉如下。咽：足太阴脾经、手少阴心经、手太阳小肠经、足厥阴肝经、冲脉、任脉、阴跷脉、阴维脉；喉：手太阴肺经、足阳明胃经、足厥阴肝经、足少阴肾经、冲脉、任脉、督脉、阴跷脉、阴维脉。

《灵枢·五音五味》记载："冲脉、任脉皆起于胞中……会于咽喉，别而络唇口。"《素问·骨空论》记载："任脉者……上关元，至咽喉，上颐循面入目。"《素问·骨空论》记载，督脉"上贯心，入喉，上颐，环唇，上系两目之下中央"。《灵枢·经脉》记载："督脉之别，名曰长强，挟膂上项，散头上，下当肩胛左右，别走太阳，入贯膂，实则脊强，虚则头重。"《难经·二十八难》记载，督脉"起于下极之俞，并于脊里，上至风府，入属于脑"。《灵枢·经脉》记载，足太阳膀胱经"起于目内眦，上额，交巅；其支者，从巅至耳上角；其直者，从巅入络脑……是动则病冲头痛，目似脱，项如拔，脊痛……是主筋所生病……癫疾、头囟项痛，目黄泪出"；足少阳胆经"起于目锐眦，上抵头角下耳后，循颈……别锐眦，下大迎，合于手少阳，抵于䪼，下加颊车……是主骨所生病者，头痛，颔痛，目锐眦痛"；手少阳三焦经"直上出耳上角，以屈下颊至䪼；其支者，从耳后入耳中，出走耳前，过客主人前，交颊，至目锐眦……是主气所生病者，汗出，目锐眦痛，颊痛"；足阳明胃经"起于鼻，交頞中，旁纳太阳之脉，下循鼻外，入上齿中，还出挟口环唇，下交承浆……循发际，至额颅；其支者……循喉咙……是主血所生病者……口喎，唇胗，颈肿，喉痹"；足厥阴肝经"布胁肋，循喉咙之后，上入颃颡，连目系，上出额，与督脉会于巅；其支者，从目系下颊里，环唇内……是动则病……嗌干"；手阳明大肠经"从缺盆上颈，贯颊，入下齿中，还出挟口，交人中，左之右，右之左，上挟鼻孔。是动则病齿痛，颈肿。是主津液所生病者，目黄口干，鼽衄，喉痹"；手太阳小肠经"络心，循咽，下膈，抵胃，属小肠；其支者，从缺盆循颈上颊，至目锐眦，却入耳中；其支者，别颊上頗抵鼻，至目内眦，斜络于颧。是动则病嗌痛，颔肿……是主液所生病者，耳聋，目黄，颊肿"；足太阴脾经"上膈，挟咽，连舌本，散舌下……是动则病舌本强……是主脾所生病者，舌本痛"；手太阴肺经"起于中焦，下络大肠，还循胃口，上膈属肺，从肺系横出腋下……是主肺所生病者，咳，上气喘渴，烦心胸满"；足少阴肾经"入肺中，循喉咙，挟舌本……是动则病……目䀮䀮如无所见……是主肾所生病者，口热，舌干，咽肿，上气，嗌干及痛"。《难经·二十八难》记载："阴跷脉者，亦起于跟中，循内踝上行，至咽喉，交贯冲脉。"《奇经八脉考》记载，阴跷脉"其脉起于跟中，足少阴然谷穴之后，同足少阴循内踝下照海穴……上出人迎之前，至咽咙，交贯冲脉，入頄内廉，上行属目内眦，与手足太阳、足阳明、阳跷五脉会于睛明而上行"。《难经·二十八难》记载，阳跷脉"起于跟中，循外踝上行，入风池"。《奇经八脉考》记载，阳跷脉"其脉起于跟中，出于外踝下足太阳申脉穴……同足阳明上而行巨髎、复会任脉于承泣，至目内眦，与手足太阳、足阳明、阴跷五脉会于睛明穴，从睛明上行入发际，下耳后，入风池而终"。《奇经八脉考》记载，"阴维起于诸阴之交，其脉发于足少阴筑宾穴，为阴维之郄……上胸膈挟咽，与任脉会于天突、廉泉"。

从脏腑辨病位。头痛所涉及的脏腑病位主要是头、脑、肾。病位在头，而脑为"髓海"、奇恒之腑，肾则主骨、生髓。

目珠藏神，眼睛之神气离不开心主神明，心神亦系于目，心经上系于目。《素问·解精微论》记载："夫心者，五脏之专精也，目者其窍也……志与心精共凑于目。"《灵枢·大惑论》曰："目者，心使也，心者，神之舍。"肝开窍于目，肝受血而能视，肝经上至目系，眼睛的功能离不开精血濡养，肝木赖肾水滋养，故目干涩疼痛多与肝肾亏虚相关。此外，五脏六腑的精气盛衰均与眼睛相关，目为脏腑精气盛衰之外候，如《灵枢·大惑论》所云，"五脏六腑之精气，皆上注于目而为之精……上属于脑，后出于项中""目者，五脏六腑之精也，营卫魂魄之所常营也，神气之所生也"，《灵枢·五癃津液别》言："五脏六腑之津液，尽上渗于目。"

牙齿疼痛的脏腑病位辨证主要为肾、胃、大肠。清代汪宏在《望诊遵经》中言："齿者……肾之标，骨之余也。"而牙齿疼痛易牵涉牙龈，齿为肾之余，龈为胃之络，肾为先天之本，脾胃为后天之本，两者均与牙齿、牙龈密切关联。

咽喉为肺胃之门户，然而出于经络联系，咽喉疼痛亦与心、肾、肝、脾的状态相关。

2. 次辨证候与症状特点 对头而言，头脑位高为清阳之府、诸阳之会，阳经循经皆至头面，足厥阴肝经、督脉上至巅顶，头痛的脏腑辨证应与经络辨证、八纲辨证密切联系，常见为风邪犯表证、肝阳上亢证、肾虚髓亏证、脾胃气虚证。从疼痛特点而言，头痛剧烈、痛而发紧、项强不舒者，多为风寒外袭；头面红肿、疼痛剧烈、口渴喜冷者，多为风热邪毒；头目胀痛、头重脚轻、心烦不安者，多为肝阳上亢；头重如裹、眩晕呕恶者，多为寒湿困阻、痰浊上犯；痛如针刺，固定不移者，多为瘀血阻滞；头脑空痛、神疲乏力、腰酸耳鸣者，多为脾肾亏虚；妇女经期出现头部跳痛、空痛、胀痛、眩晕者，多为肝郁血虚、肾虚血瘀、气血两虚。

对眼睛而言，笔者认为其疼痛多与心火相关，目珠为心所系，心属火，《素问·至真要大论》言"诸痛痒疮，皆属于心"，眼睛疼痛或为实热胀痛，或为虚热涩痛，或为风热痒痛，外感或内伤所致火邪同类相感则易发病。眼睛疼痛常伴有白睛血络，可参考《灵枢·论疾诊尺》中"目赤色者病在心,白在肺,青在肝,黄在脾,黑在肾。黄色不可名者,病在胸中。诊目痛,赤脉从上下者,太阳病;从下上者,阳明病;从外走内者,少阳病"论述取穴。

对牙齿而言,疼痛亦为火热之邪所致,或实或虚。实火多系外感、腑病,如外感风热、肝胆火旺、胃肠积热;虚火则多系脏病,如肝肾阴虚、肾精亏损。龋齿疼痛发作亦与火热、肾虚相关。清代陈士铎在《辨证录》中言:"人有牙齿痛甚不可忍,涕泪俱出者,此乃脏腑之火旺,上行于牙齿而作痛也。治法不泻其火则不能取效。然火实不同,有虚火,有实火,大约虚火动于脏,实火起于腑。"从症状而言,牙齿突发疼痛伴牙龈红肿、出血者为实热所致,胃肠积热者可伴有牙齿得凉痛减、腹胀拒按、口气臭秽、口渴尿赤、反酸打嗝、便秘或大便臭秽、里急后重、肛门灼热等症;心脾积热者可伴有口腔溃疡,疮面溃烂红肿,疼痛剧烈;肝火旺盛者可伴有心烦易怒、夜寐不安、目赤肿胀等症;痰火郁结者可伴有多梦烦躁、寐中磨牙、打鼾、喉中痰鸣等症;牙龈不红不肿,牙齿隐隐作痛、时轻时重、松动脆弱、不耐寒热者多为肾虚髓亏。

对咽喉而言,疼痛有虚实之分,以火热津伤、痰瘀气滞、虚火上炎为主,实证多系外感风热、肺热壅盛、心肝火旺、胃肠积热,虚证多为肝肾亏虚、阴津亏损。

3.再察异常表现 依据经络诊察理论,对头面官窍部疼痛患者进行诊察,常可于病位相关经络循行路线上发现穴位压痛敏感点、穴区颗粒状物等反应,疼痛日久者可有瘀血入络,在疼痛部位或相关经络循行路线上可发现青紫色迂曲、丛集的血络。

根据全息对应部位,依据经络诊察理论,对头面官窍疼痛患者进行诊察,常可在对应区域、相关经络循行路线发现穴位压痛敏感点、穴区颗粒状物、皮疹、凸起、凹陷等变化。头为诸阳之会,背部为阳气汇聚之处,四肢末端为阴阳交接部位,故应重点诊察头面局部、督脉、膀胱经背俞穴、肢体远端部位的异常反应。例如,头痛患者可能在百会、三间、中渚、昆仑、足临泣、太冲出现压痛、肌肉条索,牙齿疼痛患者可能在偏历、内庭、解溪、合谷出现压痛、条索,眼睛疼痛患者可能在足临泣、侠溪、肝俞出现压痛,咽喉痛患者可能在合谷、阳溪、太溪出现压痛。

疼痛日久可有瘀血入络,在疼痛部位或相关经络循行路线上可发现青紫色迂曲、丛集的血络。例如,头痛患者可能在太阳、丝竹空附近出现迂曲血络,眼睛疼痛患者可于白睛(巩膜)处出现异常血丝,头痛、眼睛疼痛、牙龈肿痛、咽喉肿痛患者,均可能于相关背俞穴发现压痛、红斑、痘疹、血络。此外,头面部所对应的耳穴区域均可出现相关异常血络、皮屑、凸起、凹陷等变化。

实证疼痛在急性发作期进行刺络放血往往能够截断病势,快速止痛。例如,心肝火热之目赤肿痛、目内眦痒痛者,可在心俞、肝俞发现血络、红疹、压痛反应,可在此背俞穴进行刺络放血、拔罐。

4.选穴原则 上下左右前后取穴,先考虑左右交叉针刺,兼顾上下前后针刺,以循经远取为主,且针刺后活动患处。手足部位取穴时,以同名经脉为主。取穴以肘、膝、腕、踝部位的五输穴、八会穴、八脉交会穴、络穴为主。《难经·六十八难》记载:"俞主体重节痛。"原穴为脏腑原气输注、经过、留止于十二经脉四肢部的穴位。穴位以敏感点为主,可以不是十四经穴位。《素问·缪刺论》云:"邪客于臂掌之间,不可得屈,刺其踝后,先以指按之痛,乃刺之。"见络刺络,疏通瘀结。异常血络部位可点刺放血,出现筋结、条索时,则可在其附近松解。《素问·缪刺论》云:"视其脉,出其血……因视其皮部有血络者尽取之,此缪刺之数也。"

(三)取穴简表

1. 头痛症取穴 见表 6-8。

表 6-8　头痛症取穴简表

病位	特点	取穴部位	取穴依据	治法补充
头痛	督脉头痛	印堂	循经取穴,前后对应	针刺,艾灸
		八脉交会穴——列缺	通任脉,前后对应	针刺,艾灸
		督脉络穴——长强	循经远取,络穴主治	针刺
		八脉交会穴——后溪	循经远取,通督脉	针刺,艾灸
	巅顶痛(足厥阴肝经)	肝经——太冲	循经远取,输穴治痛	针刺,泻法
		肾经——涌泉	上下对应	针刺,艾灸
	太阳经头痛	膀胱经——束骨	循经远取,输穴治痛	针刺,艾灸
		小肠经——后溪	第五掌骨全息对应头部,手足太阳经同气相求	针刺,艾灸
		膀胱经——申脉	循经远取,通阳跷脉	针刺
		膀胱经络穴——飞扬	循经远取,络穴主治	针刺
		膀胱下合穴——委中	循经远取	刺络放血
	阳明经头痛	胃经——陷谷	循经远取,上下对应	针刺
		大肠经——三间	第二掌骨全息,手足阳明经同气相求	针刺
	少阳经头痛	胆经——足临泣	循经远取,上下对应	针刺
		三焦经——中渚	手对头全息对应,手足少阳经同气相求	针刺
	头目胀痛	井穴——商阳/中冲/关冲/少泽	手掌正相全息对应头部	点刺放血
		耳垂	耳穴全息对应头部	放血,针刺,埋针,压豆
	头痛而重	董氏奇穴正筋、正宗	下肢全息逆向对应	针刺,倒马针
		头维、攒竹及附近血络	《素问·刺疟》云:"先头痛及重者,先刺头上及两额两眉间出血。"	点刺放血

补充:

①经络诊察异常反应部位处,可首先进行刺络放血、针刺治疗。

②针灸治疗功能性头痛效果较好。多次针灸治疗后效果不佳甚至加重者,应及时前往综合医院深入检查,排除颅内病变。头痛患者在治疗期间,应禁止摄入烟酒、辛辣油腻食物,避免过度劳累、精神紧张。

③"荥输治外经""俞主体重节痛",头痛之远端循经取穴或取奇穴,以输穴及相关压痛反应点为主。

④头痛病因较多,性质复杂,应适当辨证及穴位特性进行配穴

配穴：

　①风寒外袭——大椎,风府,合谷,外关;针刺,拔罐,艾灸。

　②风热邪毒——耳尖,大椎,风池,合谷,曲池;刺血,针刺泻法。

　③瘀血阻滞——太阳,头维,血海,膈俞,三阴交,委中;刺血,针刺泻法。

　④寒湿困阻,痰浊上犯——百会,大椎,中脘,神阙,阴陵泉,丰隆;针刺,艾灸。

　⑤肝火上炎,肝阳上亢——中冲,行间,侠溪,太溪;刺血,针刺泻法。

　⑥肝郁血虚——太冲,三阴交;针刺。

　⑦脾肾亏虚,气虚湿困——阴陵泉,丰隆,中脘,气海;针刺、艾灸。

　⑧肾虚髓亏——太溪,悬钟,大杼;针刺

2.眼痛症取穴　见表 6-9。

表 6-9　眼痛症取穴简表

病位	特点	取穴部位	取穴依据	治法补充
眼痛	眼内眦痛(任脉,足太阳膀胱经,足阳明胃经,手太阳小肠经,阴跷脉,阳跷脉)	膀胱经——委中	循经远取;《灵枢·杂病》云:"厥,挟脊而痛者,至顶,头沉沉然,目䀮䀮然,腰脊强。取足太阳腘中血络。"《灵枢·论疾诊尺》云"诊目痛,赤脉从上下者,太阳病"	刺络放血
		膀胱经——申脉(通阳跷脉)	《素问·缪刺论》云:"邪客于足阳跷之脉,令人目痛,从内眦始,刺外踝之下半寸所各二痏,左刺右,右刺左,如行十里顷而已。"《灵枢·论疾诊尺》云"诊目痛,赤脉从上下者,太阳病"	针刺
		肺经——列缺(通任脉)	通任脉	针刺,艾灸
		小肠经——后溪(通督脉)	通督脉;前后对应;循经远取;《灵枢·论疾诊尺》云"诊目痛,赤脉从上下者,太阳病"	针刺,艾灸
		肾经——照海(通阴跷脉)	通阴跷脉;循经远取;《灵枢·热病》云"目中赤痛,从内眦始,取之阴跷"	针刺,艾灸
		心经——少府	循经远取;五轮对应心;《素问·至真要大论》云"诸痛痒疮,皆属于心"	针刺
		胃经——内庭	肢体末端全息对应头面;循经远取;荥穴泻热;《灵枢·论疾诊尺》云"诊目痛,赤脉……从下上者,阳明病"	针刺,放血

病位	特点	取穴部位	取穴依据	治法补充
眼痛	眼珠肿痛	心经——少府	手掌全息对应心;循经远取;《素问·至真要大论》云"诸痛痒疮,皆属于心"	针刺
		小肠经——后溪	第五掌骨全息对应头面部;输穴治痛;穴位特性;《灵枢·论疾诊尺》云"诊目痛,赤脉从上下者,太阳病"	针刺,艾灸
		肝经——行间/太冲	肢体末端全息对应头面;循经远取;荥穴泻热	针刺,放血
	眼外眦痛	三焦经——液门/中渚	循经远取;荥穴泻热;输穴治痛;《灵枢·卫气》云:"手少阳之本,在小指次指之间上二寸,标在耳后上角、下外眦。"《灵枢·论疾诊尺》云"诊目痛,赤脉从上下者,太阳病;从下上者,阳明病;从外走内者,少阳病"	针刺,透刺
		胆经——侠溪/足临泣		针刺,放血
		小肠经——后溪		针刺,放血
	各类眼痛	经外奇穴——大骨空	全息对应眼	针刺,艾灸
		第二掌骨桡侧——三间	第二掌骨全息对应头面	针刺
		井穴——商阳/厉兑/少泽/至阴/关冲/足窍阴/少冲/中冲/大敦	手掌正相全息对应头面	放血
		耳尖/耳垂	耳穴全息对应心脏、头面	放血,针刺,埋针,压豆
		光明(董氏奇穴)	四肢远端全息对应头面	针刺

补充:

①经络诊察异常反应部位处,可首先进行刺络放血、针刺治疗。

②眼痛多为实证,故四肢末端井穴、十宣、耳尖等部位刺血法用之较多。

③眼痛重在辨经络、辨证候,取穴以循经远取为主,五输穴各有五行所属,应将眼痛部位循行经络与其五输穴五行之特性相结合而精简取穴。如目内眦痛,眼部全息属心,经络循行系心经、小肠经、胃经,辨证属心经火热或风热证,则宜取心经之井穴少冲、荥穴少府、神门(实则泻其子)、小肠经之井穴少泽、荥穴前谷、小海(实则泻其子),胃经之井穴厉兑、荥穴内庭、足三里(实则泻其子)

配穴:

　　①风热邪毒——太阳,耳尖,井穴,外关;刺血,针刺泻法。

　　②肝胆火旺——大敦,行间,侠溪,液门;刺血,针刺泻法。

　　③心火上炎——少冲,少府,神门,大陵;针刺泻法。

　　④阴虚火旺——复溜,太溪,三阴交;针刺

3. 牙齿痛症取穴　　见表 6-10。

表 6-10　牙齿痛症取穴简表

病位	特点	取穴部位	取穴依据	治法补充
牙齿痛	上齿痛(足阳明胃经)	胃经——厉兑/内庭	循经远取;上下对应	放血,针刺
	下齿痛(手阳明大肠经)	大肠经——商阳/三间/合谷	循经远取;第二掌骨全息对应头面;穴位特性;《灵枢·杂病》云"齿痛,不恶清饮,取足阳明;恶清饮,取手阳明"	针刺
		大肠经——偏历	循经远取;络穴主治龋齿	针刺
		大肠经——上巨虚	循经远取;下合穴治腑病	针刺
	牙痛	耳尖	耳穴全息对应头面	放血,针刺
		三间	第二掌骨全息对应头面	针刺
		任脉——承浆	循经取穴;《针灸聚英·百症赋》云"承浆泻牙疼而即移"	针刺
		肾经——太溪	齿者,肾之标,骨之本	针刺,艾灸
		八会穴——悬钟/大杼	髓会,骨会,齿为骨之余	针刺,艾灸
		经外奇穴——外踝尖/内踝尖	上下对应	艾灸
		侧三里、侧下三里(董氏奇穴)	上下对应,左右对应	针刺
	齿唇寒痛	手背血络;足中指尖;厉兑;商阳	《素问·缪刺论》云"缪传引上齿,齿唇寒痛,视其手背脉血者,去之,足阳明中指爪甲上一痏,手大指次指爪甲上各一痏,立已,左取右,右取左"	点刺放血,针刺

注意:

　　根据四诊信息、脏腑背俞穴、原穴、郄穴(如心俞、厥阴俞、神门、郄门等)的诊察,判断并排除脏腑疾病所致牙齿疼痛。疑似心脏病者应在第一时间完善心电图检查补充：

①经络诊察异常反应部位处，可首先进行刺络放血、针刺治疗。

②牙齿疼痛，多与火热有关，或实或虚。实证则于四肢末端井穴、十宣、耳尖、背俞穴等部位进行刺络放血。

③牙齿疼痛重在辨经络、辨证候，取穴以循经远取为主，五输穴各有五行所属，应将牙齿疼痛部位循行经络与其五输穴五行之特性相结合而精简取穴。治疗以循经远取穴位（压痛点）施行巨刺或缪刺法为主，实火证宜放血，虚火证宜壮水之主，以制阳光，补益三阴之精气

配穴：

①风火牙痛——翳风，外关，合谷；针刺泻法。

②肝胆火热——大敦，行间；刺血，针刺泻法。

③心脾积热——大都，公孙，少府，劳宫；针刺。

④胃热上攻——厉兑，内庭，解溪；放血，针刺泻法。

⑤大肠积热——上巨虚，天枢；针刺。

⑥阴虚火旺，肾虚髓亏；太溪，复溜，照海，三阴交；针刺。

⑦龋齿痛——偏历，大杼，悬钟；针刺

4. 咽喉痛症 见表 6-11。

表 6-11 咽喉痛症取穴简表

病位	特点	取穴部位	取穴依据	治法补充
咽喉痛	咽痛（足太阴脾经，手少阴心经，手太阳小肠经，足厥阴肝经，任脉，阴跷脉）	脾经——公孙	循经远取；通冲脉	刺络放血
		心经——少府	循经远取；荥穴泻热	针刺，艾灸
		小肠经——后溪	通督脉；前后对应	针刺，艾灸
		肝经——行间	循经远取；荥穴泻热	针刺，艾灸
		任脉——列缺	循经远取	针刺
		肾经——照海（通阴跷脉）	通阴跷脉；循经远取；全息对应咽喉	针刺，放血
	喉咙痛（手太阴肺经，足阳明胃经，足厥阴肝经，足少阴肾经，冲任督脉，阴跷脉）	肺经——少商/鱼际	循经远取；荥穴泻热	针刺，放血
		胃经——内庭	全息对应咽喉；循经远取；荥穴泻热	针刺，放血
		大肠经——合谷	循经远取；荥穴泻热；同名经同气相求	针刺
		肝经——行间	循经远取；荥穴泻热	针刺，放血
		肾经——照海（通阴跷脉）	循经远取；通阴跷脉；全息对应咽喉	针刺
		冲任督脉——公孙/列缺/后溪	循经远取；八脉交会穴	针刺

病位	特点	取穴部位	取穴依据	治法补充
咽喉痛	咽喉干痛,肿痛	耳尖	泻热	放血
		印堂(或上1寸)	全息对应肺、咽喉	针刺
		肾经——涌泉 肾经——然谷	《素问·缪刺论》云:"邪客于足少阴之络,令人嗌痛,不可内食,无故善怒,气上走贲上。刺足下中央之脉,各三痏,凡六刺,立已。左刺右,右刺左","嗌中肿,不能内唾,时不能出唾者,缪刺然骨之前,出血立已,左刺右,右刺左"。《备急千金要方》云"涌泉、然谷主喉痹,哽咽寒热"	针刺,刺络放血
	咽喉干痛	关冲/无名指末端(手中指次指爪甲上,去端如韭叶)	《素问·缪刺论》云"邪客于手少阳之络,令人喉痹舌卷,口干心烦,臂外廉痛,手不及头,刺手中指次指爪甲上,去端如韭叶,各一痏,壮者立已,老者有顷已,左取右,右取左,此新病数日已"	点刺放血,针刺

补充:

①经络诊察异常反应部位处,可首先进行刺络放血、针刺治疗。

②咽喉痛,多与火热有关,或实或虚。实证则于四肢末端井穴、十宣、耳尖、背俞穴等部位进行刺络放血。

③咽喉痛重在辨经络、辨证候,取穴以循经远取为主,五输穴各有五行所属,应将咽喉所联系经络与其五输穴五行之特性相结合而精简取穴。如慢性咽干疼痛而不红肿,伴有五心烦热等症,辨证属虚火,辨经选肾经,宜取肾经之照海(通阴跷脉)、原穴太溪

配穴:

①外感风热——耳尖,外关,三间;刺血,针刺泻法。

②肺热壅盛——少商,鱼际,孔最;刺血,针刺泻法。

③胃肠积热——厉兑,内庭,足三里,上巨虚,下巨虚;放血,针刺泻法。

④痰火互结——丰隆,解溪,内庭,阴陵泉,行间;针刺泻法。

⑤心肝火旺——少冲,大敦,少府,行间;刺血,针刺泻法。

⑥肝肾亏虚,阴虚火旺——太溪,复溜,照海,三阴交;针刺补法

（四）重点穴位详解

印堂

【定位】在头部，两眉毛内侧端中间的凹陷中。

【探析】从全息角度看，眉间为阙，对应心肺与咽喉。印堂晦暗、有横纹或血络者提示患有头痛、顽固性失眠、高血压等疾病。在经脉联系和穴位特点上，印堂为督脉循行所过，位高在上，能提引督脉阳气循环以振奋精神、宁心益智、醒脑开窍；督脉与任脉、冲脉同起于胞中，同出于会阴，共称为一源三歧，且督脉循行于头背与足太阳膀胱经、肾脏相沟通，其分支又通行腹部，直上与心脏、喉咙、眼睛相联系，故印堂可用于治疗多个部位的病症。《黄帝内经素问·刺疟》曰："刺疟者，必先问其病之所先发者，先刺之，先头痛及重者，先刺头上及两额两眉间出血。"《医学纲目》记载："头重如石，印堂一分，沿皮透攒竹，先左后右，弹针出血。"

【适应证】督脉头痛，眩晕；眼珠疼痛；咽喉疼痛。此外还可用于治疗腰痛、肩关节痛、膝关节痛、胸痛、胃痛等。

【操作方法】取 1.5 寸毫针，提捏皮肤进针，可平刺 0.3～1.2 寸，使针感传达至鼻尖为宜；头目胀痛、咽喉肿痛者，可用三棱针点刺出血。

列缺

【定位】在前臂，腕掌侧远端横纹上 1.5 寸，拇短伸肌腱和拇长展肌腱之间，拇长展肌腱沟的凹陷中。简便取穴法：两手虎口自然平直交叉，一手食指按在另一手桡骨茎突上，指尖下凹陷中是穴。

【探析】从全息角度看，列缺位于手腕桡侧，将上肢自然下垂与躯干逆向对应，则列缺与头面颈部的任脉循行部位对应，从阴引阳取任脉穴位治疗督脉头痛为前后对应。在经脉联系和穴位特点上，列缺为手太阴肺经络穴，能联络肺经、大肠经，又为八脉交会穴，能沟通任脉，故能调三经及相关脏腑病症，有肃肺通肠、宣肺通里之功。肺主皮毛，布散精气津液，肺司呼吸，喉为肺之门户，外邪侵袭由表入里，肺卫御邪，皮毛腠理、呼吸道均为阻碍邪气入侵的屏障，故列缺亦有解表散邪之功。因此列缺既可用于治疗外邪袭表之头痛、目内眦疼痛、咽喉痛，亦能通过调理肺、大肠治疗内热所致头面官窍病症。

【适应证】头痛，目内眦疼痛，咽喉痛等。

【操作方法】健侧取穴或双侧取穴，取 1.5 寸毫针，向上斜刺 0.5～1 寸。

长强

【定位】在会阴区，尾骨下方，尾骨端与肛门连线的中点处。

【探析】从全息角度看，尾骨与头颈相对应。从穴名看，长与短相对，强与弱相对，督脉总督诸阳经之气，强韧坚固，故长强有强盛、稳定、坚韧之意。杨上善曰："督脉诸阳脉长，其气强盛，穴居其处，故曰长强也。"《高式国针灸穴名解》言："《易》循环无端之谓长；健行不息之谓强。"故有气血周流运行、通畅无阻之意。在经脉联系和穴位特点上，长强为络穴，位于督脉阳气始发之处。《灵枢·经脉》记载："督脉之别，名曰长强，挟膂上项，散头上，下当肩胛左右，别走太阳，入贯膂。"督脉与任脉、冲脉同起于胞中,旁通足太阳膀胱经、足少阴肾经,与心、肾、脑联系密切,长强能载督脉阳气上行通过腰脊、肩胛、项背、头脑、心肾,能交通心肾大脑,令人气血通畅,精神爽慧,又令人体头项脊背之筋脉坚韧强劲,正如《素问·生气通天论》所言"阳气者,精则养神,柔则养筋"。故长强可用于治疗头痛沉重,肩背酸痛,脊背拘急不适、活动不灵敏等症。

【适应证】督脉头痛沉重。

【操作方法】取 1.5 寸毫针,紧靠尾骨前面斜刺 0.8~1 寸。不宜直刺,以免伤及直肠。

后溪

【定位】在手内侧,第五掌指关节尺侧近端赤白肉际凹陷中。

【探析】从全息角度看,后溪位于手掌尺侧,将上肢自然下垂与躯干逆向对应,则后溪与头面颈部的督脉循行部位对应。在经脉联系和穴位特点上,后溪为手太阳小肠经之输穴,主治疼痛,又为八脉交会穴(通督脉),手太阳经循行经过头面及目内外眦,与通行头项的足太阳膀胱经、督脉经气相通,故温阳通经、散寒通窍之力强,可用于治疗寒邪束表诸痛症。从穴名看,后"溪"汇聚少"泽"、前"谷"之水露,经气逐渐充盈,又暗含阳化气、其水气蒸腾之意,故亦能泻头面之热。笔者认为,针刺后溪用泻法可泻热通腑,透刺少府则能清心宁神,针刺后溪用补法或灸法有温经散寒之力,雀啄灸、麦粒灸后溪则有引热下行或火郁发之之功。故后溪在临床运用甚广,具体操作方法因人而异。

【适应证】督脉头痛,目内眦疼痛,目外眦疼痛,目赤肿痛,

【操作方法】取 1.5 寸毫针,直刺 0.5~1 寸。治疗手指挛痛时可透刺合谷。

束骨

【定位】在跖区,第五跖趾关节的近端,赤白肉际处。

【探析】从全息角度看,束骨位于脚掌外侧缘,将下肢与躯干逆向对应,则束骨与头面颈项太阳经循行部位对应。在经脉联系和穴位特点上,束骨为足太阳膀胱经输穴,故可用于治疗头项疼痛与目疾。

【适应证】太阳经头痛,项强,目眩。

【操作方法】取 1.5 寸毫针,直刺 0.3~1 寸。

太冲

【定位】在足背,第一、二跖骨间,跖骨底结合部前方凹陷中,或触及动脉搏动。

【探析】从全息角度看,太冲位于脚掌背前 1/3 段,将下肢或足背与躯干逆向对应,则太冲与头面的肝经循行部位对应。从穴名看,太为大之意,冲为冲要、要塞、通道之意,太冲为肝之原气留聚之处,是肝经气血通行的要塞;亦有冲和之意,肝主疏泄气机,有调和阴阳、平衡气血之用,故能降气逆、升营血,协调脏腑气机升降。在经脉联系和穴位特点上,肝经循行过鼻咽、至目系、上巅顶,肝郁气逆或肝郁化热循经上炎可导致头顶胀痛、目赤肿痛、鼻咽干痛等症,寒凝肝脉则可出现巅顶冷痛,肝胆火旺、少阳枢机不利可出现偏头痛,太冲为肝经输穴、肝之原穴,有疏肝解郁、养血柔筋、行气止痛之功。太冲配合谷能够调和气血、镇静安神、平肝息风,是治疗各类痛症的重要对穴。太冲透刺涌泉施行泻法,可滋阴降火、滋水涵木,可用于治疗阴虚

阳亢所致高血压、头胀痛。针刺太冲配外关、足临泣可用于治疗偏头痛;针刺太冲、行间、侠溪施行泻法,或点刺大敦出血,可用于治疗肝火上炎之目赤肿痛、咽痛、鼻出血。

【适应证】巅顶疼痛,眩晕;目赤肿痛;咽痛。

【操作方法】取 1.5 寸毫针,直刺 0.5~1 寸,或向涌泉、行间透刺。

涌泉

【定位】在足底,屈足卷趾时足心最凹陷中;约当足底第二、三趾蹼缘与足跟连线的前 1/3 与后 2/3 交点凹陷中。

【探析】从全息角度看,涌泉位于足底,与头顶百会上下呼应,将下肢与躯干逆向对应,则涌泉与头面相对应。从穴名看,涌泉位于人体最低处,为涌出源泉之意,秉至阴之静而泉水始动,张志聪注《灵枢》曰"地下之水泉,天一之所生也,故少阴所出,名曰涌泉"。故涌泉滋阴补水、泄火制阳之力极强,肾水不足、水不涵木、肝阳上亢、肝风内动所致失眠、健忘、高血压头昏、头目胀痛、咽干喉痛者,均可取之以滋阴潜阳、壮水制火。在经脉联系和穴位特点上,涌泉为足少阴肾经之井穴,五行属木,有苏厥宁神、镇肝息风、育阴潜阳之功,能泻实火、清虚火。针刺涌泉治疗头面官窍疾病、神志病,常配伍百会、太冲、太溪、昆仑、然谷,以增强开窍醒脑、滋肾回阳、平肝降逆之功。《灵枢·五邪》云:"邪在肾,则病骨痛,阴痹。阴痹者,按之而不得,腹胀,腰痛,大便难,肩背颈项痛,时眩。取之涌泉、昆仑。视有血者,尽取之。"《备急千金要方》云:"涌泉、然谷主喉痹,哽咽寒热。"《针灸大成·肘后歌》云:"顶心头痛眼不开,涌泉下针定安泰。"

【适应证】巅顶疼痛;目眩;咽喉肿痛。

【操作方法】取 1.5 寸毫针,直刺 0.5~1 寸。可用灸法或药物贴敷。

然谷

【定位】在足内侧,足舟骨粗隆下方,赤白肉际处。

【探析】从全息角度看,然谷位于足内侧,将下肢与躯干逆向对应,则头与足对应,然谷与颈部的少阴经循行部位对应。

【适应证】咽喉干痛、肿痛。

【操作方法】取 1.5 寸毫针,直刺 0.5~1 寸。

飞扬

【定位】在小腿后区,昆仑直上 7 寸,腓肠肌外下缘与跟腱移行处。

【探析】从全息角度看,飞扬位于小腿中段,将下肢与躯干逆向对应,则飞扬与躯干上焦太阳经循行部位对应。在经脉联系与穴位特点上,飞扬为足太阳膀胱经络穴,联络肾经与膀胱经,膀胱经与督脉相交通,与胃经相交于目内眦,而肾经循行联络肝、肺、心,故飞扬可直接或间接联络多经、多脏腑、多部位。《灵枢·经脉》云:"足太阳之别,名曰飞阳,去踝七寸,别走少阴。实则鼽窒,头背痛,虚则鼽衄。取之所别也。"故飞扬可用于治疗目疾、鼻塞不通气、鼻出血、头痛、项背痛等症。

【适应证】太阳经头痛;目眩。

【操作方法】取 1.5 寸毫针,直刺 1~1.5 寸。

委中

【定位】在膝后区,腘横纹中点处。

【探析】从全息角度看,将小腿与躯干顺向对应,则腘窝委中与头面的太阳经循行部位对应。在经脉联系与穴位特点上,委中又名"血郄",长于活血化瘀通络,能治血分病,清泻血分瘀热。《类经图翼》云:"凡热病汗不出……脊强反折,瘛疭癫疾,足热厥逆不得屈伸,取其经血立愈。"急性外感、脏腑瘀热所致头面五官疾病,皆可于委中泻血治疗。委中为足太阳膀胱经合穴、膀胱之下合穴,能通利水道,利湿净腑,又位于腘窝中央,应《灵枢·邪客》所云"肾有邪,其气留于两腘",可知其治疗肾与膀胱脏腑疾病,能祛肾中浊邪秽滞,通利二便,血水并治,脏腑并调,可用于治疗外感、血热、肾虚、痰饮所致诸症。《灵枢·杂病》云:"厥,夹脊而痛至顶,头沉沉然,目䀮䀮然……取足太阳腘中血络。"临床治疗中,委中常用于刺络放血。

【适应证】太阳经头痛;目内眦疼痛。此外,还可用于治疗腹胀满痛、便秘、痔疮疼痛出血、鼻出血、急性腰扭伤、高血压、高热等病症。

【操作方法】取 3 寸毫针,直刺 1～1.5 寸;或用三棱针点刺腘静脉出血。

陷谷

【定位】足背,第二、三跖骨间,第二跖趾关节近端凹陷中。

【探析】从全息角度看,陷谷位于脚掌背前 1/3 段,将下肢或足背与躯干逆向对应,则陷谷与头面的阳明经循行部位对应。在经脉与穴位特点上,陷谷为足阳明胃经输穴,五行属木,能疏木理气、疏风止痛、培土制水、利湿清热。《针灸甲乙经》云,"水中留饮,胸胁支满,刺陷谷出血立已""面肿目痛,刺陷谷出血立已"。

【适应证】阳明经头痛;眉棱骨疼痛。此外还可治疗脾虚水肿、腹胀肠鸣、风水相搏之头面肿胀、目赤肿痛、足背肿痛等病症。

【操作方法】头目疼痛:取 1.5 寸毫针,直刺或斜刺 0.3～0.5 寸。头面浮肿:三棱针点刺出血。

三间

【定位】在手背,第二掌指关节桡侧近端凹陷中。

【探析】从全息角度看,三间位于第二掌骨桡侧上缘,对应人体头面部。在经脉和穴位特点上,三间为手阳明大肠经输穴,能够泻热消肿、利咽止痛,大肠经循行过下齿至鼻翼外侧,故相对于内庭、陷谷而言,三间主治下齿痛、鼻塞、鼻出血;手足阳明经同气相求,肺经与大肠经相表里,肝与大肠别通,故三间还常用于治疗扁桃体炎、急性结膜炎等官窍疼痛。清代吴谦在《医宗金鉴》中云:"三里、三间、二间三穴,主治牙齿疼痛,食物艰难,及偏风眼目诸疾。"

【适应证】阳明经头痛;眼痛;下齿疼痛;咽喉肿痛。此外,还可用于治疗肩周炎疼痛、肘关节疼痛、手指麻木疼痛等。

【操作方法】取 1 寸毫针,直刺 0.3～0.5 寸。

足临泣

【定位】在足背,第四、五跖骨底结合部的前方,第五趾长伸肌腱外侧凹陷中。

【探析】从全息角度看,足临泣位于脚掌背前 1/3 段,将下肢或足背与躯干逆向对应,则足临泣与头面的少阳经循行部位对应。从穴名看,临有居高临下之意,泣为泪,目为泪水所出,眼泪滴落恰临此处。吴棹仙在《子午流注说难》中言:"在头者曰目临泣,在足者曰足临泣,因足太阳少阳之起穴,皆在目内外眦,泣自目出,故曰临泣。"足临泣位临足部而经气上通于目,又为足少阳胆经输穴,主治目疾、偏头痛。《医宗金鉴》言,足临泣主治"中风手足举动难,麻痛发热筋拘挛,头风肿痛连腮项,眼赤而疼合头眩"。

【适应证】少阳经头痛;眼外眦痛;目赤肿痛。此外,还可用于治疗环腰疼痛、腰腿沉重、耳鸣、失眠等症。

【操作方法】取 1.5 寸毫针,直刺或斜刺 0.3～1 寸。

中渚

【定位】在手背,第四、五掌骨间,第四掌指关节近端凹陷中。

【探析】从全息角度看,中渚位于手掌背前中 1/3 处,将手掌举起与躯干顺向对应,则中渚与上焦头面胸部的少阳经循行部位对应。从经脉联系看,中渚为手少阳三焦经输穴,主治疼痛,从穴名看,渚为水中小沙洲,中有中和、调中、中正、枢纽等意,三焦为元气通行之所、津液输布之要道,少阳为气机运转枢纽,故中渚有疏肝利胆、清热利湿、安神定志、通经止痛的作用。唐代王焘在《外台秘要》中言,中渚主治"热病汗不出,头痛,耳鸣,目痛,寒热,嗌外肿,肘臂痛"。元代窦汉卿在《通玄指要赋》中言:"脊间心后者,针中渚而立痊。"

【适应证】少阳经头痛;目外眦痛;目赤肿痛。

【操作方法】取 1.5 寸毫针,直刺 0.3～1 寸。

液门

【定位】在手背部,当第四、五指间,指蹼缘上方赤白肉际凹陷中。

【探析】从全息角度看,液门位于手掌背前 1/3 段,将手掌背举起与躯干顺向对应,则液门与头面的少阳经循行部位对应。从经脉联系看,液门为手少阳三焦经荥穴,五行属水,能滋阴泻热、清热利湿。从穴名看,液为阴精津液,荥为小水之意,液门处经气如水液逐渐汇集流向沙洲、溪池。《素问·灵兰秘典论》言"三焦者,决渎之官,水道出焉",故液门秉承水性,能促进三焦水液输布、运散,有清热养阴、润燥生津、泻火消肿之功,如《针灸甲乙经》所云"下齿龋则上齿痛,液门主之",《灵枢·卫气》所云"手少阳之本,在小指次指之间上二寸,标在耳后上角下外眦也"。液门位于本部,丝竹空位于标部,二者配伍可通畅三焦经气,治疗高血压眩晕、头痛、目痛、半身不遂、癫狂等症。

【适应证】目外眦疼痛;偏头痛;实火、虚火牙齿疼痛。

【操作方法】取 1.5 寸毫针,直刺 0.3～0.5 寸;或取 3 寸毫针,透刺中渚。

鱼际

【定位】在手外侧,第一掌骨桡侧中点赤白肉际处。

【探析】从全息角度看,鱼际位于手掌大鱼际桡侧缘,将上肢与躯干逆向对应,则鱼际与人体头面对应,鱼际与头颈部太阴经循行部位对应。在经脉与穴位特点上,鱼际为手太阴肺经荥穴属火,擅长清肺热、利咽喉、泻火消肿,不论风热、燥热、痰热、虚热皆可取鱼际。《针灸大成》记载,鱼际主治"身热头痛""咳嗽哕""目眩""腹痛不下食""喉中干燥""咳引尻痛""溺血呕血"等症。《针灸大成·百症赋》云:"喉痛兮,液门鱼际去疗。"

【适应证】咽干,喉咙疼痛;牙龈肿痛。

【操作方法】取 1.5 寸毫针,直刺 0.5～0.8 寸;或点刺出血。

申脉

【定位】在踝区,外踝尖直下,外踝下缘与跟骨之间凹陷中。

【探析】从全息角度看,申脉位于足外踝处,将下肢与躯干逆向对应,则申脉与头面的太阳经、阳跷脉循行部位对应。在经脉与穴位特点上,申脉归足太阳膀胱经,八脉交会通阳跷脉;从穴名看,申为伸展之意,此处经气向阳跷脉伸展。足太阳膀胱经循行于人体头项背腰腿后侧,联络肾脏,经别入于心,阳跷脉从外踝上行,循人体侧方上颈至面部目内眦,又与足太阳膀胱经、阴跷脉并行入于风池。故申脉可用于治疗太阳经、阳跷脉循行所过部位疾病,尤其能发挥伸展筋骨、舒筋通络的作用,常用于头项强痛、肩痛不举、下肢活动不利等症,亦可用于治疗目疾,常与照海配伍治疗不寐。

【适应证】太阳经头痛;眩晕;目内眦疼痛。

【操作方法】取 1 寸毫针,直刺 0.3～0.5 寸。

照海

【定位】在踝区,内踝尖下 1 寸,内踝下缘边际凹陷中。

【探析】从全息角度看,照海位于足内踝处,将下肢与躯干逆向对应,则照海与头面的阴跷脉循行部位对应。在经脉与穴位特点上,照海归足少阴肾经,八脉交会通阴跷脉,足少阴肾经循行联系肺及喉咙,阴跷脉经气发于照海,经内踝上行于人体内侧面,入腹、胸至颈前,循鼻旁达目内眦睛明,故照海可用于治疗胸腹、五官疾病。从穴名看,照即照耀之意,海即海洋、水液,照海有阳光照耀海水、水汽蒸腾之象,肾中藏纳元阴元阳,阴得阳之化而升腾滋润万物,故照海能够滋肾阴、清虚火、交通心肾,可用于治疗不寐、心烦、盗汗、耳鸣等症。

【适应证】目内眦疼痛;目赤肿痛;咽干痛,喉咙痛。

【操作方法】取 1.5 寸毫针,直刺 0.5～0.8 寸。

少府

【定位】在手掌,横平第五掌指关节近端,第四、五掌骨之间。

【探析】从全息角度看,少府位于手掌心远端 1/3 段,将手掌举起与躯干顺向对应,则少府与人体上焦头面胸部对应。在五轮学说中,目内眦对应心。在经脉与穴位特点上,手少阴心经上行过咽部至目系,少府为手少阴心经荥穴属火,"诸痛痒疮,皆属于心",故少府穴长于清心泻火、宁神除烦,可用于治疗目赤肿痛、眼痒、咽喉肿痛。

【适应证】目珠疼痛;目内眦疼痛;咽喉疼痛。

【操作方法】取 1 寸毫针,直刺 0.3～0.5 寸。

内庭

【定位】在足背,第二、三趾间,趾蹼缘后方赤白肉际处。

【探析】从全息角度看,内庭位于脚掌背前 1/3 段,将下肢或足背与躯干逆向对应,则内庭与头面的阳明经循行部位对应。在经脉与穴位特点上,足阳明胃经循行起于鼻旁,行至鼻根凹陷,在目内眦与足太阳膀胱经交会,下行入上齿,分支下行过喉咙,入腹部联络脾胃,内庭为足阳明胃经荥穴属水,有清胃火、利湿热、通肠道、降逆气的作用,常用于治疗头面五官热疾。内庭治疗牙齿疼痛,不论虚实皆可用,虚火配伍太溪,实火则可配井穴点刺放血、针刺足三里行泻法。《针灸大成》记载内庭:"主四肢厥逆,腹胀满,数欠,恶闻人声,振寒,咽中引痛,口喎,上齿龋,疟,不嗜食,脑、皮肤痛,鼻衄不止,伤寒手足逆冷,汗不出,赤白痢。"此外还可用于治疗心腹胀痛。《玉龙歌》云:"小腹胀满气攻心,内庭二穴要先针。"

【适应证】目内眦疼痛;上齿痛;喉咙疼痛。

【操作方法】取 1.5 寸毫针,直刺或斜刺 0.5～0.8 寸。

行间

【定位】在足背,第一、二趾间,趾蹼缘后方赤白肉际处。

【探析】从全息角度看,行间位于脚掌背前 1/3 段,将下肢或足背与躯干逆向对应,则行间与头面的阳明经循行部位对应。在经脉与穴位特点上,足厥阴肝经循行上入鼻咽、连目系、至巅顶,肝木体阴用阳,肝气升发太过易致气逆化火、阳亢而为患,行间为足厥阴肝经荥穴属火,有清肝泻火、息风降逆之功,可用于治疗肝火上炎、阴虚阳亢之头面五官疾病。《针灸甲乙经》云:"喉咽如扼状,行间主之。"《针灸大成·百症赋》云,"行间、涌泉,主消渴之肾竭""雀目肝气,睛明、行间而细推"。

【适应证】头胀痛;目眩,目赤肿痛;鼻咽干痛,咽喉肿痛。

【操作方法】取 1.5 寸毫针,直刺 0.5～0.8 寸。

侠溪

【定位】在足背,第四、五趾间,趾蹼缘后方赤白肉际处。

【探析】从全息角度看,侠溪位于脚掌背前 1/3 段,将下肢或足背与躯干逆向对应,则侠溪与头面的少阳经循行部位对应。从穴名看,侠溪"夹"于足趾间隙,溪即山涧小溪,故此穴禀阴水之性。在经脉与穴位特点上,足少阳胆经起于目外眦,脉气行经头侧方、额角、目下、耳前后、颈部、胸胁,侠溪为足少阳胆经荥穴属水,故有滋养阴津、泄火的作用,能治疗偏侧头面五官热疾。《针灸甲乙经》记载:"目外眦赤痛,头眩,两颔痛……目痒,胸中痛……侠溪主之。"

【适应证】目外眦痛;偏头痛。

【操作方法】取 1.5 寸毫针,直刺 0.3～0.5 寸。

经外奇穴大骨空

【定位】在手拇指背面,指间关节中点处。

【探析】从全息角度看,大骨空位于手拇指桡侧,将手掌桡尺侧与躯干任督脉对应,则大骨空与头面督脉循行部位对应。大骨空为经外奇穴,主治目痛、目翳、呕吐、泄泻、鼻衄等症。《扁鹊神应针灸玉龙经》记载："风眩烂眼可怜人,泪出汪汪实苦辛。大小骨空真妙穴,灸之七壮病除根。"

【适应证】目痛。

【操作方法】温和灸。

董氏奇穴光明

【定位】小腿内侧面,内踝尖后 1 寸,上 1 寸处。

【探析】从全息角度看,此穴位于足内踝上缘,将下肢与躯干逆向对应,则此穴与头面阴经循行部位对应。从位置上看,光明位于足少阴肾经复溜与太溪之间,穴性与肾经穴位类似,具有滋阴补肾、养血明目之功。

【适应证】目痛。

【操作方法】取 1.5 寸毫针,直刺 0.5～1 寸。

【参考文献】

杨维杰.董氏奇穴穴位诠解[M].北京:人民卫生出版社,2018.

合谷

【定位】在手背,第二掌骨桡侧中点处。

【探析】从全息角度看,合谷位于第二掌骨桡侧,将上肢举起与躯干逆向对应,则合谷与人体上焦头面阳明经循行部位对应。在经脉与穴位特点上,合谷归手阳明大肠经,为大肠经原穴,大肠经与胃经同气相求,均上行面部,"面口合谷收",可用于治疗头面各类疾病。《针灸甲乙经》记载,"痿痹,臂腕不用,唇吻不收,合谷主之""聋,耳中不通,合谷主之""齿龋痛,合谷主之"。

【适应证】外感风寒头冷痛;阳明经头痛;目赤肿痛;龋齿疼痛;下齿痛;喉咙疼痛。

【操作方法】取 1.5 寸毫针,直刺 0.5～1 寸。孕妇不宜针。

偏历

【定位】在前臂,腕背侧远端横纹上 3 寸,阳溪与曲池连线上。

【探析】从全息角度看,偏历位于前臂桡侧远端,将上肢举起与躯干逆向对应,则偏历与人体上焦头面阳明经循行部位对应。在经脉与穴位特点上,大肠经循行入下齿、绕鼻旁,"是动则病齿痛、颈肿,是主津液所生病者,目黄,口干,鼽衄,喉痹"。偏历为手阳明大肠经络穴,与肺经相联系,其络脉"别入太阴""上曲颊偏齿""入耳,合于宗脉",其病"实则龋、聋,虚则齿寒、痹膈",故偏历可用于治疗五官、肺系、肠道等部位疾病。

【适应证】下齿痛;龋齿疼痛。

【操作方法】取 1.5 寸毫针,直刺或斜刺 0.5～0.8 寸,可透向列缺。

上巨虚

【定位】在小腿外侧,犊鼻下 6 寸,犊鼻与解溪连线上。

【探析】上巨虚为足阳明胃经穴位、大肠下合穴,能够通泻肠腑积滞、清热下气。

【适应证】下齿痛;胃热牙痛。

【操作方法】取 3 寸毫针,直刺 1～2 寸。若有血络可刺络放血。

太溪

【定位】在足踝区,内踝尖与跟腱之间凹陷中。

【探析】从全息角度看,太溪位于足内踝处,将下肢与躯干逆向对应,则太溪与头面颈胸的少阴经循行部位对应。从穴名看,太为大之意,溪为溪谷之象,太溪禀阴精之性。肾为先天之本,含藏人体元气,肾藏精、主骨、主生殖发育,太溪为肾经之原穴,为原气留聚之所,故有滋阴填精、补肾培元、滋水涵木之功,常用于治疗肝肾亏虚诸症。太溪又为肾经输穴,主治肾经所过部位疼痛。《针灸甲乙经》记载:"气是(应为走)喉咽而不能言,手足清,溺黄,大便难,嗌中肿痛,唾血,口中热,唾如胶,太溪主之。"《通玄指要赋》记载:"牙齿痛,吕细堪治。"

【适应证】肾虚牙痛、牙齿松动;阴虚火旺之咽喉疼痛;阴虚阳亢之头目胀痛、头重脚轻。

【操作方法】取 1.5 寸毫针,直刺 0.5～1 寸。或在太溪上 1 寸进针,向下斜刺 0.5～1 寸,使足部出现麻电感。

悬钟

【定位】在小腿外侧,外踝尖上 3 寸,腓骨前缘。

【探析】从全息角度看,悬钟位于小腿远端,将下肢与躯干逆向对应,则悬钟与头面颈胸的少阳经循行部位对应。在经脉与穴位特点上,悬钟又名绝骨,归足少阳胆经,主治筋骨病,又为八会穴髓会,有补精益髓、强筋壮骨之功,可用于治疗肾虚精髓不足之头痛、牙痛、牙齿松动及周身筋骨疼痛。明代张景岳所著《类经图翼》记载,悬钟主治"颈项痛,手足不收,腰膝痛,脚气筋骨挛。"

【适应证】肾虚髓亏之头空痛;肾虚牙痛、牙齿松动。

【操作方法】取 1.5 寸毫针,直刺 0.5～1 寸。

大杼

【定位】在脊柱区,第一胸椎棘突下,后正中线旁开 1.5 寸。

【探析】大杼为八会穴之骨会,牙痛取大杼,意在取其位于膀胱经且与大椎、风门相邻,能够刺血泻热而又能补骨益髓。

【适应证】肾虚牙痛、牙齿松动;龋齿疼痛。

【操作方法】取 1 寸毫针,斜刺 0.3～0.5 寸。本经背部诸穴,不宜深刺,以免伤及内部重要脏器。

公孙

【定位】在跖区,第一跖骨底的前下缘赤白肉际处。

【探析】从全息角度看,公孙位于脚掌内侧缘,将下肢与躯干逆向对应,则头与足对应,公孙与颈部的太阴经循行部位对应。在经脉与穴位特点上,脾经循行"上膈,挟咽,连舌本,散舌下……注心中",手太阴肺经起于中焦脾胃,故心脾、肺胃常相互影响,公孙为脾经络穴,又为八脉交会穴通冲脉,故可用于治疗心肺脾胃系疾病。脾虚不运化水湿则水泛为痰,停聚于肺中而痰阻气滞,脾气虚则水谷积滞而化生湿热,湿热痰气搏结于咽喉则咽喉不适,脾肺不能运化水液以荣养咽喉、口舌或痰热伤津,皆可导致咽干、痰黏难咳或咽喉疼痛,复感外邪则更易发病,病势缓而缠绵难愈。公孙调理多经气血,可辨证配伍内庭、丰隆、太白、照海治疗咽喉疾病。

【适应证】咽喉疼痛;慢性咽炎。

【操作方法】取 1.5 寸毫针,直刺 0.6～1.2 寸。

经外奇穴外踝尖/内踝尖

【定位】外踝尖:外踝的最凸起处。内踝尖:内踝的最凸起处。

【探析】外踝尖位于阳跷脉气发起之处,内踝尖位于阴跷脉气发起之处,跷脉循行皆上面部而至目内眦,故可用于治疗官窍疾病。

【适应证】牙齿疼痛。

【操作方法】禁刺,可灸。

三、胸腹痛症

(一)概述

针刺可以用于治疗多种病因所致的胸腹痛,能够有效缓解疼痛并降低发作频率。有文献报道,针刺、放血拔罐等对心绞痛、急慢性阑尾炎、急性胰腺炎、胆绞痛、肾绞痛、带状疱疹、胃肠炎确有疗效。关于针刺作为心绞痛辅助干预措施的临床研究较多。2019 年发布的一项关于慢性稳定型心绞痛患者的多中心大样本随机对照试验表明,针刺作为辅助干预措施,能够有效治疗心血管疾病,一项大样本系统评价亦表明针刺能够有效降低稳定型心绞痛的发作频率。但上述疾病的具体治疗方案需要根据患者病情灵活把握。

胸腹痛的病因较多,往往涉及心血管系统、内分泌系统、消化系统、神经系统等多个系统疾病。常见的脏腑病源性胸腹痛有心绞痛、心包炎、肺结核、气胸、胆囊炎、胆结石、肾结石、胃肠炎、阑尾炎、胰腺炎等,非脏腑病源性胸腹痛有颈源性胸痛、带状疱疹疼痛、转移性腹膜肿瘤、盆腔炎下腹痛等。

常见的心源性胸痛包括急性心肌梗死、稳定型心绞痛、不稳定型心绞痛、主动脉夹层、心包炎、心肌炎、主动脉瘤破裂、心脏神经官能症等;非心源性胸痛则常见于呼吸系统疾病、消化系统疾病、纵隔疾病、胸壁疾病、脊柱关节疾病,包括急性肺栓塞、气胸、胸膜炎、支气管肺癌、胃食管反流、胆囊炎、胆结石、急性胃肠炎、急性胰腺炎、带状疱疹、肋软骨炎、肋间神经炎、颈椎病等。因此,胸腹痛的辨病、辨证需要综合中医四诊信息、西医体格检查、临床表现综合而定。

在运用针刺治疗内科胸腹痛之前,应熟练掌握内科常见疾病的诊断、鉴别诊断基础知识,以防延误病情,甚至危及生命;同时有助于准确辨别病因,进而精确取穴以辅助突发疾病的抢救,或缓解病情,延长等待抢救的时间。遇到胸腹痛患者,应首先排除致命性疾病(如急性冠状动脉综合征、主动脉夹层、心脏压塞、急性肺栓塞、张力性气胸、重症急性胰腺炎、急性坏疽性或穿孔性阑尾炎等),在保证生命体征稳定、西医综合治疗措施完备的基础上可进行针刺辅助治疗。对于病程较长、病情较稳定的非急重症的疼痛患者,则需要根据患者体质、疾病控制情况,酌情把握针刺治疗方式及刺激量。

例如,急性心肌梗死患者的病情变化迅速,临床治疗时不能单纯使用针刺,应快速完成心电图检查(急性心肌梗死患者可有 ST 段抬高、T 波改变等),在西医抢救的同时依据病史、临床表现、快速检测的心肌酶(主要包括肌酸激酶、肌酸激酶同工酶、肌钙蛋白、肌红蛋白)明确诊断,完善后续治疗。临床研究表明,针刺不仅能明显改善急性心肌梗死患者的胸痛症状,还能够有效缩短急性心肌梗死患者的胸痛持续时间。因此适当的中西医结合治疗有助于增强整体治疗效果。

再如,脐周疼痛可见于急性胃肠炎、急性阑尾炎、小肠梗阻、铅中毒等多种疾病。急性胰腺炎患者以上腹部疼痛为主,但可在脐周、侧腹壁皮肤出现紫红色瘀斑,对于出现脐周疼痛或瘀斑患者,应快速排查急重症可能。若诊断为急性阑尾炎,可在西医综合治疗基础上施行针刺辅助治疗,且辨经取穴不仅要考虑任脉、肾经、胃经穴位,还应辨病选取阑尾穴、胆囊穴、阳陵泉以增强解痉止痛、活血化瘀的作用。

(二)取穴思维

1. 首辨部位 从全息辨病位。联系全息对应理论、《黄帝内针》三焦同气相求理论,针灸治疗胸腹痛常选取的部位有第二掌骨上端,肘膝关节,腕踝关节,肢体各节段全息上焦、下焦区域。取穴时宜随机应变。

从经络辨病位。胸部主要涉及的经脉为任脉、冲脉、阴跷脉、阴维脉、手少阴心经、手厥阴心包经、手太阴肺经、手少阳三焦经,胁肋、腹部主要涉及的经脉为任脉、冲脉、阴跷脉、阴维脉、带脉、手少阳三焦经、足少阴肾经、足阳明胃经、足太阴脾经、足少阳胆经、足厥阴肝经。

《素问·骨空论》记载,任脉"循腹里,上关元,至咽喉"。《灵枢·五音五味》记载:"冲脉任脉皆起于胞中……浮而外者,循腹右上行,会于咽喉。"《灵枢·脉度》记载:"(阴)跷脉者,少阴之别,起于然骨之后……上循胸里,入缺盆。"《奇经八脉考》记载,阴维脉"上行入小腹……会足太阴于大横、腹哀,循胁肋会足厥阴于期门,上胸膈挟咽"。《难经·二十八难》记载,带脉"起于季胁,回身一周"。

《灵枢·经脉》记载,手少阴心经"起于心中,出属心系,下膈,络小肠……是动则病嗌干,心痛……是主心所生病……胁痛,臑臂内后廉痛厥";手厥阴心包经"起于胸中,出属心包络,下膈,历络三焦;其支者,循胸出胁……是动则病……胸胁支满……是主脉所生病者,烦心,心痛";手太阴肺经"起于中焦,下络大肠,还循胃口,上膈属肺……是动则病肺胀满……气盛有余则肩背痛,风寒汗出中风……气虚则肩背痛寒";手少阳三焦经"布膻中,散落心包,下膈,循属三焦";足少阴肾经"从肾上贯肝膈,入肺中……从肺出络心,注胸中……是主肾所生病……心痛,黄疸,肠澼,脊股内后廉痛";足阳明胃经"下膈,属胃,络脾;其直者,从缺盆下乳内廉,下挟脐……其支者,起于胃口,下循腹里……";足太阴脾经"入腹,属脾,络胃,上膈……其支者,复从胃,别上膈,注心中。是动则病……胃脘痛,腹胀……是主脾所生病者……食不下,烦心,心下急痛";足少阳胆经"以下胸中,贯膈,络肝,属胆,循胁里……从缺盆下腋,循胸,过季胁……

是动则病……心胁痛……胸、胁、肋……皆痛";足厥阴肝经"过阴器,抵小腹,挟胃,属肝,络胆,上贯膈,布胁肋……是动则病腰痛不可以俯仰,丈夫㿉疝,妇人少腹肿……是主肝所生病者,胸满,呕逆,飧泄,狐疝"。

从脏腑辨病位。腰脐为人体一身上下之枢纽,参考传统"腹部九分法"并结合临床诊疗思维,笔者创新性提出分别以"上脘水平线""肚脐水平线"为界将胸腹部大致分为上、中、下三个区域以便于取穴:①上脘水平线以上为上焦区——心肺胸胁部(疼痛可牵涉至胸背部);②"肚脐水平线"以下至耻骨联合之间为下焦区——小腹及少腹部(疼痛可牵涉至腰骶部);③二者之间为中焦区——脘腹、胁肋、腰脐部。一般情况下,上焦区脏腑病位多为心、肺、心包,中焦区脏腑病位多为肝、胆、脾、胃(肠)、胰,下焦区脏腑病位多为肝、肾、肠、子宫。

此外,存在一些非本区脏腑或脊柱、神经系统病源所致胸腹疼痛者,如急性心肌梗死未出现心前区疼痛而出现上腹痛者,主动脉夹层所致腹痛、腰痛者,心包炎所致肝区疼痛者,带状疱疹所致胁肋疼痛者,颈椎病、椎体骨折、关节错位所致胸痛、胃痛者等,需要医者综合判断、鉴别诊断。

2. 次辨证候与症状特点 不同病种所致胸腹痛的证候类型不同,综合而言,急性疼痛以标实证为主,多为寒邪、瘀血、湿热所致,慢性疼痛以本虚证、虚实夹杂证为主,多为脏腑气血亏虚、痰湿寒饮内停、气滞、血瘀夹杂所致。

心胸痛常见阳虚寒凝证、瘀血阻络证、痰热郁结证、气血两虚、气滞血瘀证,脘腹痛常见寒邪犯胃证、肝气犯胃证、气滞血瘀证、饮食积滞证、脾肾阳虚证、胃阴亏损证、心脾两虚证,胁肋痛常见肝郁气滞证、肝胆火旺证、瘀血阻络证、肝阴亏损证,下腹及少腹痛常见寒凝肝脉证、血瘀气滞证、脾肾阳虚证、热毒炽盛证。

胸痛、腹痛的疼痛特点是鉴别诊断的重要信息。例如,急性心肌梗死可表现为长时间(可超过 30 min)、剧烈的胸骨后压榨性疼痛,甚至胸痛彻背,伴有呼吸困难、出汗、恶心呕吐等症状;心脏神经症可在左胸乳房下心尖处出现短暂性刺痛或持续性隐痛;自发性气胸可出现胸痛伴严重呼吸困难;胸膜炎可出现呼吸时胸部刺痛;反流性食管炎可出现上腹部、心窝部疼痛伴烧心感;食管癌早期可出现针刺样胸痛伴烧灼感,进食缓慢或有哽噎感;肋间神经痛为持续性针刺样、烧灼样疼痛,疼痛部位多沿肋间分布,衣物摩擦、咳嗽时可加重;脊柱关节病变所致胸痛常伴有关节局部压痛、活动功能受限,可通过体格检查、影像学检查进行鉴别。

从疼痛性质而言,闷痛多与痰浊、瘀血、湿阻上焦,气郁胸中有关;酸痛多为寒湿困阻;酸软、隐痛多为气血不足之虚证;胀痛多为气滞;刺痛多为瘀血阻络;绞痛多为寒邪收引;痞满疼痛多为气机升降失常所致。

3. 再察异常表现 依据经络诊察理论,对胸腹痛患者进行诊察,常可于病位相关经络循行路线上发现穴位压痛敏感点、穴区颗粒状物等反应,疼痛日久者可有瘀血入络,在疼痛部位或相关经络循行路线上可发现青紫色迂曲、丛集的血络。背俞穴、原穴为脏腑疾病诊断治疗之要穴,郄穴为诊治疼痛的要穴,故应首先诊察。

例如,胸痛患者可能在肺俞、心俞、郄门、神门、大陵发现压痛、红疹、青紫色血络;胃痛患者可能在灵台、至阳、脾俞、胃俞、足三里发现异常压痛、青紫色血络;胁肋痛患者可能在支沟、肝俞、胆俞、阳陵泉、胆囊穴、足临泣出现异常压痛、血络;脐周及下腹痛患者可能在阑尾穴、阳陵泉、肾俞、大肠俞、上巨虚出现压痛、青紫色血络;阑尾炎患者可能在(常规首诊麦氏点)阑尾穴、上巨虚、天枢出现压痛;胰腺炎患者可在地机、阴陵泉、中脘出现异常压痛;泌尿系统感染所致下腹痛患者可能在蠡沟、三阴交出现异常压痛;泌尿系统结石所致肾绞痛患者可能在第二至第三、第三至第四、第四至第五掌骨间隙出现异常压痛点;胆结石可能在胆囊穴、阳陵泉、中渚、支沟、足临泣出现异常压痛。发现异常反应后可首先于此处进行针刺、刺络放血治疗。

根据面部微全息、耳穴全息、四肢与躯干脏腑全息对应部位,可在相关区域发现异常皮毛分布、青紫色迂曲血络、皮疹、穴位压痛、穴区凸起或凹陷等变化,如眉目间见横纹、耳垂见斜行横纹、鼻梁见暗青色血络、耳尖及耳穴胸腹区见紫红血络,常提示潜在心肺疾病;颧骨下方见暗斑、血络、痘疹、凹陷等表现提示可能存在小肠、胆、肾相关疾病;人中沟平坦、歪斜,出现斑疹等异常表现常提示妇科疾病;肘窝、腘窝、手腕处见青紫色怒张络脉常提示肺寒、胃肠虚寒、宫寒。可在相关区域进行刺络放血、针刺等治疗。

4.选穴原则 上下左右前后取穴,先考虑左右交叉针刺,兼顾上下前后针刺,以循经远取为主,且针刺后活动患处。手足部位取穴时,以同名经脉为主。取穴以肘、膝、腕、踝部位的五输穴、八会穴、八脉交会穴、络穴为主。《难经·六十八难》记载:"俞主体重节痛。"原穴为脏腑原气输注、经过、留止于十二经脉四肢部的穴位。穴位以敏感点为主,可以不是十四经穴位。《素问·缪刺论》云:"邪客于臂掌之间,不可得屈,刺其踝后,先以指按之痛,乃刺之。"见络刺络,疏通瘀结。对于异常血络部位,可点刺放血,若出现筋结、条索,可在其附近松解。《素问·缪刺论》云:"视其脉,出其血……因视其皮部有血络者尽取之,此缪刺之数也。"取穴及证候配穴详见取穴表。

(三)取穴简表

胸腹痛症取穴见表 6-12。

表 6-12　胸腹痛症取穴简表

病位	特点	取穴部位	取穴依据	治法补充
上焦区(胸背痛)	心胸中部痛(任脉,手太阴肺经,手少阴心经,手厥阴心包经,手少阳三焦经,足少阴肾经,足阳明胃经,足太阴脾经)	耳尖	耳部全息对应心	放血
		三间	第二掌骨全息对应心胸	针刺
		肺经——列缺	通任脉;躯干四肢上焦区对应	针刺,艾灸
		督脉——印堂/人中	面部顺向/倒向全息对应胸膈	针刺
		督脉——灵台/至阳	前后对应	针刺,艾灸
		膀胱经——肺俞/心俞/膈俞	前后对应;背俞穴特性	针刺,艾灸
		肺经——太渊	循经远取;输穴/原穴特性	针刺

病位	特点	取穴部位	取穴依据	治法补充
上焦区（胸背痛）	心胸中部痛（任脉，手太阴肺经，手少阴心经，手厥阴心包经，手少阳三焦经，足少阴肾经，足阳明胃经，足太阴脾经）	心经——神门/少海（或董氏奇穴心门）	循经远取；全息对应心胸；原穴、合穴特性	针刺，艾灸
		心包经——大陵/内关	循经远取；全息对应心胸；原穴、络穴特性	针刺，艾灸
		三焦经——外关/平衡针法胸痛穴（支沟上1寸）	循经远取；络穴联系心包经；全息对应躯干上焦	针刺，艾灸
		肾经——照海	循经远取；通阴跷脉	针刺，艾灸
		胃经——陷谷	循经远取；足背全息对应胸部	针刺，艾灸
		胃经——足三里	循经远取；胃经经别上通于心；躯干四肢上焦对应；《灵枢·邪气脏腑病形》云"胃病者，腹䐜胀，胃脘当心而痛，上肢两胁，膈咽不通，食饮不下，取之三里也"	针刺（深刺），艾灸
		脾经——公孙/地机	循经远取；通冲脉；络穴联络胃经；足内侧反射区对应胸椎；郄穴特性；躯干四肢上焦区对应	针刺，艾灸
		脾经——三阴交	循经远取；躯干四肢上焦区、下焦区相互对应	针刺，艾灸
	卒心痛暴胀，胸胁支满	肾经——然谷	《素问·缪刺论》云"邪客于足少阴之络，令人卒心痛暴胀，胸胁支满，无积者，刺然骨之前出血，如食顷而已，不已，左取右，右取左，病新发者，取五日已"	刺络放血
	从少腹上冲心而痛	任脉——曲骨，阴交	《素问·骨空论》云"此生病，从少腹上冲心而痛，不得前后，为冲疝，其女子不孕，癃痔、遗溺、嗌干。督脉生病治督脉，治在骨上，甚者在脐下营"	针刺
	胸胁两侧痛（胆经，肝经）	肝经——太冲	循经远取；全息对应胸部；输穴、原穴特性	针刺
		胆经——悬钟/阳陵泉	循经远取；躯干四肢上焦区、下焦区相互对应	针刺
		胆经——足临泣	循经远取；全息对应胸部；输穴治痛	针刺

病位	特点	取穴部位	取穴依据	治法补充
上焦区（胸背痛）	胸胁两侧痛（胆经，肝经）	董氏奇穴足三重	躯干四肢上焦区对应	针刺，倒马针
		三焦经——中渚/支沟	手足少阳经同气相求；输穴治痛；躯干四肢上焦区对应	针刺
	胁痛不得息	胆经——足窍阴（或足无名指末端）	《素问·缪刺论》云"邪客于足少阳之络，令人胁痛不得息，咳而汗出，刺足小指次指爪甲上，与肉交者各一痏，不得息立已，汗出立止，咳者温衣饮食，一日已，左刺右，右刺左，病立已，不已，复刺如法"	点刺放血（刺足小指次指爪甲上，与肉交者各一痏）
中焦区（脘腹、腰脐、胁肋疼痛）	脘腹肚脐痛（任脉，足少阴肾经，足阳明胃经，足太阴脾经）	大肠经——合谷	第二掌骨全息对应胃脘	针刺，艾灸
		督脉——人中/印堂	面部顺向、倒向全息对应腰脐	针刺
		督脉——中枢/命门	前后对应	针刺，艾灸
		肺经——列缺	通任脉；躯干四肢上焦区对应	针刺，艾灸
		肾经——阴谷	循经远取；肘膝全息对应腰脐	针刺，艾灸
		胃经——足三里/上巨虚	循经远取；肘膝全息对应腰脐；《灵枢·邪气脏腑病形》云"大肠病者，肠中切痛，而鸣濯濯。冬日重感于寒即泄，当脐而痛，不能久立，与胃同候，取巨虚上廉"	针刺，艾灸
		脾经——阴陵泉	循经远取；肘膝全息对应腰脐	针刺，艾灸
		膀胱经——肝俞/胆俞/脾俞/胃俞	前后对应；背俞穴特性	针刺，艾灸
		肘膝——尺泽/曲池/曲泽/少海/阴谷/足三里/阴陵泉/曲泉	全息对应胃脘肚脐；手足太阴、少阴、阳明经同气相求	针刺
	腰脐两胁痛（足少阳胆经，足厥阴肝经，带脉）	胆经——丘墟/阳陵泉/胆囊穴	全息对应腰脐；原穴、下合穴特性；主治胆囊炎	针刺
		三焦经——中渚/阳池	全息对应腰脐；输穴、原穴特性	针刺
		肝经——太冲	循经远取；输穴、原穴特性	针刺
		胆经——足临泣	循经远取；通带脉，八脉交会穴	针刺
		董氏奇穴腕顺一、腕顺二	第五掌骨全息对应腰脐	针刺，倒马针
		董氏奇穴马金水、马快水（闪腰岔气痛）	面部全息对应肾脏	针刺，倒马针

病位	特点	取穴部位	取穴依据	治法补充
下焦区（小腹、少腹、腰骶及阴部疼痛）	小腹痛（任脉，足少阴肾经，足阳明胃经，足太阴脾经）	肺经——列缺	通任脉；躯干四肢下焦区对应	针刺，艾灸
		肾经——交信	循经远取；阴跷脉郄穴；躯干四肢下焦区对应	针刺，艾灸
		胃经——陷谷（或董氏奇穴门金）	循经远取；输穴治痛	针刺
		脾经——三阴交	循经远取；躯干四肢下焦区对应	针刺，艾灸
	两侧少腹痛（足厥阴肝经）	肝经——太冲/蠡沟	循经远取；输穴、原穴特性	针刺
		心包经——内关	手足厥阴经同气相求；躯干四肢下焦区对应	针刺
		董氏奇穴肝门	上肢顺向全息对应下腹部	针刺
	腰腹部绞痛	腰痛点，阳光（第二至第三、第三至第四、第四至第五掌骨缝隙间痛点）	全息对应腰腹部；经验效穴	针刺
	下腹部绞痛	合谷近端痛点	第二掌骨全息对应胃肠、子宫	针刺
		董氏奇穴马金水、马快水	面部全息对应肾脏	针刺，倒马针
		经外奇穴——阑尾穴	全息对应腹部；主治阑尾炎	针刺
	腹痛里急后重	董氏奇穴肠门	全息对应下腹部	针刺
	卒疝暴痛	肝经——大敦	《素问·缪刺论》云"邪客于足厥阴之络，令人卒疝暴痛，刺足大指爪甲上，与肉交者各一痏，男子立已，女子有顷已，左取右，右取左"	点刺放血
	小腹痛，腰脊控睾而痛	胃经——下巨虚	《灵枢·邪气脏腑病形》云"小肠病者，小腹痛，腰脊控睾而痛，时窘之后，当耳前热，若寒甚，若独肩上热甚，及手小指次指之间热，若脉陷者，此其候也"	针刺
	腹气满，小腹尤坚，不得小便	膀胱经——委阳	三焦下合穴；《灵枢·邪气脏腑病形》云"三焦病者，腹气满，小腹尤坚，不得小便，窘急，溢则水留，即为胀。候在足太阳之外大络，大络在太阳少阳之间，亦见于脉，取委阳"	刺络放血，针刺

续表

病位	特点	取穴部位	取穴依据	治法补充
下焦区（小腹、少腹、腰骶及阴部疼痛）	小腹偏肿而痛	膀胱经——委中	《灵枢·邪气脏腑病形》云"膀胱病者，小腹偏肿而痛，以手按之，即欲小便而不得，肩上热，若脉陷，及足小趾外廉及胫踝后皆热，若脉陷，取委中央"	刺络放血，针刺
	腹胀，腰痛，大便难	膀胱经——昆仑，肾经——涌泉	《灵枢·五邪》云"邪在肾，则病骨痛，阴痹。阴痹者，按之而不得，腹胀，腰痛，大便难，肩背颈项痛，时眩。取之涌泉、昆仑。视有血者，尽取之"	针刺
	小腹痛肿，不得小便	膀胱经——飞扬	《灵枢·四时气》云"小腹痛肿，不得小便，邪在三焦约，取之太阳大络"	针刺

注意：

　　根据临床表现(胸骨后剧烈疼痛，疼痛超过 10 min 持续不能缓解，伴有胸闷、腹痛、呼吸困难、烦躁、头晕、冷汗、发绀等)及四诊信息，综合考虑可能为急性心肌梗死等危及生命的病症时，应在第一时间完善心电图检查并监测生命体征，同时进行综合治疗或抢救。针灸能够辅助治疗急症，在药物、抢救措施不充分或等待救援途中，可酌情行针灸治疗以救急。平素易晕针者、凝血功能严重障碍者、神志异常不能配合者禁针

（四）重点穴位详解

列缺，太渊

【定位】列缺：在前臂，腕掌侧远端横纹上 1.5 寸，拇短伸肌腱和拇长展肌腱之间，拇长展肌腱沟的凹陷中。太渊：桡骨茎突与舟状骨之间，拇长展肌腱尺侧凹陷中。

【探析】从全息角度看，列缺、太渊位于上肢远端，对应人体上焦或下焦区。从脏腑经脉联系上看，肺调节一身之气、通利水道，手太阴肺经联络中焦脾胃、上焦胸肺、下焦大肠。太渊为手太阴肺经输穴，五行属土，能够培土生金、补益脾肺，又为肺之原穴，能够宽胸理气。列缺为肺经络穴，通络表里经脉气血，有宣肺通络、行气宽肠的作用，可用于治疗肺气上逆之胸闷咳嗽、肠腑不通之腹胀满闷，列缺又为八脉交会穴通任脉，任脉起于胞宫，与肾密切联系，故主治心腹、胞宫疾病。手足太阴经同气相求，亦能治疗脾经循行部位腹痛。

【适应证】心胸疼痛；肠胃不适；妇科疼痛。

【操作】列缺：取 1.5 寸毫针，向上斜刺 0.5～1 寸，得气后施行捻转手法，针感传至肘部为佳。太渊：取 1 寸毫针，避开桡动脉，直刺 0.3～0.5 寸。

神门,少海

【定位】神门:在腕前区,腕掌侧远端横纹尺侧端,尺侧腕屈肌腱的桡侧缘。少海:在肘前区,横平肘横纹,肱骨内上髁前缘。

【探析】从全息角度看,神门位于上肢远端,全息对应上焦或下焦区,少海位于上肢中段,全息对应中焦区。在脏腑经脉联系上,心为人身之君,神门为心经输穴,主治心胸疼痛,又为心之原穴,能够养心调神、宽胸理气、宁神止痛,治疗心胸不适,还能调节五脏六腑之气血,治疗腹部气滞血瘀痛症;少海为心经合穴,能够泄胸中之逆气、散血化瘀理气,治疗心胸胃脘疾病。二者皆可用于治疗心胸脘腹满闷疼痛之症。

【适应证】心胸脘腹痛症。

【操作方法】健侧取穴。神门:取 1 寸毫针,直刺 0.3～0.5 寸。少海:取 1.5 寸毫针,直刺 0.5～1.2 寸。

大陵,内关

【定位】大陵:位于前臂掌侧,腕横纹正中,即桡侧腕屈肌腱与掌长肌腱之中。内关:在前臂前区,腕掌侧远端横纹上 2 寸,掌长肌腱与桡侧腕屈肌腱之间。

【探析】从全息角度看,大陵、内关均位于上肢远端,全息对应躯干上焦或下焦区。在脏腑经脉联系上,心包代心行事,主司心血管功能状态,大陵为手厥阴心包经输穴,又为心包之原穴,具有宽胸理气、宁心安神、舒经止痛的作用,临床运用甚广,可治疗心血管系统、消化系统、神经系统等多系统病症,亦可治疗足跟痛、腕踝痛等关节与软组织疾病。《针灸大成·玉龙歌》云:“腹中疼痛亦难当,大陵外关可消详。”内关为手厥阴心包经络穴,能联络三焦,又为八脉交会穴(通阴维脉),加强了表里经络联系,促进了阴经、阳经气血的交通。《灵枢·周痹》云:“痛则神归之。”《针灸甲乙经》记载,“心澹澹而善惊恐,心悲,内关主之”“实则心暴痛,虚则心烦,心惕惕不能动,失智,内关主之”,故内关能够行气活血、宁心安神止痛。

【适应证】心胸诸不适;腹痛。

【操作方法】健侧取穴。大陵:取 1 寸毫针,直刺 0.3～0.5 寸。内关:取 1.5 寸毫针,直刺 0.5～1 寸,或透刺外关。得气后行捻转手法,嘱患者做深呼吸活动胸部。

外关,中渚

【定位】外关:在前臂后区,腕背侧远端横纹上 2 寸,尺骨与桡骨间隙中点。中渚:在手背,第四、五掌骨间,第四掌指关节近端凹陷中。

【探析】在全息对应关系上,外关、中渚均位于上肢远端,与人体上焦或下焦对应。在脏腑经脉联系上,手少阳三焦经分布于膻中、散络心包、遍属三焦,中渚为三焦经输穴,外关为三焦经络穴联系心包经,又为八脉交会穴(通阳维脉),故二者可治疗心胸胁肋疼痛。平衡针法胸痛穴在腕关节与肘关节连线的下 1/3 处,相当于支沟上 1 寸,亦可治疗胸胁疼痛。

【适应证】心胸胁肋疼痛。

【操作方法】中渚:取 1.5 寸毫针,直刺或斜刺 0.3～1 寸。外关:取 1.5 寸毫针,直刺 0.5～1 寸,或透刺内关。得气后行捻转手法,嘱患者深呼吸活动胸部。

阳陵泉,丘墟,足临泣

【定位】阳陵泉:在小腿外侧,腓骨头前下方凹陷中。丘墟:外踝的前下方,趾长伸肌腱的外侧凹陷中。足临泣:在足背,第四、五跖骨底结合部的前方,第五趾长伸肌腱外侧凹陷中。

【探析】从全息对应关系上看,阳陵泉位于下肢中段、小腿上段,对应中焦、上焦区;丘墟位于足踝,对应上焦或下焦区;足临泣位于脚背远端 1/3 段,对应人体上焦(胸胁)区。在脏腑经脉联系上,阳陵泉为足少阳胆经合穴、胆腑下合穴,丘墟为胆经之原穴,足临泣为胆经输穴,三者皆可治疗肝胆胁肋部疼痛。阳陵泉又为八会穴之筋会,为足三阴、足三阳经筋结聚之处,有舒筋通络、缓急止痛之功,且脏腑皆有筋膜组织相系,因此阳陵泉还可缓解脏腑筋膜扭转疼痛,如胃痉挛、胆绞痛、肾绞痛等。罗时厚临床采用双侧阴陵泉透刺(阳陵泉)治疗肾绞痛、胆绞痛,止痛效佳。

【适应证】胸胁疼痛;闪腰岔气;腹部绞痛。

【操作方法】健侧取穴。阳陵泉:取 3 寸毫针,直刺 1~1.5 寸。丘墟:取 1.5 寸毫针,直刺 0.5~0.8 寸。足临泣:取 1.5 寸毫针,直刺 0.3~1 寸。得气后嘱患者深呼吸活动胸部。

【参考文献】

罗时厚.阴陵泉透刺治疗胆肾绞痛 30 例体会[J].中华中医药杂志,2009(S1):179.

交信,照海,然谷

【定位】交信:内踝尖上 2 寸,胫骨内侧缘后际凹陷中。照海:在踝区,内踝尖下 1 寸,内踝下缘边际凹陷中。然谷:足舟骨粗隆下方,赤白肉际处。

【探析】从全息角度看,交信、照海、然谷位于足内踝上下,对应人体下焦或上焦区。在脏腑经脉联系上,足少阴肾经属肾、络膀胱、贯肝膈、入肺中、络心、注胸中,阴跷脉上行入腹、胸至颈前,交信、照海、然谷均归足少阴肾经,其中照海又通阴跷脉,交信为阴跷脉郄穴,擅长治疗胸腹内侧疾病,然谷为肾经荥穴属火,能够清泄胸腹部邪热、积滞。

【适应证】心胸脘腹痛症。

【操作方法】取 1.5 寸毫针,直刺 0.5~0.8 寸。

足三里,陷谷

【定位】足三里:在小腿外侧,犊鼻下 3 寸,胫骨前嵴外 1 横指处,犊鼻与解溪连线上。陷谷:内足背,第二、三跖骨间,第二跖趾关节近端凹陷中。

【探析】从全息角度看,足三里位于小腿上段、下肢中段,对应人体上焦、中焦区。陷谷位于足背前段,对应人体上焦区。在脏腑经脉联系上,足三里为足阳明胃经合穴,胃之下合穴,长于治疗胃腑疾病。《灵枢·九针十二原》云"阴有阳疾者,取之下陵三里",可以理解为腹部的六腑疾病皆可取足三里治疗,如《针灸大成·四总穴歌》所言"肚腹三里留"。其实不仅有"肚腹"三里留,"心胸"亦可求于三里。除全息对应外,还可从经脉联系理解。足阳明胃经循行过胸、下乳中、下挟脐、入腹,联络脾、胃,其经别上通于心,而手太阴肺经起于中焦、环绕胃口,故亦与脾胃相联系,因此足三里还可治疗心肺疾病。《灵枢·邪气脏腑病形》云:"胃病者,腹䐜胀,胃脘当心而痛,上肢两胁,膈咽不通,食饮不下,取之三里也。"陷谷为胃经输穴,亦可治疗心胸胃脘疼痛,尤擅利水消肿,因此也常用于治疗肠鸣腹痛。董氏奇穴门金相当于陷谷。

【适应证】心胸胃脘痛;脐周肠腹痛。

【操作方法】足三里:取 3 寸毫针,治胃痛直刺 1～2 寸,治心脏病直刺 2～3 寸。陷谷:取 1 寸毫针,直刺或斜刺 0.3～0.5 寸。

公孙,三阴交,地机

【定位】公孙:在跖区,第一跖骨底的前下缘赤白肉际处。三阴交:在小腿内侧,内踝尖上 3 寸,胫骨内侧缘后际。地机:在阴陵泉下 3 寸,胫骨内侧缘后际。

【探析】从全息角度看,公孙位于脚掌内侧中央,与中焦区对应,地机位于小腿内侧中上段,与上焦或下焦区对应。在脏腑经脉联系上,肝脾肾三经均入腹至胸或胸胁,其中脾经循行入腹上膈,联络脾、胃、心,故可治疗心腹疾病。从穴位特点看,公孙为脾经络穴,通于胃经,《灵枢·经脉》言"足太阴之别,名曰公孙……其别者,入络肠胃,厥气上逆则霍乱,实则肠中切痛,虚则鼓胀",可知公孙能够治疗腹痛、腹胀、呕吐、泄泻;公孙又为八脉交会穴(通冲脉),故可治心胸、脘腹部疾病。

三阴交汇聚肝脾肾三经之阴气,能够治疗肝、脾、肾及经脉所过部位病症,尤其能够养血滋阴、调经止痛。《针灸大成》记载,三阴交主治"脾胃虚弱,心腹胀满……疝气……男子阴茎痛,元脏发动,脐下痛不可忍……产后恶露不行……"。经脉气血闭塞不通则用泻法,经脉气血虚弱则用补法。

地机为脾经郄穴,能够化瘀止血、调经止痛。《针灸大成》记载,地机"主腰痛不可俯仰,溏泄,腹胁胀,水肿腹坚,不嗜食,小便不利,精不足,女子癥瘕,按之如汤沃股内至膝"。

【适应证】心胸痛;腹痛。

【操作方法】公孙:取 1.5 寸毫针,直刺 0.5～1 寸。地机:取 1.5 寸毫针,直刺 1～1.3 寸。三阴交:取 1.5 寸毫针,直刺 1～1.3 寸,孕妇禁针。

太冲,蠡沟

【定位】太冲:在足背,第一、二跖骨间,跖骨底结合部前方凹陷中,或触及动脉搏动。蠡沟:在小腿内侧,内踝尖上 5 寸,胫骨内侧面的中央。

【探析】从全息对应关系来看,太冲位于脚背远端 1/3 段,与上焦区对应,蠡沟位于小腿中段、下肢下段,与中焦(胸胁内侧)、下焦(少腹)区对应。在脏腑经脉穴位联系上,肝经循行环绕阴部、经少腹、至胁肋,联络肝、胆、胃。太冲为足厥阴肝经输穴,可治经络循行所过部位及脏腑疼痛,如胁肋疼痛、乳腺胀痛、痛经、肝气犯胃之胃痛。《灵枢·根结》言"用针之要,在于知调阴与阳",肝主筋而藏血,体阴而用阳,太冲为肝之原穴,是肝脏原气留聚与经气汇聚通行的场所,秉承阴阳调和之特性,故针刺太冲能泻肝实、调肝阴、疏肝理气、调血荣筋,治疗肝胆疾病及多脏腑间气血不和之病症。《医宗金鉴》记载,太冲主治"咽喉疼痛,心腋胀满,寒湿脚气,痛行步难,小腹疝气,偏坠疼痛,两目昏暗,腰背疼痛"。蠡沟为肝经络穴,能够联络肝胆、活络止痛、清热利湿,《针灸甲乙经》记载蠡沟主治"少腹痛,嗌中有热,如有息肉状,如著欲出,背挛不可俯仰"。

【适应证】胸胁痛,少腹痛。

【操作方法】太冲:取 1.5 寸毫针,直刺 0.5～1.3 寸或透刺涌泉,孕妇不宜针刺。蠡沟:取 1.5 寸毫针,平刺 0.5～0.8 寸。

胆囊穴,阑尾穴

【定位】胆囊穴:腓骨小头直下 2 寸。阑尾穴:小腿前侧,犊鼻下 5 寸,胫骨前缘旁开一横指。

【探析】二者均为经外奇穴。从全息对应看,二穴均位于下肢外侧中远端,对应人体中焦下焦区。在经脉联系上,胆囊穴位于足少阳胆经循行路线上,阑尾穴位于足阳明胃经循行路线上,二者位置相邻,皆可调理腹部肝胆肠道病症。

【适应证】胆囊穴可用于治疗急、慢性胆囊炎、胆绞痛。阑尾穴可用于治疗急、慢性阑尾炎。

【操作方法】取 1.5 寸毫针,直刺 1～1.3 寸。

董氏奇穴肠门、肝门

【定位】肠门:在尺骨内侧,豌豆骨上 3 寸。肝门:位于手太阳小肠经,腕横纹至肘尖连线中点。

【探析】从全息对应看,肠门位于前臂远端,对应人体下焦(肠道)区,肝门位于前臂中段,对应人体中焦(肝胆)区。从经脉联系看,二穴位于手太阳小肠经循行路线上,故二者够调理中焦脾胃肠道、肝胆病症。

【适应证】肝区疼痛;肠道病症。两穴同用可治疗肝炎、肠炎。

【操作方法】健侧取穴,可二穴同用。取 1 寸毫针,直刺 0.3～0.5 寸。

【参考文献】

杨维杰.董氏奇穴穴位诠解[M].北京:人民卫生出版社,2018.

董氏奇穴马金水、马快水

【定位】马金水:在外眼角之直下至颧骨下缘 1.5 寸陷凹处。马快水:在马金水之直下 0.4 寸。

【探析】二穴位于面部全息大肠、肾区附近,故可治疗肠道病症、肾绞痛等。

【适应证】闪腰岔气;结石疼痛;腹部绞痛。

【操作方法】健侧取穴,可二穴并用。取 0.5 寸毫针,直刺 0.1～0.3 寸。

【参考文献】

杨维杰.董氏奇穴穴位诠解[M].北京:人民卫生出版社,2018.

第七章 医案举例

第一节　头　痛

一、足中指治疗头痛

刘某,男,40岁。2021年7月15日就诊。

主诉:头痛2天。

现病史:患者2天前聚餐后出现头部胀痛,遂来就诊。现头痛以前额为主,严重时满头胀痛,恶心欲呕,无胸闷心慌,平素嗜食辛辣,胃纳可,睡眠欠佳,大便干,小便黄,肛门有灼热感。

查体:舌红,苔黄,右关脉弦有力。

诊断:阳明头痛(阳明热盛证)。

取穴:双侧合谷、内庭,双侧足中指尖。

按语:该患者为阳明胃热循经上扰清窍所致头痛,根据头与足、头与手全息逆向对应,故而循经远取双侧内庭、合谷针刺强刺激配合双足中指尖点刺放血。针后患者反馈头痛立即减半,点刺后头痛几乎完全消失。

二、中渚治疗偏头痛

王某,女,35岁。2021年6月20日就诊。

主诉:偏头痛3天。

现病史:患者3天前无明显诱因出现右侧偏头痛,遂来就诊。现右侧偏头痛,痛连颈肩部,无头晕,无上肢麻木乏力,无肢体偏瘫,无胸闷心慌,平素怕冷,颈背部怕风,胃纳可,睡眠欠佳,大小便正常。

查体:颈部生理曲度变直,肌肉僵硬,风池压痛(＋),颈椎活动度轻度受限。叩击痛(－)、叩顶试验(－)、臂丛神经牵拉试验(－)。舌淡暗,苔白腻,脉弦。

诊断:少阳头痛(气滞血瘀证)。

取穴:中渚、足临泣。

按语:侧头部主要为少阳经循行所过,患者风池压痛明显,亦属少阳经,遂根据左右交叉取穴的原则,循经远取对侧中渚、足临泣附近敏感点进行针刺,针刺后嘱患者活动颈部,诉头痛明显减轻,颈部活动自如,无明显酸痛,偏头痛基本缓解。

三、至阴治疗头痛

李某,女,46岁。就诊日期不详。

主诉:右后头痛5年。

现病史:患者右后头痛5年,时轻时重,曾在某神经专科医院及某中医医院治疗,均未见效。近来发作频繁,遂来就诊。现右后头痛,头昏、低头时加重,食欲不振,二便正常,行经正常。

查体:舌红,苔白,脉沉细。

诊断:太阳头痛(气滞血瘀证)。

取穴:至阴。

按语:本案属太阳经经脉不利,故循经远取足太阳经之至阴。至阴乃足太阳膀胱经井穴,井治满,对经络壅滞、气血不调所致后头痛具有相对特异性,且符合头与足全息逆向对应的原则。《素问·缪刺论》云:"邪客于足太阳之络,令人头项肩痛。刺足小指爪甲上与肉交者,各一痏,立已,不已,刺外踝下三痏,左取右,右取左,如食顷已。"

(贺普仁.针灸治痛[M].北京:人民卫生出版社,2014.)

四、关冲、足窍阴治疗偏头痛

顾某,男,年龄不详。1999年3月31日就诊。

主诉:偏头痛多年。

现病史:患者偏头痛多年,时好时坏,遂来就诊。现右侧偏头痛,痛起来难以忍受,自觉脑血管搏动,纳可,二便调,夜寐差。

查体:舌红,苔薄白,脉弦细。

诊断:少阳头痛(气滞血瘀证)。

取穴:关冲、足窍阴。

按语:关冲为手少阳三焦经之井穴,善治头疼;足窍阴为足少阳胆经之井穴,主治偏头痛,取左侧此二穴点刺出血治疗少阳头痛,符合上病下取及左右交叉取穴的原则。

(杨承岐.四十年基层针灸得失录[M].杨丽平,整理.北京:中国中医药出版社,2021.)

五、地五会、昆仑治疗偏头痛

夏某,女,44岁。1970年5月13日就诊。

主诉:右侧偏头痛及右侧眉头痛1周。

现病史:患者右侧偏头痛及右侧眉头痛1周,曾服西药止痛片可取得短时疗效,停药后复发,遂来就诊。现右侧头部头痛,连及眉棱骨,无头晕、恶心、呕吐等不适,纳可,二便调,夜寐差。

查体:舌红,苔薄白,脉弦。

诊断:少阳、太阳头痛(气滞血瘀证)。

取穴:地五会、昆仑。

按语:右侧头部当属足少阳胆经循行处,右侧眉头为足太阳膀胱经起点,故病位涉及足少阳经与足太阳经,遂针刺右侧地五会与昆仑,符合下肢躯干全息逆向对应的原则。

(徐明光.徐氏对应疗法[M].北京:中国中医药出版社,2019.)

第二节 牙　　痛

一、行间治疗牙痛

张某,女,35岁。2022年8月25日就诊。

主诉:牙痛1个月。

现病史:患者1个月前出现牙痛,遂来就诊。现患者左下侧牙龈疼痛,咬合时加重,牙龈微肿,口中不干,微苦,时有乳房胀痛,平素易发怒,经常熬夜辅导孩子功课,纳差,小便黄,大便干,夜寐不安。

查体:舌淡红,苔白,脉弦细。双侧太溪凹陷,双侧行间压痛(+),以右侧为甚。

诊断:牙痛(肝阳上亢证)。

取穴:行间、太溪。

按语:该患者为肝阳上亢之牙痛,根据头与足全息对应的原则,循经远取双侧太溪,双侧行间透涌泉。针刺得气后嘱患者做咬合动作,患者诉疼痛明显减轻,15 min后再行针并配合咬合动作,患者诉疼痛已完全缓解。

二、侧三里与侧下三里治疗牙痛

刘某,女,35岁。2022年8月25日就诊。

主诉:右侧牙痛2天。

现病史:患者2天前聚餐后出现牙痛,遂来就诊。现右侧牙痛,牙龈红肿,口臭,纳差,小便黄,大便秘,夜寐欠佳。

查体:舌红,苔黄,脉滑数。左侧小腿阳明经压痛(+)。

诊断:牙痛(胃火上炎证)。

取穴:侧三里、侧下三里。

按语:根据上病下治及左右交叉取穴的原则,选取对侧董氏奇穴侧三里、侧下三里。取3寸毫针深刺左侧小腿侧三里、侧下三里两穴,患者描述整个小腿部酸胀,嘱其轻轻叩齿,自述疼痛明显减轻。继用双侧厉兑放血疗法,治疗后患者说牙已不痛。随访2周内症状未反复。

三、合谷治疗牙痛

Kiveryte,男,28岁。2015年10月20日就诊。

主诉:右上牙痛1周。

现病史:患者1周前无明显诱因出现右上牙痛,遂来就诊。现右上牙痛,影响进食和说话,纳差,小便黄,大便干,夜寐差。

查体:舌红,苔薄黄,脉数。

诊断:牙痛(胃火上炎证)。

取穴:合谷。

按语:本案病位在右,根据交叉取穴及第二掌骨全息对应原则,循经远取对侧合谷,得气后留针20 min,其间运针2次。在进针瞬间患者即诉牙痛缓解。针刺后次日随访,患者未再诉牙痛发作。

(徐明光.徐氏对应疗法[M].北京:中国中医药出版社,2019.)

四、掌骨全息法治疗牙痛

患者,男,39岁。2013年7月28日就诊。

主诉:右侧上牙痛1天。

现病史:患者昨日吃火锅后出现右侧上牙痛,遂来就诊。现右侧上牙痛,右脸红肿,其痛甚剧,不能进食,口臭,小便黄,大便秘,夜寐差。

查体:舌红,苔黄,脉滑数。触及患者左手第二掌骨有一条索样物,压痛(+)。

诊断:牙痛(胃火上炎证)。

取穴:第二掌骨压痛点。

按语:本案取对侧第二掌骨压痛点,针刺时针尖达第二掌骨骨面,患者描述整个手酸胀,嘱其轻轻叩齿,自述疼痛减轻,符合交叉取穴及第二掌骨全息对应原则。

(董超,单艳荣.掌骨全息法治疗牙痛[J].中国民间疗法,2015,23(10):20.)

第三节　眼　　痛

一、行间、大敦治疗眼痛

苗某,女,27岁。2022年5月12日就诊。

主诉:眼痛2天。

现病史:患者2天前出现双侧眼睛胀痛,自行外用左氧氟沙星滴眼液后无明显缓解,遂来就诊。现双侧眼睛胀痛,白睛红赤,口苦咽干,眼涩作痒,纳可,二便调,夜寐不安。

查体:舌淡红,苔微黄,脉浮数。双眼睑球结膜充血,结膜囊有较多分泌物,睑结膜见滤泡,双侧足厥阴肝经行间压痛(+)。

诊断:目赤肿痛(肝火上炎证)。

取穴:行间、大敦。

按语:根据足与头全息逆向对应及上病下治的原则,循经远取三棱针点刺双侧行间、大敦,各放血20余滴,患者诉忽然眼前一亮,胀痛好转。隔天再行点刺后,眼痛完全消失。

二、委中治疗目赤肿痛

习某,女,24岁。2022年3月11日就诊。

主诉:目赤肿痛3天。

现病史:患者3天前出现右侧上眼睑红肿,遂来就诊。现右侧上眼睑红肿、疼痛,视物模糊,口苦心烦,纳差,小便黄,大便干,夜寐不安。

查体:舌红,苔薄黄,脉数。右眼睑球结膜充血,结膜囊有较多分泌物。

诊断:睑腺炎(风热上扰证)。

取穴:委中。

按语:本案患者上眼睑红肿,为足太阳膀胱经循行之所过,根据上病下治的原则,循经远取双侧委中点刺放血。点刺后第2天患者目赤肿痛就明显减轻,后重复治疗2次,诸症消失。

三、太冲治疗目赤翳障

郭某,女,52岁。1992年9月27日就诊。

主诉:双目红肿痛,视物不清1天。

现病史:患者昨天突发双目红肿痛,遂来就诊。现双目红肿痛,视物不清,面红耳赤,说话声高,纳可,小便黄,大便干,夜寐差。

查体:舌红,苔薄黄,脉弦数。

诊断:目赤翳障(肝火上炎证)。

取穴:太冲。

按语:本案证属肝火上炎,用三棱针点刺双侧太冲放血。次日,患者双眼红肿痛消退,翳肉去除,视物正常。本案依据上病下治的原则,循经远取足厥阴肝经之太冲治疗肝火上炎型目赤翳障。

(杨承岐.四十年基层针灸得失录[M].杨丽平,整理.北京:中国中医药出版社,2021.)

四、耳尖治疗急性结膜炎

荆某,男,24岁,工人。2011年3月26日就诊。

主诉:目赤肿痛2天。

现病史:患者2天前看电影后出现两眼沙涩灼热,遂来就诊。现两眼沙涩灼热,奇痒作痛,不断流泪,眼眵黄黏。两眼白睛红赤,鼻塞。口干,纳可,小便黄,大便秘,夜寐不安。

查体:舌红,苔黄,脉浮数。

诊断:目赤肿痛(风热上扰证)。

取穴:耳尖。

按语:本案取耳尖穴点刺放血,疏风清热,消肿止痛。耳尖全息对应心,心与目系相连,故点刺耳尖以泻目热。

(苗子庆,苗卫萍.单穴针灸治急症[M].北京:人民卫生出版社,2015.)

第四节　咽　喉　痛

一、少商治疗咽痛

陈某,女,30岁。2023年3月16日就诊。

主诉:咽痛3天。

现病史:患者3天前受凉后出现咽痛,遂来就诊。现咽痛,吞咽时疼痛加重,偶有咳嗽,咳黄痰,纳差,二便调,夜寐不安。

查体:舌红,苔黄,脉弦。咽部黏膜急性充血,咽后壁淋巴滤泡增生。

诊断:咽痛(肺经风热证)。

取穴:少商。

按语:本案患者病位在头部,根据头与手全息对应的原则,遂循经远取手太阴肺经之少商。点刺一侧少商后,患者诉咽痛缓解,点刺双侧少商后咽痛已完全消失。

二、足中趾治疗咽痛

刘某,男,26 岁。2023 年 2 月 6 日就诊。

主诉:咽痛 1 周。

现病史:患者 1 周前饭后出现咽痛,吞咽时加重,在咽部发现一血泡,自行挑破,后又至诊所注射头孢,症状仍无缓解,遂来就诊。现咽痛,吞咽时加重,纳差,小便黄,大便干,夜寐不安。

查体:舌红,苔黄厚,脉数。咽部红肿,左侧腭弓水肿,双侧扁桃体肿大。血常规及超敏 C 反应蛋白未见明显异常。

诊断:咽痛(胃热炽盛证)。

取穴:双侧足中趾。

按语:本案患者属胃热炽盛证,根据上病下治及头与足全息对应的原则,遂循经远取足阳明胃经循行所过之双侧足中趾尖点刺放血。放出鲜红血液 20 余滴后,患者诉咽痛缓解,已可吞咽口水,隔天再行点刺后咽痛已完全消失。

三、列缺治疗急性咽喉炎

王某,女,37 岁。2011 年 4 月 22 日就诊。

主诉:咽痛 2 天。

现病史:患者 2 天前出现咽痛,吞咽时加重,遂来就诊。现咽痛,吞咽时加重,口干欲饮,饮水多,咳嗽,咳黄痰,纳差,小便黄,大便可,夜寐欠安。

查体:舌淡红,苔薄白,脉浮数。咽腭弓充血水肿,扁桃体轻度肿大。

诊断:咽痛(痰热郁肺证)。

取穴:列缺。

按语:本案患者证属痰热郁肺,遂取根据头面与上肢全息对应的原则,循经远取手太阴肺经之列缺以泻肺热。针用泻法捻转,约 1 min,疼痛即消失,每间隔 10 min 捻转 1 次,捻转 3 次,以增强针感,每天治疗 1 次。第二天复诊,患者诉咽部稍有不适,但未疼痛,用上方重复治疗 1 次,随访 1 个月未复发。

(苗子庆,苗卫萍.单穴针灸治急症[M].北京:人民卫生出版社,2015.)

四、太冲治疗咽喉肿痛

顾某,22 岁。1998 年 6 月 5 日就诊。

主诉:咽喉痛 2 天。

现病史:患者 2 天前出现咽喉痛,遂来就诊。现咽喉痛,白睛发红,发热,体温 37.2 ℃,口干,渴欲饮水,急躁易怒,胸胁胀满,纳差,小便黄,大便秘,夜寐欠安。

查体:舌尖红,苔薄黄,脉数。咽喉发红,扁桃体Ⅱ度肿大。

诊断:咽痛(肝经热盛证)。

取穴:太冲。

按语:本患者病位在上,根据上病下治及头与足全息逆向对应的原则,循经远取足厥阴肝经之太冲点刺放血以泻热。治疗 3 次,咽喉痛消失。

(杨承岐.四十年基层针灸得失录[M].杨丽平,整理.北京:中国中医药出版社,2021.)

第五节　颈　项　痛

一、腕骨治疗颈项痛

余某,女,24 岁。2023 年 2 月 28 日就诊。

主诉:左侧颈项部酸胀疼痛 4 天。

现病史:患者 4 天前无明显诱因出现左侧颈项部酸胀疼痛,遂来就诊。现左侧颈项部酸胀疼痛,左侧转头时疼痛加重,无头晕,无恶心、呕吐,纳可,二便调,夜寐一般。

查体:舌红,苔薄白,脉弦。颈肌僵硬,旋颈试验(一),颈椎旁压痛(十),双侧臂丛神经牵拉试验(一),叩顶试验(一)。颈部左转 20°。

影像学检查:第 5~6、6~7 颈椎椎间盘突出,颈椎退行性变。

诊断:项痹(气滞血瘀证)。

取穴:腕骨。

按语:本案患者以颈部向左旋转受限为主,根据交叉取穴、第五掌骨全息、上肢躯干逆向对应的原则,取患者右侧腕骨附近压痛点,针刺得气后嘱患者做左右摇头动作,患者诉颈部疼痛消失,左转已不受限。

二、中渚治疗颈椎病

王某,女,45 岁。2022 年 8 月 20 日就诊。

主诉:反复颈部酸痛 3 个月。

现病史:患者因 3 个月前长时间伏案工作出现颈部酸痛,1 周前自行贴外用膏药无缓解,遂来就诊。现右侧颈肩部疼痛,偶有枕部胀痛,无头晕,无上肢麻木乏力,无肢体偏瘫,无胸闷心慌,平素怕冷,颈背部怕风,胃纳可,睡眠欠佳,梦多,大小便正常。

查体:舌淡暗,苔白腻,脉弦。颈部生理曲度变直,肌肉僵硬,第5、6颈椎棘突旁压痛,枕后部压痛,颈椎活动度轻度受限。叩击痛(一)、叩顶试验(一)、臂丛神经牵拉试验(一)。风池压痛(＋)。

影像学检查:颈椎生理曲度变直,第5~6颈椎椎间盘变性,颈椎轻度骨质增生。

诊断:项痹(气滞血瘀证)。

取穴:中渚、足临泣。

按语:本案患者右侧颈肩部疼痛,风池有明显压痛,属少阳经,根据上下交叉取穴的原则,在对侧少阳经中渚、足临泣附近找到敏感点,针刺后嘱患者活动颈部。患者诉颈部有明显轻松感,无明显酸痛,再行3次针刺治疗后颈痛已基本缓解。

三、束骨治疗颈项痛

李某,女,48岁。2020年1月20日就诊。

主诉:颈项痛3天。

现病史:患者3天前出现颈项痛,遂来就诊。现颈项痛,做俯仰动作时疼痛明显,无明显头晕、头痛,无恶心、呕吐,纳可,二便调,夜寐一般。

查体:舌红,苔薄白,脉弦。双侧颈肌僵硬,叩顶试验(一),旋颈试验(一),双侧第2~7颈椎椎旁(＋),双侧天柱压痛(＋),双侧臂丛神经牵拉试验(一)。

影像学检查:第3~4、4~5、5~6、6~7颈椎椎间盘突出,颈椎退行性变。

诊断:项痹(气滞血瘀证)。

取穴:束骨。

按语:本案患者双侧天柱压痛明显,病位主要在足太阳膀胱经,根据上病下治的原则,循经远取足太阳膀胱经双侧束骨。针刺得气后嘱患者做颈部俯仰动作,患者诉颈部有明显轻松感,已无活动受限。

四、落枕穴(奇穴)治疗项痛

赵某,女,50岁。就诊日期不详。

主诉:头晕,颈项部难受不适多年。

现病史:患者经常感觉头晕,颈项部难受不适,遂来就诊。现颈项部肌肉僵硬不适,伴头晕,低头时加重,偶有恶心,无呕吐,纳差,二便调,夜寐欠安。

查体:舌淡,苔薄白,脉细。

诊断:项痹(气血亏虚证)。

取穴:落枕穴(奇穴)。

按语：落枕穴即外劳宫，在手背侧，第二、三掌骨之间，掌指关节后 0.5 寸。本案患者病位在颈项部，根据手与躯干逆向对应及上病下治的原则，遂取远端落枕穴以补气养血、疏经通络。

（万方琴.万一针：老中医万方琴五十年针灸心得［M］.北京：中国中医药出版社，2016.）

五、绝骨治疗肩项痛

曲某，女，42 岁。就诊日期不详。

主诉：左侧肩项痛、转动不能 1 天。

现病史：患者昨天午睡后，突觉左侧肩项痛、转动不能，遂来就诊。现左侧肩项痛，活动受限，转动不能，纳可，二便调，夜寐差。

查体：舌红，苔薄白，脉弦紧。

诊断：项痹（风寒袭络证）。

取穴：绝骨。

按语：本案证属风寒侵袭经络，气血凝于肩项部，运行不畅，不通而痛。遂针刺双侧绝骨，同时进针，得气后，行捻转手法，先补后泻，一次而愈。符合小腿躯干全息逆向对应的原则。

（贺普仁.针灸治痛［M］.北京：人民卫生出版社，2014.）

六、后溪治疗落枕

赵某，女，58 岁。2010 年 2 月 22 日就诊。

主诉：颈背疼痛发胀 2 天。

现病史：患者 2 天前因睡眠姿势不良，加受风寒所袭，第 2 天早起即感颈背疼痛发胀，右侧为重，遂来就诊。现颈背疼痛发胀，右侧为重，活动受限，转头时疼痛加重，无头晕，无恶心、呕吐，纳可，二便调，夜寐不安。

查体：舌红，苔薄白，脉浮紧。

诊断：落枕（风寒袭络证）。

取穴：后溪。

按语：本案患者由于睡眠姿势不良，局部络脉受阻，加受风寒侵袭，故颈背疼痛不已，宜疏风散寒、化瘀通络，取后溪针刺。皮肤常规消毒，用 28 号 3 寸不锈钢毫针，针刺后溪。得气后，用烧山火补法捻转 1～2 min，即感颈背温热，欲出汗，每 15 min 捻转 1 次，共 4 次，疼痛即愈，随访 1 年一直未再反复。取后溪治疗颈背疼痛符合第五掌骨全息对应的原则、手与躯干逆向对应的原则。

（苗子庆，苗卫萍.单穴针灸治急症［M］.北京：人民卫生出版社，2015.）

第六节　肩　　痛

一、阳陵泉、中渚治疗肩痛不举

徐某，男，44岁。2022年11月18日就诊。

主诉：左侧肩周疼痛伴活动受限半个月。

现病史：患者半个月前无明显诱因出现左侧肩周疼痛，遂来就诊。现左侧肩周疼痛，为持续性钝痛，疼痛以夜间、受寒及阴雨天时为甚，左侧肩关节上举、外展功能活动受限，穿衣活动困难，纳可，二便调，夜寐欠佳。

查体：舌淡，苔白，脉弦紧。左侧肩关节无畸形，局部肤色、肤温无改变，左侧肩关节周围广泛性压痛，以喙突及结节间沟压痛较为明显，左肩关节前屈20°、后伸50°、外展30°，臂丛神经牵拉试验（－）。左侧中渚、阳陵泉压痛（＋）。

诊断：肩痹（寒湿痹阻证）。

取穴：阳陵泉、中渚。

按语：本案患者以肩外侧疼痛为主，为手少阳三焦经循行之所过，根据上病下治及小腿躯干全息顺向对应的原则，取左侧中渚、左侧阳陵泉，针刺得气后嘱患者活动肩关节。患者诉肩关节上举时疼痛明显减轻，且抬举范围增高。再行7次针刺治疗后疼痛完全消失。

二、手三里、曲池治疗肩关节疼痛

金某，男，48岁。2022年6月25日就诊。

主诉：右侧肩关节疼痛3天。

现病史：患者3天前因劳累后出现右侧肩关节疼痛，遂来就诊。现右侧肩关节疼痛，活动时疼痛加重，怕冷，遇寒加重，肩关节活动略受限，疼痛向颈部及右上肢放射，昼轻夜重，梳头、穿衣、洗脸等动作难以完成。纳可，二便调，夜寐欠佳。

查体：舌淡，苔白，脉弦紧。脊柱生理弯曲存在，右侧肩关节周围压痛，肩关节前屈、外展、上举时肩前外侧处（手阳明大肠经）疼痛加重。

影像学检查：右侧肩袖损伤、肱二头肌长头腱损伤伴周围滑囊积液，小圆肌、肱三头肌外侧头有炎性表现。

诊断：肩痹（寒湿痹阻证）。

取穴：手三里、曲池。

按语：本案患者以右肩前外侧处疼痛为主，为手阳明大肠经循行之所过，故循经远取手阳明大肠经之曲池、手三里。针刺得气后嘱患者活动右上肢，患者诉肩关节疼痛明显减轻，留针15 min后再次行针并配合活动，患者反馈肩关节活动受限明显减轻。再行3次针刺治疗后疼痛完全消失，功能活动较前明显好转。

三、阳陵泉治疗肩痛

邓某，女，76岁。就诊时间不详。

主诉：左侧肩痛、沉重8年。

现病史：患者8年前出现左侧肩痛、沉重，遂来就诊。现左侧肩痛、沉重，活动受限，梳头、穿衣、洗脸等动作难以完成，阴天、下雨时疼痛加重，纳可，小便频，大便溏，夜寐欠安。

查体：舌淡，苔白，脉细。

诊断：肩痹（寒湿阻络证）。

取穴：阳陵泉。

按语：取阳陵泉常规针刺，留针8 min左右，手法为补法。进针8 min后，患者当场说疼痛消失了，胳膊也能举过头，自言从未有如此好的感觉，针灸真的太棒了。本案患者病在左肩，取下肢阳陵泉，符合上病下治及小腿躯干全息顺向对应的原则。

（万方琴.万一针：老中医万方琴五十年针灸心得[M].北京：中国中医药出版社，2016.）

四、阳谷与三间治疗肩痛

张某，女，54岁。2011年4月2日就诊。

主诉：左侧肩痛，活动受限1周。

现病史：患者1周前无明显诱因出现左侧肩痛，遂来就诊。现左手上举困难，举手时肩痛，疼痛位于肩背手太阳经部位，阴雨天疼痛加重，纳可，二便调，夜寐欠安。

查体：苔薄白，脉沉缓。左侧阳谷结节（＋）、压痛（＋）。

诊断：肩痹（气滞血瘀证）。

取穴：阳谷、三间。

按语：本案患者病位主要涉及手太阳经、手阳明经，根据手与躯干全息对应的原则，循经远取手太阴经阳谷及手阳明经三间以疏经通络、活血止痛。

（王居易.王居易针灸医案讲习录[M].李梅，张侨文，王红民，整理.北京：中国中医药出版社，2014.）

五、后溪治疗肩关节周围炎

王某，女，47岁。2007年3月12日就诊。

主诉:右侧肩关节疼痛 2 个月,加重 1 天。

现病史:患者 2 个月前因受风寒出现右侧肩关节疼痛,昼轻夜重,遂来就诊。现右侧肩关节疼痛,昼轻夜重,常因疼痛而致失眠,遇热则轻,遇冷则重,上肢平举,后背受限,肢冷畏寒,纳可,二便调,夜寐差。

查体:舌淡红,苔薄白,脉浮紧。

诊断:肩痹(风寒袭络证)。

取穴:后溪。

治疗经过:患者取坐位,后溪处皮肤常规消毒,用 28 号 3 寸不锈钢毫针,直刺左侧后溪,约 2.5 寸,透合谷,得气后,用烧山火补法捻转,约 1 min,右肩关节发热欲出汗,肩关节疼痛即刻减轻。5 min 运针 1 次,留针 30 min 疼痛基本缓解。每天 1 次,巩固治疗 2 次,肩关节疼痛消失,余症悉除。随访 2 个月,一直未反复。

按语:本案患者病在右肩,根据左右交叉取穴及手与躯干全息逆向对应的原则,取左侧后溪以祛风散寒、通络活血止痛。

(苗子庆,苗卫萍.单穴针灸治急症[M].北京:人民卫生出版社,2015.)

第七节　腰　　痛

一、腰痛点治疗腰痛

彭某,女,46 岁。2022 年 12 月 20 日就诊。

主诉:腰痛 1 周。

现病史:患者腰痛,遂来就诊。现腰痛,弯腰受限,纳可,二便调,夜寐尚安。

查体:舌暗红,苔薄白,脉沉弦。腰背部可触及条索状物,第 3～5 腰椎棘突旁压痛(+),右侧直腿抬高试验(+),右侧"4"字试验(+)。左侧腰痛点压痛(+)。

影像学检查:第 3～5 腰椎椎间盘突出,腰椎退行性变。

诊断:腰痛(气滞血瘀证)。

取穴:腰痛点。

按语:根据手背躯干全息逆向对应及左右交叉取穴的原则,进一步检查发现患者左侧腰痛点有明显压痛。针刺得气后嘱患者活动腰部,患者诉腰部疼痛减轻大半。留针 15 min 后再次行针,并配合腰部活动,患者诉腰痛基本消失。

二、委中治疗腰痛

黄某,女,50岁。2022年12月6日就诊。

主诉:腰痛1个月。

现病史:患者1个月前劳累后出现腰痛,活动后加重,遂来就诊。现腰痛,劳累后加重,休息稍可缓解,弯腰受限,偶有双腿麻木,纳可,二便调,夜寐尚安。

查体:舌暗红,苔薄白,脉弦。第5腰椎、第1骶椎椎旁压痛(＋),双侧环跳压痛(＋),双侧股神经牵拉试验(－),左侧直腿抬高试验(＋),右侧直腿抬高试验(＋),双侧"4"字试验(＋),双侧梨状肌紧张试验(＋)。双侧委中附近静脉曲张明显。

影像学检查:第5腰椎至第1骶椎椎间盘突出,腰椎退行性变。

诊断:腰痹(气滞血瘀证)。

取穴:委中。

按语:患者腰痛部位主要为足太阳膀胱经循行之所过,根据下肢与躯干全息对应及上病下治的原则,取双侧委中迂曲血络明显处点刺放血。治疗后患者诉腰部有明显轻松感。再行3次治疗,患者腰痛及活动受限已基本缓解。正如《素问·刺腰痛》所云,"足太阳脉令人腰痛,引项脊尻背如重状,刺其郄中。太阳正经出血""刺解脉,在郄中结络如黍米,刺之血射以黑,见赤血而已"。

三、人中治疗腰痛

林某,男,38岁。2008年10月16日就诊。

主诉:腰痛、活动受限半天。

现病史:患者上午弯腰背米袋时不慎"闪腰",随即腰痛,遂来就诊。现腰痛,活动受限,卧床休息半天未见缓解,坐卧翻身困难,咳嗽、大声说话、深呼吸时疼痛加重,无下肢放射痛,纳可,二便调,夜寐欠安。

查体:舌淡暗,苔薄白,脉弦。腰部肌肉紧张僵硬,腰部脊柱中、下段局部有明显压痛和叩击痛,直腿抬高试验(＋)。

影像学检查:腰椎X线片提示腰椎骨质未见异常。

诊断:腰痛(瘀血阻络证)。

取穴:人中。

治疗经过:患者取坐位,常规消毒人中,取1寸毫针用缓慢捻进法进针,针进皮肤后,成45°角向上斜刺0.3寸左右,用捻转提插法使患者出现眼睛湿润(或有眼泪流出)即可留针,留针半小时。留针期间,每5 min行针1次,并嘱患者活动腰部。留针10 min后,患者感觉腰痛减轻,嘱患者起身,缓慢行走。患者来回走了十几步后无须搀扶而能独立行走。经1次治疗,腰痛消失,活动行走自如。半个月后随访,病未复发。

按语:按照面部全息顺向对应的原则,人中与腰部相应,故取人中疏通腰部气血,活血化瘀、通经止痛。

(范郁山,赵彩娇.妙手神针:王登旗针灸医案实录[M].北京:中国中医药出版社,2020.)

四、印堂治疗腰痛

王某,女,38岁。就诊时间不详。

主诉:腰痛多年。

现病史:患者腰椎间盘突出多年,经常疼痛,遂来就诊。现腰痛,走路不自如,腰部紧张不适感,怕凉喜温,双脚冰凉,右侧坐骨神经痛,弯腰时疼痛加重,纳可,二便调,夜寐差。

查体:舌暗红,苔薄白,脉弦细。

诊断:腰痛(瘀血阻络证)。

取穴:印堂。

治疗经过:患者取坐位,取印堂,常规针刺,留针20 min,手法为补法。进针以后先感觉腰脊部发热,渐渐地双脚都有发热的感觉,腰痛完全消失,右侧坐骨神经痛基本消失。患者感觉全身轻松无比,如释重负。

按语:根据面部全息逆向对应的原则,印堂与腰部相对应,故取印堂疏通腰部气血。

(万方琴.万一针:老中医万方琴五十年针灸心得[M].北京:中国中医药出版社,2016.)

五、后溪治疗急性腰扭伤

赵某,男,61岁,装卸工。2010年6月4日就诊。

主诉:急性腰痛2天。

现病史:患者2天前装卸货物,不慎扭伤腰部,遂来就诊。现腰痛,弯腰、转侧、起蹲、咳嗽时疼痛加重,CT检查未发现异常,纳可,二便调,夜寐欠安。

查体:舌淡红,苔薄白,脉弦涩。

诊断:腰痛(瘀血阻络证)。

取穴:后溪。

治疗经过:患者站立,后溪处皮肤常规消毒,用28号3寸不锈钢毫针,直刺后溪,深2~3寸,并透合谷,得气后,用平补平泻手法捻转,并嘱咐患者活动腰部,针刺约1 min,腰痛即刻缓解,起蹲、转侧、咳嗽未感疼痛,每10 min捻转1次,捻转3次,每天治疗1次,次日复诊,腰部有酸累不适。用上方重复治疗1次,症状消失,随访1个月未复发。

按语:本案病位在腰,根据第五掌骨全息、上肢躯干逆向对应的原则,取后溪活血化瘀、通络止痛。

(苗子庆,苗卫萍.单穴针灸治急症[M].北京:人民卫生出版社,2015.)

第八节　腿　　痛

一、后溪治疗腿部筋伤

张某,男,23岁,体育生。2023年4月11日就诊。

主诉:左侧大腿疼痛1天。

现病史:患者运动时不慎拉伤左侧大腿,遂来就诊。现左侧大腿疼痛,向后用力拉伸时疼痛加重,纳可,二便调,夜寐尚安。

查体:舌红,苔白,脉弦。左侧股四头肌痉挛,左侧直腿抬高试验(＋),左侧"4"字试验(＋)。

诊断:筋痹(气滞血瘀证)。

取穴:后溪。

按语:根据左右交叉取穴及第五掌骨与躯体全息逆向对应的原则,在对侧后溪附近寻找敏感点,针刺得气后嘱患者拉伸大腿,患者诉疼痛减轻,15 min后再次行针疼痛已完全消失。

二、郄门治疗小腿疼痛

胡某,男,42岁。2022年7月28日就诊。

主诉:右侧小腿疼痛1周。

现病史:患者1周前无明显诱因出现右侧小腿疼痛,遂来就诊。现右侧小腿疼痛,间歇性痉挛,休息后缓解,纳可,二便调,夜寐尚安。

查体:舌红,苔薄白,脉弦。双侧小腿后缘压痛(＋),双膝关节轻度肿胀,第3～5腰椎椎旁压痛(＋),右侧直腿抬高试验(＋),右侧"4"字试验(＋)。右侧承山压痛(＋)。

诊断:痹症(气滞血瘀证)。

取穴:郄门。

按语:本案患者右侧小腿疼痛以承山处明显,根据上下左右交叉取穴及上下肢全息对应的原则,遂至对侧前臂郄门附近寻找敏感点,针刺得气后嘱患者活动小腿,患者诉小腿疼痛感减轻,15 min后再行针并配合运动,患者诉疼痛已基本缓解。

三、消泺治疗股外侧皮神经炎

冉某,女,52岁,工人。2011年6月13日就诊。

主诉:右侧大腿外侧皮肤麻木、疼痛 5 个月,加重 2 天。

现病史:患者习惯性侧卧位看电视,出现右侧大腿外侧皮肤麻木、疼痛,遂来就诊。现右侧大腿外侧皮肤麻木、疼痛,怕冷,活动乏力,与天气变化无关,劳累时加重,医院诊断为股外侧皮神经炎,注射维生素 B_1、维生素 B_{12} 无明显效果,纳可,小便频,大便可,夜寐欠安。

查体:舌淡红,苔薄白,脉细弱。

诊断:痹症(气虚血瘀证)。

取穴:消泺。

治疗经过:患者取坐位,消泺处皮肤常规消毒,用 28 号 2 寸不锈钢毫针,直刺消泺 1.5 寸,得气后,用烧山火补法捻转,约 1 min,大腿外侧患处有温热感,麻木、疼痛即刻消失。每 10 min 捻转 1 次,共 4 次,每天治疗 1 次。第 2～3 天复诊时,右侧大腿麻木未复发,疼痛显著减轻,共针刺 7 次,疼痛逐渐消失,余症悉除。随访 2 个月,诸症未复发。

按语:本案患者病位在右侧大腿,遂取对侧上肢消泺以活血通络止痛。符合上下左右交叉取穴及上下肢全息对应的原则。

(苗子庆,苗卫萍.单穴针灸治急症[M].北京:人民卫生出版社,2015.)

第九节 肘 关 节 痛

一、阴陵泉治疗肘关节痛

谢某,男,25 岁。2023 年 2 月 10 日就诊。

主诉:右侧肘关节痛 1 周。

现病史:患者 1 周前因打篮球时不慎扭伤右侧肘关节,遂来就诊。现右侧肘关节内侧疼痛,屈伸受限,夜间痛甚,影响睡眠,纳可,二便调,夜寐不安。

查体:舌红,苔薄白,脉弦紧。右肘关节内侧略见肿胀,皮温略高,网球肘试验(＋)。尺泽附近压痛(＋)。

诊断:肘劳(气滞血瘀证)。

取穴:阴陵泉。

按语:患者尺泽附近压痛明显,属手太阴肺经,根据左右交叉取穴及膝与肘全息对应的原则,遂至对侧足太阴脾经阴陵泉附近寻找压痛点。针刺得气后嘱患者活动肘关节,患者诉屈伸时疼痛明显减轻,15 min 后再行针并配合运动,功能活动较前明显好转。

二、犊鼻、足三里治疗肘关节痛

张某,女,57 岁。2022 年 11 月 10 日就诊。

主诉:左侧肘关节外侧疼痛1个月。

现病史:患者1个月前因劳损致左侧肘关节外侧疼痛,遂来就诊。现左侧肘关节外侧疼痛,遇劳或遇寒而复发,不能端提重物,甚则拿筷子即感疼痛难忍,纳可,二便调,夜寐一般。

查体:舌红,苔薄白,脉弦紧。左侧肘关节外侧略见肿胀,网球肘试验(+)。左侧曲池、手三里附近压痛(+),可触及条索状物。

诊断:肘劳(气滞血瘀证)。

取穴:犊鼻、足三里。

按语:本案患者手三里附近压痛明显,根据左右交叉取穴及膝与肘全息对应的原则,遂至对侧膝关节犊鼻、足三里附近寻找压痛点。针刺得气后嘱患者活动肘关节,患者诉疼痛明显减轻,15 min后再行针并配合运动,患者诉已无明显疼痛。

三、阳陵泉治疗肘关节痛

马广昊等依据《黄帝内经》上病下治理论及上下肢全息逆向对应的原则,在健侧阳陵泉附近压痛点进针,反复提插得气后运用捻转提插手法加大刺激量,使其酸胀感明显加强,同时嘱患者活动患侧,主动旋前旋后肘关节。结果显示,接受治疗的35例网球肘患者中痊愈11例,有效22例,有效率为62.86%。

(马广昊,陈婷婷.缪刺运动针法治疗网球肘的临床观察[J].针灸临床杂志,2014,30(10):52-54.)

第十节　膝关节痛

一、尺泽治疗膝关节痛

杨某,女,40岁。2023年3月6日就诊。

主诉:左侧膝关节持续性酸胀痛半个月。

现病史:患者半个月前出现左侧膝关节持续性酸胀痛,遂来就诊。现左侧膝关节持续性酸胀痛,活动受限,纳可,二便调,夜寐一般。

查体:舌红,苔黄腻,脉滑数。左侧膝关节稍肿胀,局部压痛(+),皮温略高,左膝研磨试验(+),左膝侧方应力试验(+)。阴陵泉附近压痛(+)。

影像学检查:左侧膝关节腔积液。

诊断:膝痹(湿热痹阻证)。

取穴:尺泽。

按语:本案患者左侧膝关节内侧足太阴脾经阴陵泉附近压痛明显,根据上下左右交叉取穴及膝与肘全息对应的原则,遂于对侧手太阴肺经尺泽附近找压痛点。针刺后嘱患者活动膝关节,15 min后再行针并配合运动,患者诉疼痛已明显缓解。

二、曲池治疗膝关节痛

夏某,女,60岁。2023年2月6日就诊。

主诉:右侧膝关节痛1个月。

现病史:患者1个月前出现右侧膝关节痛,遂来就诊。现右侧膝关节痛,行走受限,夜间疼痛加重甚至影响睡眠,曾自行口服氨糖及外用筋骨贴,未见明显好转,纳可,二便调,夜寐不安。

查体:舌红,苔黄,脉滑数。右侧膝关节稍肿胀,局部压痛(＋),皮温略高,右膝侧方应力试验(＋),右膝研磨试验(＋),右侧"4"字试验(＋),右侧直腿抬高试验(＋)。犊鼻压痛(＋)。

影像学检查:右侧膝关节髌上囊积液、滑膜增厚、软骨磨损。

诊断:膝痹(湿热痹阻证)。

取穴:曲池。

按语:本案患者右侧膝关节痛在犊鼻附近,根据上下左右交叉取穴及膝与肘全息对应的原则,在对侧肘关节曲池附近找压痛点。针刺后嘱患者活动膝关节,患者诉疼痛减轻,再行3次针刺治疗后疼痛明显缓解。

三、"肘缝穴"治疗膝关节痛

高远航等根据《黄帝内经·素问》所载"病在上,取之下;病在下,取之上",提炼针灸学缪刺与巨刺精髓,选取位于桡骨头与尺骨鹰嘴突连线中点远端1～1.5寸尺骨边缘凹陷处的"肘缝穴"来治疗骨性膝关节炎。结果显示44名患者治疗后的骨关节炎指数、疼痛评分均明显降低。

(高远航,柴仪,崔书国,等.针刺"肘缝穴"配合运动疗法治疗早期膝关节骨性关节炎的疗效研究[J].河北中医药学报,2023,38(1):36-38,60.)

四、曲池治疗膝关节痛

许海等依据《黄帝内针》同气相求理论,根据上病下治、左病右治的交叉取穴原则,选取健侧曲池治疗骨性膝关节炎患者44例,其中治愈16例,有效24例,总有效率高达90.9%。

(许海,王琪,赵颖.针刺曲池穴治疗膝关节骨性关节炎44例[J].湖南中医杂志,2011,27(4):59-60.)

第十一节 腕关节痛

一、解溪治疗腕关节扭伤

刘某,男,35岁。2022年7月14日就诊。

主诉:腕关节扭伤3天。

现病史:患者诉3天前打球时不慎扭伤腕关节,遂来就诊。现右侧腕关节痛,背伸受限,不能提重物,予云南白药气雾剂外喷后无明显缓解,纳可,二便调,夜寐欠安。

查体:舌红,苔薄白,脉弦紧。右腕关节未见明显红肿,右腕背部压痛(+),纵向叩击痛(+),右腕背伸及桡偏活动稍受限。阳溪压痛(+)。

诊断:伤筋(气滞血瘀证)。

取穴:解溪。

按语:本案患者手阳明经阳溪压痛明显,根据腕与踝全息对应及上病下治、左右交叉取穴的原则,遂寻找对侧足阳明经解溪附近敏感点。针刺得气后嘱患者活动腕关节,患者诉腕关节疼痛减轻,有明显轻松感,留针15 min后再次行针并配合活动,腕关节疼痛基本消失。

二、昆仑治疗腕关节痛

郝某,女,41岁。2021年12月16日就诊。

主诉:左侧腕关节痛1周。

现病史:患者1周前做完家务后出现左侧腕关节痛,遂来就诊。现左侧腕关节痛,活动受限,用力时疼痛加重,自行予筋痛贴外用无明显好转,纳可,二便调,夜寐欠安。

查体:舌红,苔薄白,脉弦紧。左侧腕关节未见明显红肿,左腕背部压痛(+),纵向叩击痛(+),左腕背伸及桡偏活动稍受限。

影像学检查:左侧腕关节未见明显异常。

诊断:伤筋(气滞血瘀证)。

取穴:昆仑。

按语:本案患者左侧手太阳经养老附近压痛明显,根据腕与踝全息对应及上病下治、左右交叉取穴的原则,遂寻找对侧足太阳经昆仑附近敏感点。针刺得气后嘱患者活动腕关节,患者诉背伸时疼痛减轻,留针15 min后再次行针并配合活动,腕关节痛明显缓解。

三、丘墟治疗腕关节痛

马某,男,24 岁。1985 年 5 月 23 日就诊。

主诉:右侧腕关节扭伤 10 天。

现病史:患者 10 天前手持重物,不慎扭伤右侧腕关节而出现疼痛,遂来就诊。现右侧腕关节痛,手腕活动不便,手背屈、向内外侧屈均无疼痛,向掌心屈则受限,且疼痛加剧,经医师按摩未效,纳可,二便调,夜寐欠安。

查体:舌暗、边有瘀斑,苔薄白,脉弦。局部无红肿,阳池附近压痛(+)。

诊断:伤筋(气滞血瘀证)。

取穴:丘墟。

治疗经过:患者仰卧,局部常规消毒,采用缓慢捻进手法进针,用 32 号 1 寸毫针,刺入 0.6 寸左右,局部出现酸胀感且往足背放散,留针 30 min,每 10 min 行针 1 次,边行针边令患者活动右侧腕关节。行针 2 min 后疼痛稍减,第 2 次行针后疼痛完全消失,右侧腕关节活动自如。半年后随访,右侧腕关节痛未复发。

按语:本案患者右侧手少阳经阳池附近压痛明显,根据腕与踝全息对应及上病下治、左右交叉取穴的原则,取左侧足少阳经丘墟以疏经通络止痛。

(范郁山,赵彩娇.妙手神针:王登旗针灸医案实录[M].北京:中国中医药出版社,2020.)

四、阿是穴治疗急性腕关节扭伤

徐琛等依据缪刺“左病取右、右病取左”的交叉取穴法,选择针刺痛点对侧等高处阿是穴用以平衡整体经络气血,同时配合患处的适当运动来治疗 34 例急性腕关节扭伤患者。其中治愈 20 例,好转 11 例,治愈率为 58.82%,总有效率为 91.17%。

(徐琛,高亚南,杨华升.缪刺配合针刺运动疗法治疗急性腕关节扭伤的疗效观察[J].针灸临床杂志,2020,36(5):23-27.)

第十二节　踝关节痛

一、神门治疗踝关节痛

刘某,男,25 岁。2023 年 3 月 25 日就诊。

主诉:左侧踝关节痛 3 天。

现病史:患者3天前打篮球不慎出现左侧踝关节痛,遂来就诊。现左侧踝关节痛,休息并给予冰敷后症状未见好转,踝关节肿胀,左踝尖以下见少量皮下瘀青,纳可,二便调,夜寐欠安。

查体:跛行,左踝尖以下见少量皮下瘀青,太溪压痛(+)。

影像学检查:左侧踝关节腔少量积液。

诊断:筋伤(气滞血瘀证)。

取穴:神门。

按语:本案患者左侧踝关节在足少阴经太溪附近有明显压痛,根据踝与腕全息对应及上下左右交叉取穴的原则,遂在对侧腕关节手少阴经神门附近寻找压痛点。找到压痛点针刺后嘱患者活动踝关节,诉疼痛明显减轻。再行5次针刺治疗后反馈,疼痛已缓解95%。

二、阳谷治疗踝关节扭伤

刘某,男,22岁。2022年10月30日就诊。

主诉:右侧踝关节扭伤3天。

现病史:患者3天前打球时不慎扭伤右侧踝关节,踝关节肿胀疼痛,遂来就诊。现右侧踝关节肿胀疼痛,活动受限,夜间痛甚,影响睡眠。纳可,二便调,夜寐不安。

查体:舌红,苔白,脉弦。右踝关节局部肿胀,压痛(+),局部皮温稍高。右侧申脉压痛(+)。

影像学检查:右足未见骨折,右侧踝关节腔有少许积液,踝周软组织肿胀渗出。

诊断:筋伤(气滞血瘀证)。

取穴:阳谷。

按语:本案患者右侧足太阳经申脉压痛明显,根据踝与腕全息对应及上下左右交叉取穴的原则,遂寻找左侧手太阳经阳谷附近压痛点。针刺得气后嘱患者活动踝关节,患者诉疼痛减轻大半。留针15 min后再次行针并配合活动,患者反馈踝关节疼痛已缓解80%。

三、阳池治疗踝关节扭伤

吴某,男,42岁。1970年10月4日就诊。

主诉:右侧踝关节扭伤3天。

现病史:患者于10月1日上午不小心扭伤右侧踝关节而致疼痛,遂来就诊。现右侧踝关节痛,步履不便,曾到医院诊治,服跌打丸,用药酒搽,效果不明显,纳可,二便调,夜寐欠安。

查体:舌暗,边有瘀斑,苔薄白,脉弦。右侧丘墟压痛(+),局部微肿。

诊断:筋伤(气滞血瘀证)。

取穴:阳池。

治疗经过:患者取坐位,阳池局部常规消毒,缓慢捻进手法进针0.5寸左右,行针取较强针感留针 30 min，每 10 min 行针 1 次，边行针边令患者活动右侧踝关节。15 min 后疼痛稍减，行针后疼痛消失，走路正常。1 周后随访，疼痛未发。

按语：本案患者丘墟压痛明显，属足少阳胆经，遂根据踝与腕全息对应及下病上治的原则，选取手少阳经阳池以疏通经络、活血化瘀。

（范郁山，赵彩娇.妙手神针：王登旗针灸医案实录[M].北京：中国中医药出版社，2020.）

四、养老治疗踝关节痛

侯某，女，75 岁，工人。2008 年 10 月 6 日就诊。

主诉：右侧踝关节痛 3 天。

现病史：患者 3 天前散步时曾经走过一段高低不平之路后感右侧踝关节痛，遂来就诊。现右侧踝关节浮肿、疼痛、功能障碍，行走时疼痛加重，休息时痛减，经理疗、中药内服等治疗，未能控制走路疼痛，纳可，二便调，夜寐欠安。

查体：舌暗、边有瘀斑，苔薄白，脉弦。足背略有浮肿。

影像学检查：踝关节骨质未见异常。

诊断：筋伤（气滞血瘀证）。

取穴：养老。

治疗经过：患者取坐位，养老附近皮肤常规消毒，用 28 号 2.5 寸不锈钢毫针直刺，用烧山火补法捻转，约 1 min，右侧踝关节处有灼热感、出汗，右侧踝关节痛即刻缓解，每 15 min 捻转 1 次，留针 60 min，每天 1 次。第 2 天复诊时，除久站略有疼痛之外，余无不适。上方巩固治疗 1 次，随访 3 个月，一直未反复。

按语：本案患者病在右侧踝关节，根据踝与腕全息对应及下病上治的原则，选取对侧养老以疏通经络、活血化瘀。

（苗子庆，苗卫萍.单穴针灸治急症[M].北京：人民卫生出版社，2015.）

五、太溪治疗急性踝关节损伤

魏北星等根据踝与腕全息对应及上病下治、左右交叉取穴的原则，选取健侧太溪治疗急性踝关节损伤。操作：患者取坐位，取健侧太溪，穴位常规消毒，采用 0.25 mm×40 mm 毫针，直刺 0.5～1 寸，得气后施行提插捻转泻法，频率为 120 转/分，持续行针约 30 s，留针 20 min。留针期间嘱患者活动患侧踝关节，每 5 min 行针 1 次。每天 1 次，14 天为 1 个疗程。治愈率为 81.1%，平均治疗时间为(2.1±0.8)天。

（魏北星，金春兰，陈文琴.针刺健侧太溪穴治疗急性踝关节外侧副韧带损伤的对照观察[J].中国针灸，2004，24(4)：248-250.）

第十三节　足　跟　痛

一、神门治疗足跟痛

刘某,男,25岁。2022年7月10日就诊。

主诉:右侧足跟痛1天。

现病史:患者诉昨天从高处跳下后出现右侧足跟痛,遂来就诊。现右侧足跟痛,不能落地,行走及久站时疼痛加重,纳可,二便调,夜寐欠安。

查体:舌暗、边有瘀斑,苔薄白,脉弦。右侧足跟明显肿胀,压痛(+),右足背伸受限。神门血络(+)。

诊断:骨痹(气滞血瘀证)。

取穴:神门。

按语:本案患者右侧手腕掌侧远端横纹尺侧神门附近有一粗大肿起的青色血络,点刺出血数十滴后,患者诉足跟有明显轻松感,疼痛减轻,已可落地行走。符合足与手全息对应理论及缪刺法治疗原则。

二、阳谷治疗足跟痛

万某,女,54岁。2022年6月28日就诊。

主诉:左侧足跟痛3天。

现病史:患者3天前无明显诱因出现左侧足跟痛,自行予筋骨贴外用后无明显缓解,遂来就诊。现左侧足跟痛,行走及久站时疼痛加重,纳可,二便调,夜寐欠安。

查体:舌红,苔白,脉弦。左侧足跟无红肿,外侧压痛(+),叩击痛(+)。

影像学检查:跟骨软组织肥厚样改变。

诊断:骨痹(气滞血瘀证)。

取穴:阳谷。

按语:本案患者左侧足跟后外侧压痛明显,属足太阳膀胱经循行之所过,根据足与手全息对应及下病上治的原则,遂在右侧手太阳小肠经阳谷附近找到一敏感点,针刺得气后嘱患者活动足跟部,患者诉疼痛减轻,但仍有压痛,留针15 min后再次行针,患者诉疼痛好转,再行5次治疗后基本痊愈。

三、大陵治疗足跟痛

安某,女,65岁,工人。2011年4月25日就诊。

主诉:左侧足跟痛2个月,加重3天。

现病史:患者自述2个月以来,左侧足跟痛,遇风寒加重,遇热则轻,晚上疼痛加重,行理疗、脚疗、封闭等治疗后疼痛均减轻,但不能控制疼痛发作。近3天来,患者因受风寒,左侧足跟痛又加重,抬脚即痛,遂来就诊。现左侧足跟痛,遇风寒加重,遇热则轻,纳可,二便调,夜寐欠安。

查体:舌淡红,苔薄白,脉浮紧。足跟正中及跟下压痛(+)。

影像学检查:左侧足跟骨骨刺。

诊断:骨痹(寒湿痹阻证)。

取穴:大陵。

治疗经过:患者仰卧,大陵附近皮肤常规消毒,仰掌,在腕横纹中央,掌长肌腱与桡侧腕肌腱之间取穴。直刺0.3~0.5寸,以刺中正中神经产生针感放射到中指、食指,呈电麻感为度。得气后,实证用泻法,虚证用补法,虚实夹杂者用平补平泻法。每间隔10 min捻转1次,捻转3~5次,每天治疗1次,每5次为1个疗程,治疗2个疗程后评价疗效。

按语:本案患者病位在足跟,根据足与手全息对应及下病上治的原则,选取手部大陵疏经通络止痛。

(苗子庆,苗卫萍.单穴针灸治急症[M].北京:人民卫生出版社,2015.)

第十四节　胸　胁　痛

一、太冲、足临泣治疗胁肋痛

徐某,女,49岁。2022年12月26日就诊。

主诉:右侧胁肋痛1周。

现病史:患者自诉1周前与他人发生争吵后出现胸胁胀痛,胸闷,时发时止,因呼吸运动而加重,自行服用止痛药效果不佳,遂来就诊。现右侧胁肋痛,疼痛剧烈,呈针刺样,不定时发作,体位变换可诱发,持续时间数秒钟,纳可,二便调,夜间不安。

查体:舌红,苔白,脉弦。

诊断:胁痛(肝气郁滞证)。

取穴:太冲、足临泣。

按语:本案患者疼痛以胁肋部为主,属足少阳胆经循行之所过,根据足与躯干全息逆向对应及循经远取的原则,取双侧太冲、足临泣。针刺得气后,嘱患者做深呼吸,患者诉疼痛减轻,胸闷好转。再行2次针刺治疗后,诸症悉除。

二、然谷治疗胸痛

叶某,男,50岁。2022年8月26日就诊。

主诉:胸痛半月余。

现病史:患者诉半月前因感染新型冠状病毒,康复后遗留胸痛,遂来就诊。现胸痛以右侧乳头内侧为主,活动及天气变化时加重,纳可,二便调,夜寐不安。

查体:舌暗红,苔白,脉弦细。心率为90次/分,律齐,心音正常,各瓣膜区未闻及明显杂音,双肺呼吸音为正常清音。心电图示窦性心律。然谷附近血络(+)。

诊断:胸痹(气滞血瘀证)。

取穴:然谷。

按语:本案患者胸痛以右侧乳头内侧为主,属足少阴肾经循行之所过,根据足与躯干全息逆向对应的原则,进一步循经诊察发现双侧然谷附近有血络。点刺出血约20 mL后,患者诉胸前松动,胸痛消失,1次即愈。正如《灵枢·厥病》记载:"厥心痛,痛如以锥针刺其心,心痛甚者,脾心痛也,取之然谷、太溪。"

三、大陵治疗胸痹

马某,男,65岁。2018年9月5日就诊。

主诉:心悸胸闷胸痛,血压不稳多年。

现病史:患者自诉血压不稳定,时有心悸胸闷胸痛,1天前因生气,情志不舒,胸闷憋气、胸痛症状加重,遂来就诊。现胸闷气短,胸痛,面色苍白,汗出肢冷,纳差,小便频,大便可,夜寐差。

查体:舌红,苔腻,脉弦数。心电图示ST段低平。

诊断:胸痹(胸阳痹阻证)。

取穴:大陵。

按语:本按患者病位在胸,根据上肢与躯干全息对应的原则,取大陵疏通胸部经络,调节胸部气血。

(殷克敬.全国名老中医殷克敬实用特定穴精析[M].北京:中国中医药出版社,2020.)

四、胆囊穴治疗胁痛

刘某,女,40岁,教师。2017年6月3日来诊。

主诉：右侧胁下胀痛1天。

现病史：患者自诉素有胃脘不舒，1天前下午食油腻之物过多，自觉右侧胁下胀痛，遂来就诊。现右侧胁下胀痛，渐渐加重，疼痛放散至右侧背肩部，口苦口干，恶心，自服阿莫西林后疼痛稍缓解，纳差，二便调，夜寐欠安。

查体：舌红，苔黄腻，脉弦数。胆囊穴压痛（＋）。

诊断：胁痛（肝郁气滞证）。

取穴：胆囊穴（奇穴）。

治疗经过：患者取坐位，局部常规消毒，进针得气后用捻转泻法，针刺后即刻疼止，留针1 h，每5 min行针1次，治疗后疼痛完全消失，患者自感饥饿，食面包后喝水1杯，再无疼感。

按语：本案患者病在胁肋部，根据下肢与躯干全息对应及上病下治的原则，取胆囊穴以疏肝利胆止痛。

（殷克敬.全国名老中医殷克敬实用特定穴精析［M］.北京：中国中医药出版社,2020.）

五、胸痛穴治疗急性心肌梗死

孙静等根据左右交叉取穴及上肢与躯干全息对应的原则，选取位于前臂背侧尺、桡骨之间，腕关节与肘关节连线下1/3处的胸痛穴治疗28例急性心肌梗死患者。结果显示28例患者胸痛症状全部缓解，且胸痛持续时间较西药基础治疗组明显缩短。

（孙静,刘培中,陈林榕,等.平衡针治疗急性心肌梗死患者胸痛的临床观察［J］.广西中医药大学学报,2014,17（1）:49-51.）

第十五节　腹　　痛

一、地机、三阴交治疗痛经

张某,女,30岁。2022年9月10日就诊。

主诉：痛经2天。

现病史：患者每月行经期间小腹痛如刀绞，本次又发作，遂来就诊。现小腹痛，经色发黑，有血块，量少，纳差，二便调，夜寐不安。

查体：舌红，苔白，脉弦。全腹柔软，小腹压痛，无反跳痛。地机附近血络（＋），三阴交压痛（＋）。

诊断：痛经（气滞血瘀证）。

取穴：地机、三阴交。

按语:本案患者双侧地机附近有明显青色血络,双侧三阴交压痛非常明显,遂循经远取三阴交,行提插补法,得气后留针并温和灸约 50 min,同时在地机血络处点刺出血并拔罐,出血量约 30 mL,患者小腹痛当场明显缓解。第二天再行 1 次针刺治疗后,患者反馈疼痛已经不明显。符合上病下治及下肢与躯干全息逆向对应的原则。

二、上巨虚治疗腹痛

郭某,男,50 岁。2022 年 4 月 10 日就诊。

主诉:腹部胀痛 2 天。

现病史:患者 2 天前聚餐后出现腹部胀痛,遂来就诊。现腹部胀痛,以脐周为主,矢气或排便后略减,时有嗳气,干呕,纳差,小便黄,大便干,夜寐一般。

查体:舌红,苔白厚,脉数。全腹柔软,脐周压痛,无反跳痛。肝脾肋下未触及,墨菲征(一)。上巨虚附近压痛(+)。

诊断:腹痛(饮食积滞)。

取穴:上巨虚。

按语:本案患者双侧上巨虚附近压痛明显,根据上病下治及下肢与躯干全息逆向对应的原则,循经远取上巨虚,针刺得气后患者出现肠鸣音亢进,留针时患者矢气不断,患者诉腹部胀痛明显好转。再行 3 次针刺治疗后,患者反馈近期腹部胀痛未发作。

三、内关、上巨虚、胆囊穴(奇穴)、肝俞、胆俞治疗腹痛

姚某,女,60 岁。1992 年 4 月 4 日就诊。

主诉:右上腹疼痛半年,再发 3 h。

现病史:患者半年以来已发作数次右上腹疼痛,疼痛放射至右肩,住院后应用大量补液及抗生素治疗,病情逐步好转,3 h 前腹痛再次发作,遂来就诊。现腹部剧痛,面色灰暗,痛苦不堪,烦躁不安,额有冷汗,右上腹绞痛拒按,纳差,小便黄,大便闭,夜寐差。

查体:舌紫绛,苔灰腻,脉弦而数。胆囊穴压痛(+)。

影像学检查:胆囊内有绿豆大结石 10 余粒,胆囊明显扩大。

诊断:胆囊炎急性发作。

取穴:内关、上巨虚、胆囊穴(奇穴)、肝俞、胆俞。

治疗经过:患者俯卧,取肝俞、胆俞附近常规消毒,进针后行捻转补法 4~5 min 即出针,胆囊穴及上巨虚用捻转泻法数分钟后留针半小时,其间每隔 5~6 min 捻转 1 次。出针时症状稍有好转,遂再针刺双侧内关,进针 0.3 寸,予中度捻转及震颤手法交替施行,并留针。4 min 后,患者诉欲呕吐,立即出针,当即呕吐出大量未消化食物,吐后腹痛逐渐缓解。次晨患者能进食半流质饮食,3 天后恢复正常饮食。观察 2 个月,疼痛未复发。

按语:本案患者痛在腹部,以右上腹为甚,根据上肢、下肢与躯干全息对应的原则选取内关、上巨虚、胆囊穴,共奏疏肝利胆、解痉镇痛之功。

(韩祖濂.针灸心语[M].徐树民,整理.北京:中国中医药出版社,2016.)

四、掌骨全息法治疗结石嵌顿性胆绞痛

郝某,男,58 岁。1996 年 11 月 17 日就诊。

主诉:多发性胆石症半月余。

现病史:患者因多发性胆石症入院治疗,当天午夜 3 时许突发结石嵌顿性胆绞痛,见患者双膝跪于床上,头额亦顶于床上,身体呈弯弓状,双手按在右侧季肋区,大汗淋漓,牙齿咯咯作响,纳差,小便黄,大便干,夜寐差。

查体:舌红,苔黄,脉洪。

诊断:胆绞痛急性发作。

取穴:第二掌骨侧肝、胆区。

治疗经过:急取患者双手第二掌骨侧肝、胆区常规消毒,进针后行快速强刺激泻法,15 s 后患者疼痛消失,瘫卧于床上。患者诉行针时右手掌部自觉有一线状物快速沿前臂外侧前缘向上移动,沿腋前入于右肋骨后疼痛即止,而左手却无此感觉。

按语:本案患者痛在腹部肝、胆区,根据第二掌骨全息对应的原则选取肝、胆区进行针刺,快速提插,强刺激泻法以疏经通络、行气止痛。

(后景春.第 2 掌骨侧针刺治疗急性痛证 3 例[J].中国中医急症,2011,20(1):68.)

五、丘墟治疗胆绞痛

张辉等根据足与躯干全息逆向对应及上下左右交叉取穴的原则,循经选取健侧足少阳胆经的原穴丘墟治疗 25 例胆绞痛的患者,结果显示绞痛在 5 min 以内消失者 6 例,15 min 以内消失者 14 例,15~30 min 消失者 4 例,有效共 24 例,有效率高达 96%。

(张辉,高岚.针刺丘墟穴治疗胆绞痛 25 例[J].中国针灸,2009,29(S1):76.)

参 考 文 献

[1] 冯纯礼.缪巨针刺发挥[M].太原:山西人民出版社,1980.

[2] 张颖清.生物全息律[J].自然杂志,1981,4(4):243-248.

[3] 张颖清.生物全息律简介[J].上海中医药杂志,1982(8):45.

[4] 杨占林.同经相应取穴法[M].太原:山西科学教育出版社,1986.

[5] 黄琴峰.名医针灸集锦[M].上海:上海中医药大学出版社,1996.

[6] 李直兵,杨孝芳.董氏奇穴重子重仙治疗肩胛肩区疼痛医案1则[J].中西医结合心血管病电子杂志,2020,8(5):180-181.

[7] 宋爽,史江峰.董氏奇穴配合动气针法治疗膝骨性关节炎验案1则[J].湖南中医杂志,2021,37(7):84-85.

[8] 田韵.腕踝针治疗肩周炎50例临床观察[J].江苏中医药,2007(6):47-48.

[9] 王昌俊.岭南名中医老年病诊治经验与基础研究2018[M].广州:羊城晚报出版社,2018.

[10] 徐明光.徐氏对应疗法[M].北京:中国中医药出版社,2019.

[11] 西方子.新编西方子明堂灸经[M].方吉庆,张登部,王洁,等点校.北京:人民卫生出版社,1990.

[12] 成秀梅,李运河.经络穴位诊断法的研究概况[J].江苏中医,1990(10):47-49.

[13] 刘剑锋.观手知病——气色形态手诊法精要[M].北京:中国科学技术出版社,1991.

[14] 杨光华.中医临床思维研究[M].南昌:江西科学技术出版社,1992.

[15] 张延生,陈抗美.气功与手诊[M].北京:人民体育出版社,1995.

[16] 朱文宏,薛程远,马文珠,等.知热感度测定法对十二井穴正常值的测定[J].针刺研究,1996(1):31-33.

[17] 唐由之,肖国士.中医眼科全书[M].北京:人民卫生出版社,1996.

[18] 贾岸霖.肾绞痛特效针刺方[J].中国民间疗法,1997(4):18.

[19] 佚名.黄帝内经素问[M].北京:中医古籍出版社,1997.

[20] 解秸萍.巨刺法神经解剖学机制探讨[J].上海针灸杂志,1997(2):30-31.

[21] 张俊龙.《易》"同气相求"与中医理论[J].中医药研究,1997(6):3-5.

[22] 朱兵.针灸的科学基础[M].青岛:青岛出版社,1998.

[23] 刘剑锋.国际剑锋手健康法学术论文集[M].北京:中医古籍出版社,2004.

[24] 谭支绍.实用经络穴位诊断[M].广州:广东科技出版社,2004.

[25] 刘剑锋.国际剑锋手健康法学术论文集[M].北京:中医古籍出版社,2004.

[26] 陈汉平,吴绍德.中国针灸手册[M].上海:上海科学技术文献出版社,2004.

[27] 邱幸凡,张六通,王海燕.《内经》全息论思想及临床应用[J].湖北中医杂志,2004,26(5):3-6.

[28]　许崇明,张立贵.现代综合耳廓耳穴图谱[M].青岛:青岛出版社,2005.

[29]　刘炳权,李丽霞.经络知热感测定取穴针灸治验[J].上海针灸杂志,2006,25(7):41-42.

[30]　高树中.一针疗法《灵枢》诠用[M].济南:济南出版社,2007.

[31]　郑丁水,辜建明.针灸治疗舌咽神经痛4例[J].中国针灸,2007,27(2):92.

[32]　费国瑾.阙上穴治疗咽喉病[J].江苏中医药,2008,40(11):7.

[33]　张翼翔,任江平.针刺阑尾穴协助诊断慢性阑尾炎217例[J].光明中医,2008,23(4):439.

[34]　王洪彬,李晓泓,宋晓琳,等.巨刺与缪刺临床应用文献的比较研究[J].中华中医药学刊,2009,27(9):1847-1849.

[35]　何裕民,袁钟.传统医药的涅槃[M].北京:中国协和医科大学出版社,2009.

[36]　齐凤军.全息诊疗学[M].武汉:湖北科学技术出版社,2009.

[37]　黄伯灵,耿霞.巨刺与缪刺疗法[M].北京:人民卫生出版社,2009.

[38]　柴铁劬.针灸穴名解[M].北京:科学技术文献出版社,2009.

[39]　刘子梦,刘涛,谢媛.急诊非胸腹疼痛主动脉夹层的识别[J].中国实用医药,2010,5(35):158-159.

[40]　中国康复医学会.颈椎病诊治与康复指南[M].北京:中国康复医学会,2010.

[41]　杜怀斌,梁繁荣.试论压痛点的分布规律及在临床中的运用[J].现代医药卫生,2010,26(24):3754-3755.

[42]　盖国才.盖氏穴位诊断学[M].赵志芹整理.北京:学苑出版社,2012.

[43]　王民集,朱江,杨永清.中国针灸全书[M].郑州:河南科学技术出版社,2012.

[44]　薄智云.腹针疗法[M].北京:中国中医药出版社,2012.

[45]　朱现民,尹连海.新时期针刺镇痛机理的研究趋势[J].中国中医急症,2012,21(1):33-35.

[46]　苏枫雅,苑功名,李佩云,等.基于脊髓小胶质细胞极化的针刺镇痛机制探讨[J].针灸临床杂志,2024,40(7):1-6.

[47]　贺普仁.针灸治痛[M].北京:人民卫生出版社,2014.

[48]　杨承岐.三十年基层临证得失录[M].北京:中国中医药出版社,2013.

[49]　朱守应.加肝胆辨证针刺为主治疗急性阑尾炎的体会[J].四川中医,2013,31(11):144-145.

[50]　孙静,刘培中,陈林榕,等.平衡针治疗急性心肌梗死患者胸痛的临床观察[J].广西中医药大学学报,2014,17(1):49-51.

[51]　武峻艳,张俊龙,王杰."同气相求"观念在中医理论构建中的作用及其意义[J].山西中医学院学报,2014,15(3):1-3,6.

[52]　王诗惠,龙杞,刘清国.穴位诊断法的研究概况与展望[J].上海针灸杂志,2014,33(1):91-93.

[53]　闫明,任璐璐,贾红玲.浅析"巨刺"与"缪刺"[J].山东中医药大学学报,2015,39(2):

125-126.

[54] 杨朝义.董氏奇穴与十四经穴临证治验[M].沈阳:辽宁科学技术出版社,2015.

[55] 柳少逸.经络腧穴原始[M].北京:中国中医药出版社,2015.

[56] 方云鹏.方云鹏临证精华[M].西安:陕西科学技术出版社,2015.

[57] 杨松.巨刺、缪刺和经刺浅析[J].内蒙古中医药,2016,35(16):33-34.

[58] 王富春,马铁明.刺法灸法学(新世纪第四版)[M].北京:中国中医药出版社,2016.

[59] 韩祖濂.针灸心语[M].徐树民,整理.北京:中国中医药出版社,2016.

[60] 王居易.经络医学概论[M].北京:中国中医药出版社,2016.

[61] 梁繁荣,王华.针灸学[M].10版.北京:中国中医药出版社,2016.

[62] 吕玉娥.吕景山对穴[M].北京:人民军医出版社,2016.

[63] 王文远.王氏平衡针疗法[M].北京:中国中医药出版社,2016.

[64] 万方琴.万一针:老中医万方琴五十年针灸心得[M].北京:中国中医药出版社,2016.

[65] 杨真海.黄帝内针[M].刘力红,整理.北京:中国中医药出版社,2016.

[66] 吴棹仙.子午流注说难[M].北京:中国中医药出版社,2016.

[67] 王津,姬爱平.非牙源性牙痛[J].中国实用口腔科杂志,2016,9(11):648-651.

[68] 中国康复医学会脊柱脊髓专业委员会专家组.中国急/慢性非特异性腰背痛诊疗专家共识[J].中国脊柱脊髓杂志,2016,26(12):1134-1138.

[69] 石建军.心源性牙痛的临床分析[J].口腔疾病防治,2016,24(10):611-613.

[70] 黄丽春.耳穴治疗学[M].北京:科学技术文献出版社,2017.

[71] 彭清华,彭俊.中医局部特色诊法[M].北京:中国中医药出版社,2017.

[72] 刘毅.董氏针灸注疏[M].2版.北京:中国中医药出版社,2017.

[73] 詹明明,韦丹."缪刺"与"巨刺"之浅析[J].中医外治杂志,2017,26(4):55-56.

[74] 王峥,马雯.中国刺血疗法大全[M].3版.合肥:安徽科学技术出版社,2017.

[75] 程凯.二十四节气穴位养生日记[M].成都:四川科学技术出版社,2017.

[76] 陈德成,杨观虎,王富春,等.试论阿是穴、压痛点和激痛点的关系[J].中国针灸,2017,37(2):212-214.

[77] 郑卫东.全息易象针灸[M].西安:陕西科学技术出版社,2017.

[78] 彭静山.眼针疗法[M].彭筱山,王鹏琴,整理.2版.沈阳:辽宁科学技术出版社,2018.

[79] 杨征塔.动气针法治疗中老年腰椎间盘突出症致坐骨神经痛临床疗效[J].深圳中西医结合杂志,2018,28(16):61-62.

[80] 黄子娟,田萍,吴松.巨刺、缪刺的异同[J].针灸临床杂志,2018,34(11):67-69.

[81] 刘慧,贺君,严苗苗,等.基于数据挖掘的远道巨刺法临床应用研究[J].时珍国医国药,2018,29(12):3042-3044.

[82] 李霞,廖冬梅,唐成林,等.缪刺研究概述[J].实用中医药杂志,2018,34(10):1273-1275.

[83] 张野,刘明军,张凤瑞.循经起止取穴法理论探究与临床应用[J].吉林中医药,2018,38(8):969-971.

[84] 杨维杰.董氏奇穴原理解构[M].北京:人民卫生出版社,2018.

[85] 杨维杰.董氏奇穴穴位诠解[M].北京:人民卫生出版社,2018.

[86] 杨维杰.董氏奇穴治疗析要[M].北京:人民卫生出版社,2018.

[87] 杨朝义.董氏奇穴针灸学[M].中国医药科技出版社,2018.

[88] 文尚胜.光电信息技术实验[M].广州:华南理工大学出版社,2018.

[89] 王麟鹏.头痛类疾病——具有国际影响的针灸优势病种[J].中国针灸,2018,38(5):504.

[90] 罗发兰,许能贵.近10年穴位体表温度的研究进展[J].针灸临床杂志,2019,35(1):85-88.

[91] 梁凤霞.针灸特色疗法[M].北京:中国中医药出版社,2020.

[92] 贾兆星,袁琪,李胜利,等.探析《黄帝内针》的审穴要诀"三二一"[J].临床医药文献电子杂志,2019,6(39):90.

[93] 刘兵,张维波.躯体"三阴三阳"分域与针灸效应[J].中国针灸,2019,39(11):1239-1243.

[94] 徐明光.徐氏对应疗法[M].北京:中国中医药出版社,2019.

[95] 贺文华,董晓慧,汤臣建,等."宗筋主束骨而利机关"理论在经筋病中的临床应用概况[J].湖南中医杂志,2019,35(5):155-157.

[96] 刘海文,董宝强,李光明,等.从"肝肾-经筋"理论探讨非特异性腰痛[J].长春中医药大学学报,2019,35(6):1021-1023.

[97] ZHAO L,LI D H,ZHENG H,et al. Acupuncture as adjunctive therapy for chronic stable angina:a randomized clinical trial[J]. JAMA Intern Med,2019,179(10):1388-1397.

[98] YANG M X,SUN M S,DU T,et al. The efficacy of acupuncture for stable angina pectoris:a systematic review and meta-analysis[J]. Eur J Prev Cardiol,2021,28(13):1415-1425.

[99] 焦琳,陈彦奇,迟振海,等.陈日新教授治疗膝痹"痛在关节,病在经筋"学术观点与临床应用[J].中国针灸,2020,40(4):419-422.

[100] 彭清华,忻耀杰.中医五官科学[M].2版.北京:人民卫生出版社,2020.

[101] 董帆,柯志福,陈联发.针灸治疗冠心病心绞痛的研究进展[J].按摩与康复医学,2020,11(2):15-16,19.

[102] 岳娜,赵耀东,赵旭春,等.传统针法治疗腰椎间盘突出症研究进展[J].实用中医药杂志,2021,37(9):1634-1636.

[103] 陈晶,程海波.中医学基础[M].北京:中国中医药出版社,2021.

[104] 詹华奎.诊断学[M].北京:中国中医药出版社,2021.

[105] 柳成刚,乔羽.中医五官科疾病源流考[M].北京:科学出版社,2021.

[106] 李楠,李刚.中医骨伤科学基础[M].北京:中国中医药出版社,2021.

[107] 周红海,于栋作.中医筋伤学[M].北京:中国中医药出版社,2021.

［108］　刘大钊,羊璞,刘智斌.针灸及其相关疗法治疗慢性下腰痛的研究进展［J］.中华中医药杂志,2021,36(4):2216-2218.

［109］　刘志宏.足济天下［M］.北京:中国中医药出版社,2021.

［110］　杨统杰,温芃芃,万全庆.巨刺运动疗法治疗跟痛症的临床疗效观察［J］.中医药学报,2022,50(11):78-81.

［111］　李忠肇,张增,郭丽荣,等.从肘关节论治急性膝关节滑膜炎(劳损型)疗法［J］.中国中医急症,2022,31(6):1107-1108,1123.

［112］　刘熠斐,刘兵.胃病取心包经施治探赜［J］.中国针灸,2022,42(7):821-824.

［113］　伍先明,莫倩,杨波,等.经络诊察法在八纲辨证中的临床应用［J］.中国中医基础医学杂志,2022,28(11):1834-1836.

［114］　谢思睿,毕宇峰,董友朋,等.针灸治疗慢性非特异性腰痛选穴规律研究［J］.世界中医药,2022,17(11):1611-1616.

［115］　吴玉龙,安军明,李彦娇,等.长安方氏头针医学流派学术特色及临床应用［J］.西部中医药,2022,35(9):62-65.

［116］　郭长青,郭妍.足部反射区速查［M］.北京:中国科学技术出版社,2022.